PROPHYLAXIE
INTERNATIONALE ET NATIONALE

LIBRAIRIE J.-B. BAILLIÈRE ET FILS

Annales d'Hygiène publique et de Médecine légale, par *J. Brault, Courtois-Suffit, Garnier, Ch. Girard, Pehu, Macé, Mosny, Motet, G. Pouchet, Reynaud, Socquet, Thoinot, Vaillard, Ch. Vibert*. Directeur de la rédaction, le professeur *Tholnot*, professeur à la Faculté de médecine de Paris.
Paraît tous les mois par fascicules de 96 pages, in-8. Prix de l'abonnement annuel :
Paris, **22** fr. — Départements, **24** fr. — Union postale................ **25** fr.
Collection complète de 1829 à 1903. 150 vol. in-8 avec tables......... **1 500** fr.

Nouveaux éléments d'Hygiène, par *Jules Arnould*, professeur d'hygiène à la Faculté de médecine de Lille. *5e édition*, par *E. Arnould*. 1905, 1 vol. gr. in-8 de 1 100 pages, avec 240 figures, cartonné............................ **20** fr.

Traité d'Hygiène pratique (Méthodes de recherches), par le Dr *Schoofs*, de l'Université de Liége. 1908, 1 vol. in-8 de 640 pages, avec 216 figures.... **12** fr.

Aide-mémoire d'Hygiène, par le professeur *Paul Lefert*. 5e *édition*, 1902, 1 vol. in-18 de 288 pages, cartonné............................. **3** fr.

Tableaux synoptiques d'Hygiène, par le Dr *P. Reille*. 1900, 1 vol. gr. in-8 de 208 pages, cartonné............................. **5** fr.

Notions d'Hygiène, par le Dr *P. Faiore*. 1899, 1 vol. in-18.............. **2** fr.

Précis d'Hygiène publique, par le Dr *Bedoin*. Introduction par le Pr *P. Brouardel*. 1891, 1 vol. in-18 de 321 pages et 70 figures, cartonné.................. **5** fr.

Guide pratique pour la désinfection, par les Drs *Rosenau, Allan* et *Vidal*. 1905, 1 vol. in-18 de 394 pages avec 103 figures, cartonné................ **5** fr.

La Protection de la Santé publique, par le Dr *Mosny*. 1904, 1 vol. in-16 de 96 pages, cartonné.................................. **1** fr. **50**

Les Maladies évitables. Prophylaxie, hygiène publique et privée, par le Dr *Georges J.-B. Baillière*. 1898, 1 vol. in-18, 248 pages............. **3** fr. **50**

Traité de Pathologie exotique, publié sous la direction de MM. *Ch. Grall*, inspecteur du service de santé des troupes coloniales, et *Clarac*, directeur de l'école du service de santé des troupes coloniales, 1908. 8 vol. in-8, avec fig. Prix de souscription............................. **50** fr.

Maladies exotiques, par les Drs *Netter, Mosny, Thoinot, Wurtz, Vaillard*, etc. 1906, 1 vol. gr. in-8 de 439 pages, avec 29 figures.......................... **8** fr.

Traité des Maladies des Pays chauds, par le Dr *J. Brault*, professeur à l'École de médecine d'Alger, 1900, 1 vol. gr. in-8 de 930 p...... .... **10** fr.

Hygiène coloniale, par *Alliot, Clarac, Fontoynont, Kermorgant, Marchoux, Noc, Ed.* et *Et. Sergent, Simon, Wurtz*. 1907, 1 vol. gr. in-8 de 550 pages, avec 3 pl. et 69 fig. noires et coloriées............................ **12** fr.

Hygiène des Colons, par le Dr *Reynaud*, médecin en chef des Colonies. 1903, 1 vol. in-18 de 406 pages, avec fig., cartonné...... .... **5** fr.

Hygiène des Établissements coloniaux, par le Dr *Gustave Reynaud*. 1903, 1 vol. in-18 de 412 pages, avec fig., cartonné.............................. **5** fr.

Hygiène et Prophylaxie des Maladies dans les Pays chauds, l'Afrique française, par le Dr *J. Brault*, 1899, gr. in-8, 157 p...... .... **4** fr.

La Réglementation de la défense sanitaire, par le Dr *Toy*. 1905, 1 vol. gr. in-8 de 474 p., avec fig.............................. **10** fr.

Hygiène navale, par *Duchateau, Jan* et *Planté*, médecin en chef de la marine. 1906, 1 vol. gr. in-8 de 356 pages, avec fig. et pl.................. **7** fr. **50**

2638-07. Corbeil. — Imprimerie Éd. Crété.

PROPHYLAXIE

INTERNATIONALE ET NATIONALE

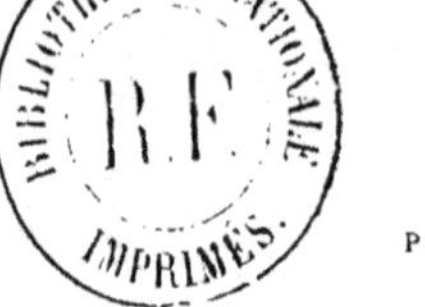

PAR

Le Dr Paul FAIVRE

INSPECTEUR GÉNÉRAL ADJOINT DES SERVICES ADMINISTRATIFS
DU MINISTÈRE DE L'INTÉRIEUR

Avec 18 figures dans le texte.

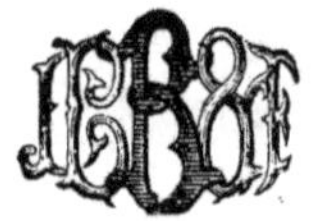

PARIS

LIBRAIRIE J.-B. BAILLIÈRE ET FILS

19. Rue Hautefeuille, près du Boulevard Saint-Germain

1908

PROPHYLAXIE
INTERNATIONALE ET NATIONALE

PAR

Le Dr Paul FAIVRE

Inspecteur général adjoint des services administratifs du Ministère de l'Intérieur.

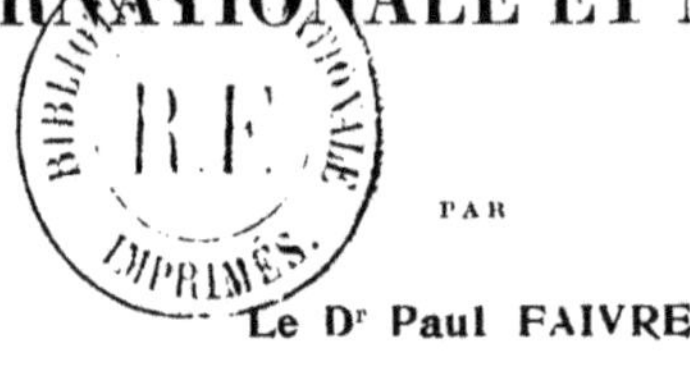

PROPHYLAXIE DES MALADIES IMPORTÉES.

I. — PROPHYLAXIE INTERNATIONALE.

I. — ORIGINE ET BUT DE LA PROPHYLAXIE INTERNATIONALE. CONFÉRENCES SANITAIRES INTERNATIONALES.

La nécessité de se protéger contre les maladies contagieuses exotiques a depuis longtemps motivé de la part des pays menacés l'application de mesures sanitaires. Mais, pendant longtemps aussi, ces mesures ont conservé dans chaque pays un caractère particulariste, de telle sorte qu'un même navire se voyait soumis, suivant les ports où il abordait, aux traitements les plus divers. Alors que dans les uns il était admis sans difficultés, il était dans d'autres mis en quarantaine en raison de sa provenance ; là il débarquait librement des marchandises qui ailleurs étaient repoussées. On comprend combien, dans ces conditions, étaient difficiles et aléatoires les opérations commerciales, et combien étaient inconstants, relativement à la propagation des maladies, les résultats de mesures aussi différentes.

Ce n'est qu'au milieu du xixe siècle que s'est produite la première tentative en vue de grouper les États pour les soustraire à ces inconvénients et leur permettre d'opposer à un danger commun une action commune. Ce mouvement devait attendre pour se manifester l'époque où la navigation à vapeur, ayant rendu les relations internationales plus fréquentes et plus rapides, les difficultés résultant de cet état de choses se faisaient sentir davantage et où les chances de dissémination des affections exotiques allaient, d'autre part, en se multipliant; mais ce mouvement devait être favorisé par le rapide et prodigieux développement des moyens de communication qui permettaient aux différentes nations de se tenir facilement informées des faits épidémiques de nature à déterminer l'application des dispositions sur lesquelles elles étaient conviées à se mettre d'accord.

Nous verrons, en traçant l'historique des conférences sanitaires, que ce n'est cependant qu'en 1892, c'est-à-dire après quarante années au cours desquelles se réunirent à sept reprises les délégués des puissances, que fut ratifiée la première convention.

Il n'est pas besoin d'insister sur les avantages de ces ententes basées sur la solidarité des intérêts sanitaires et commerciaux. Car tel est le double but de la prophylaxie internationale : empêcher la propagation des maladies contagieuses et supprimer les inutiles entraves apportées au commerce par des mesures dépourvues d'efficacité.

Conférence de Paris, 1851. — Réunie sur l'invitation de la France, à la suite de laborieuses négociations, cette conférence comprenait des délégués de douze États voisins du bassin de la Méditerranée ou y ayant des possessions et des intérêts. Ces États étaient représentés chacun par un diplomate et un médecin (1). Le but de la réunion était de se mettre d'accord sur les meilleures mesures de prophylaxie à adopter à l'égard du choléra, de la peste et de la fièvre jaune, et de poser les bases d'un système sanitaire uniforme.

Les délibérations aboutirent à l'élaboration d'une convention en treize articles et d'un règlement général qui en comprenait 136 et qui était destiné à être appliqué dans tous les ports de la Méditerranée et de la mer Noire (2). Ce règlement, dont les prescriptions précises avaient pour principaux auteurs les délégués français et restait, malgré toutes les concessions faites de part et d'autre, une émanation trop directe des idées françaises, semble avoir été le principal obstacle à l'adoption de la convention qui ne fut ratifiée que par la France, le Portugal et la Sardaigne et dénoncée par ces derniers États en 1865. Les autres puissances avaient un système administratif trop différent

(1) Ces États étaient : l'Autriche-Hongrie, les Deux-Siciles, l'Espagne, les États du Pape, la France, la Grande-Bretagne, la Grèce, le Portugal, la Russie, la Sardaigne, la Toscane et la Turquie.

(2) La conférence exprima le vœu que l'application des principes contenus dans la convention et le règlement fût, autant que possible, étendue aux ports de l'Océan. C'est pourquoi l'article 10 de la convention donnait à tous les États qui l'auraient désiré la faculté d'adhérer à cet accord.

du nôtre pour qu'il leur fût possible de se plier aux exigences de ce règlement, alors qu'elles auraient sans doute plus facilement consenti à s'inspirer des dispositions générales contenues dans la convention, si celle-ci eût été seule proposée à leur adhésion.

Malgré cet insuccès, la conférence de 1851 n'en a pas moins ouvert heureusement la voie à l'hygiène internationale, dont elle a été la première manifestation.

Conférence de Paris, 1859. — Le Gouvernement français prit de nouveau en 1859 l'initiative de la réunion d'une conférence, avec le désir d'éviter les causes qui avaient fait obstacle à la réussite de la précédente. Cette assemblée, composée seulement de diplomates, élabora, d'après les mêmes données générales qu'en 1851, un projet de convention établi sur des bases plus larges et auquel aucun règlement n'était joint. A chaque État était également laissé le soin d'appliquer avec une plus grande liberté les principes sur lesquels s'était fait l'accord.

Les événements politiques, notamment la guerre d'Italie, semblent avoir été les principales causes de l'échec de cette seconde tentative.

Conférence de Constantinople, 1866. — L'épidémie de choléra importée en Égypte et de là en Europe par des pèlerins de La Mecque motiva la réunion d'une troisième conférence, toujours sur la proposition du Gouvernement français. C'est à Constantinople que s'assemblèrent les délégués des puissances européennes, ainsi que ceux de l'Égypte et de la Perse. Chacun de ces États, au nombre de dix-sept (1), furent représentés par un diplomate et un médecin.

L'objet de la conférence était de rechercher les causes primordiales du choléra, d'en étudier les caractères et la marche et de proposer les moyens pratiques de le circonscrire et de l'étouffer à son origine. Pendant huit mois, elle poursuivit ses travaux, auxquels le délégué technique de la France, M. le Dr Fauvel, inspecteur général des services sanitaires, prit une part prépondérante.

La conférence dégagea un certain nombre de données étiologiques précises et établit pour la prophylaxie du choléra des règles relatives, d'une part, aux « mesures hygiéniques » les plus propres à empêcher le développement de cette maladie, mesures consistant surtout dans l'assainissement, la désinfection, l'isolement, l'interruption temporaire des communications avec les lieux infectés ; d'autre part, « aux mesures à prendre en Orient ». Elle posa en principe que « les mesures restrictives connues d'avance et exécutées convenablement sont beaucoup moins préjudiciables pour le commerce et les rela-

---

(1) Autriche-Hongrie, Belgique, Danemark, Espagne, États pontificaux, France, Grande-Bretagne, Égypte, Grèce, Italie, Pays-Bas, Perse, Portugal, Prusse, Russie, Suède et Norvège, Turquie.

tions internationales que la perturbation qui frappe l'industrie et les transactions commerciales à la suite d'une invasion de choléra », et que « plus les quarantaines et autres moyens sont appliqués près du foyer originel de la maladie, moins ils sont onéreux et plus on peut compter sur leur efficacité ». Aussi se préoccupa-t-elle des dispositions à prendre dans les lieux d'origine du choléra et en particulier dans l'Inde, relativement au pèlerinage de La Mecque. Nous y reviendrons dans le chapitre spécialement consacré à l'étude du pèlerinage; nous ferons seulement observer que c'est à la conférence de Constantinople que l'on doit la première tentative de réglementation internationale sur ce sujet.

Les longs travaux de la conférence ne se terminèrent pas par l'élaboration d'une convention : ses résultats n'en furent pas moins notables, et cette étude consciencieuse, poursuivie en commun, eut une incontestable action sur la réglementation sanitaire des États participants. L'Angleterre et la Turquie en particulier prirent en considération les vœux formulés à Constantinople et s'y conformèrent en partie, la première dans l'Inde, la seconde dans la Méditerranée et la mer Rouge.

Conférence de Vienne, 1874. — Cette conférence, réunie sous les auspices du Gouvernement austro-hongrois, à l'instigation de la Russie (1), avait pour objet de reviser l'œuvre de la précédente en reprenant l'étude de l'étiologie du choléra et l'examen des mesures à opposer à cette maladie, ainsi que l'établissement d'une « commission sanitaire internationale permanente ». Mais le but principal poursuivi par les deux puissances auxquelles en revenait l'initiative était la suppression des quarantaines maritimes qui gênaient leur commerce dans la mer Noire et sur le Danube.

Les principes posés à Constantinople au sujet de l'étiologie du choléra furent entièrement confirmés; mais sur la question des quarantaines l'assemblée se divisa. « Les représentants du Nord soutenaient (2) que toute quarantaine devenait inutile : ceux du Sud, au contraire, tout en admettant que les mesures de quarantaine avaient, quand l'Europe était envahie, perdu beaucoup de leur efficacité, reconnaissaient qu'elles n'en étaient pas moins utiles dans certaines conditions. La lutte se termina par une transaction laissant à chaque État le soin de se défendre conformément à ses intérêts. » A cette fin, la conférence adopta deux systèmes : celui de « l'inspection médicale » et celui des « quarantaines ».

(1) Elle comprenait des représentants de l'Allemagne, de l'Autriche-Hongrie, de la Belgique, du Danemark, de l'Égypte, de l'Espagne, de la France, de la Grande-Bretagne, de la Grèce, de l'Italie, du Luxembourg, de la Norvège, des Pays-Bas, de la Perse, du Portugal, de la Roumanie, de la Russie, de la Serbie, de la Suède, de la Suisse et de la Turquie, en tout vingt et un États.

(2) Communication faite par M. le Dr Fauvel au Comité consultatif d'hygiène publique de France le 19 février 1883.

Quant à l'institution d'une « commission sanitaire internationale permanente » à laquelle serait confiée l'étude des maladies épidémiques et de leur prophylaxie, elle fit l'objet d'un projet de convention internationale distinct des « résolutions » adoptées au sujet des autres questions soumises aux délibérations de la conférence. Ce projet ne reçut aucune suite.

Conférence de Washington, 1881. — Réunie sur la convocation des États-Unis, cette conférence comprenait les représentants de vingt-trois États (1); mais ces représentants étaient pour la plupart les ministres, chargés d'affaires ou consuls accrédités auprès du Gouvernement américain, et on ne comptait parmi eux qu'un petit nombre de techniciens.

L'objet essentiel de la réunion était la prophylaxie de la fièvre jaune. Cependant l'invitation adressée aux puissances lui assignait le but plus général « d'organiser un système international de notification de l'état sanitaire des différents pays où les maladies épidémiques, le choléra et la fièvre jaune notamment, peuvent faire leur apparition ». Ce programme, en quelque sorte extramédical, explique la prédominance de l'élément diplomatique parmi les délégués.

Ils étudièrent, suivant les deux propositions qui leur avaient été soumises, « l'établissement d'un système international d'avertissement sur l'existence des maladies pestilentielles » et « d'un système international de patentes de santé donnant la véritable condition sanitaire des ports et des navires au moment de leur départ ». Les dispositions arrêtées furent résumées sous forme de « résolutions » au nombre de huit et d'un projet de convention en douze articles. Nous reviendrons, notamment à propos de la notification des épidémies et des patentes, sur les travaux de la conférence de Washington, qui, malgré leur objet limité, ont présenté une utilité réelle.

Conférence de Rome, 1885. — Dans cette assemblée réunie sur l'invitation du Gouvernement italien, vingt-sept États étaient représentés (2). Comme les précédentes conférences tenues en Europe, celle-ci avait pour objet d'uniformiser les mesures sanitaires en usage dans les différents pays et de les rendre à la fois plus efficaces et moins préjudiciables pour le commerce.

L'œuvre de la conférence de Rome fut exclusivement celle des délégués techniques constitués dès le début en une commission dont

---

(1) **Allemagne**, Autriche-Hongrie, Belgique, Bolivie, Brésil, Chili, Espagne, États-Unis, France, Grande-Bretagne, îles Havaï, Italie, Japon, Mexique, Pays-Bas, Pérou Portugal, République-Argentine, Russie, Suède, Norvège, Turquie et Vénézuéla.

(2) **Allemagne**, Autriche-Hongrie, Belgique, Brésil, Chili, Chine, Danemark, Espagne, États-Unis, France, Grande-Bretagne, Grèce, Guatémala, Italie, Japon, Mexique, Pays-Bas, Pérou, Portugal, République-Argentine, Roumanie, Russie, Serbie, Suède et Norvège, Suisse, Turquie et Uruguay.

les résolutions ne furent même pas discutées, car les représentants des puissances manifestèrent le désir de les soumettre auparavant à leurs gouvernements. Ils se séparèrent et ne se réunirent plus. Les travaux de cette commission n'en présentent pas moins une grande importance : les techniciens rassemblés à Rome ont établi, sous forme de conclusions (et non d'une convention qu'il ne leur appartenait pas de présenter), un code de police sanitaire international visant le choléra et accessoirement la fièvre jaune. Les règles concernant les informations sanitaires, la prophylaxie générale, les mesures à prendre au départ, pendant la traversée, à l'arrivée des navires, ainsi que le pèlerinage de La Mecque, furent successivement envisagées, et ces dispositions comportent non seulement les données acquises par les conférences antérieures, mais des données nouvelles.

« Ce qui caractérise l'œuvre de la conférence de Rome, écrivait l'inspecteur général Proust dans un rapport adressé le 25 juin 1885 à M. le ministre du Commerce, c'est qu'elle a adopté le principe de l'isolement en rapport avec la durée de l'incubation du choléra ; elle n'a pas voulu qu'on prononçât le nom de quarantaine, ni de lazarets, craignant de rappeler les souvenirs d'un autre âge ; mais elle a décidé que les passagers et l'équipage des navires infectés et même des navires suspects pouvaient, dans certaines circonstances données, être soumis à un isolement suffisant, de façon à éviter les craintes de transmission dans le cas où un ou plusieurs passagers auraient le choléra à l'état d'incubation. »

« Nous ne pensons pas, ajoutait plus loin le rapporteur, que la conférence de Rome puisse aboutir actuellement à un résultat pratique... Il nous paraît impossible qu'une réunion aussi nombreuse, composée d'éléments aussi variés, ayant des intérêts aussi opposés, puisse amener une entente et un accord. Comment concilier en effet l'Angleterre, qui ne veut aucune mesure, quelque atténuée qu'elle soit, et l'Espagne, la Turquie, le Brésil, le Mexique, qui demandent de longues quarantaines et quelquefois prescrivent la répulsion ? Toutefois nous avons obtenu à Rome un résultat fort important ; nos doctrines sanitaires ont reçu l'approbation presque unanime de l'Europe, et nous avons établi une sorte de code sanitaire international composé de prescriptions rationnelles, modérées, uniformes, qui pourront servir de base à une entente ultérieure. »

Conférence de Venise, 1892. — Avec la conférence de Venise s'ouvre la période des conventions sanitaires. Les vues échangées et les discussions antérieurement poursuivies entre les représentants diplomatiques et techniques des diverses puissances ont enfin un résultat tangible, et un grand nombre d'entre elles adhèrent à une réglementation commune.

Quatorze États (1) s'étaient fait représenter à Venise en vue d'étudier : « 1° les décisions à prendre à l'égard d'un arrangement signé à Londres le 29 juillet 1891 entre l'Autriche-Hongrie et la Grande-Bretagne relativement au transit en quarantaine par le canal de Suez ; 2° les modifications à introduire dans la constitution du Conseil sanitaire maritime et quarantenaire d'Égypte ».

Ce programme fut élargi. Sur la proposition des délégués français, la conférence, au lieu de se borner à réglementer le passage en quarantaine des navires par le canal de Suez, institua des prescriptions applicables à tous les bâtiments. A cet effet, les navires furent divisés en trois catégories : *indemnes, suspects* et *infectés*, afin d'être traités suivant leur état établi par une visite médicale passée à Suez. En même temps était supprimée la quarantaine d'observation appliquée aux navires en patente brute.

En ce qui concernait le Conseil sanitaire maritime et quarantenaire, la conférence diminua l'élément égyptien pour renforcer l'élément international et apporta divers autres changements. Elle modifia également le règlement sanitaire égyptien pour le mettre d'accord avec les principes qu'elle avait posés et revisa les dispositions applicables aux pèlerins de La Mecque. Elle institua enfin les ressources financières destinées à subvenir aux frais du nouveau régime et notamment à l'organisation de la station des sources de Moïse.

La convention dans laquelle furent codifiées les résolutions prises à Venise fut ratifiée l'année suivante par l'unanimité des puissances.

Conférence de Dresde, 1893. — Neuf États seulement étaient représentés (2) à la réunion internationale qui s'ouvrit à Dresde au mois de mars 1893 pour l'étude « de mesures communes en vue de sauvegarder la santé publique en temps d'épidémie cholérique ».

Parmi ces dispositions, une des plus importantes a trait à la notification des premiers cas de choléra dans un pays. Les autres concernent la détermination des marchandises ou objets susceptibles de propager le choléra, envisagés au point de vue des défenses d'importation ou de transit et de la désinfection ; les mesures à prendre aux frontières terrestres, sur les chemins de fer et sur les routes ; les mesures à prendre dans les ports, en particulier à l'égard des navires encombrés tels que les navires d'émigrants et de tous autres bâtiments offrant de mauvaises conditions d'hygiène ; les mesures spéciales au Danube pour les bateaux provenant d'un port contaminé et remontant ce fleuve.

Au nombre des dispositions applicables aux voyageurs de terre

____

(1) Allemagne, Autriche-Hongrie, Belgique, Danemark, Espagne, France, Grande-Bretagne, Grèce, Italie, Pays-Bas, Portugal, Russie, Suède et Norvège et Turquie.

(2) Allemagne, Autriche-Hongrie, Belgique, France, Italie, Luxembourg, Pays-Bas, Russie, Suisse.

et de mer est indiquée « la surveillance à domicile », substituée à
à « l'observation », sauf pour les navires infectés.

La conférence de Dresde fut suivie d'une convention à laquelle
adhérèrent les puissances représentées, ainsi que la Grande-Bretagne (1) et la Serbie.

Conférence de Paris, 1894. — La conférence de Dresde,
renouvelant un vœu déjà formulé à Venise, avait exprimé le souhait
qu'une nouvelle assemblée fût ultérieurement réunie afin de régler
les mesures à prendre pour la prophylaxie du pèlerinage de
La Mecque et la surveillance sanitaire à établir au golfe Persique. Ce
sont ces questions qui firent l'objet des délibérations de la conférence
tenue à Paris du 7 février au 3 avril 1894, et à laquelle seize États
étaient représentés (2). Comme elles seront exposées plus loin toutes
deux avec quelque détail, nous ne nous étendrons pas davantage ici
sur les travaux de cette assemblée. Indiquons seulement que les dispositions qu'elle a adoptées en ce qui concerne le pèlerinage de
La Mecque ont été reprises à Venise en 1897 et que celles relatives au
golfe Persique sont incontestablement supérieures à celles qui ont
été proposées ultérieurement pour la défense sanitaire de cette région.

La convention de Paris a été ratifiée par treize puissances. Les
États-Unis, la Suède, la Norvège et la Turquie n'ont pas participé à
cet accord international, abstention particulièrement regrettable en
ce qui concerne la Turquie que les questions traitées intéressaient
d'une manière toute spéciale.

Conférence de Venise, 1897. — L'apparition à Bombay, en
septembre 1896, d'une maladie qui ne s'était pas manifestée depuis
longtemps, la peste (3), provoqua parmi les nations européennes une
vive inquiétude et les incita, sur l'initiative de l'Autriche-Hongrie,
à réunir une nouvelle conférence en vue de « régler les mesures à
prendre pour prévenir l'invasion et la propagation de la peste et la
surveillance sanitaire à établir à cet effet dans la mer Rouge et dans
le golfe Persique ». Cette conférence se réunit à Venise, le
16 février 1897 ; dix-huit États y étaient représentés (4).

---

(1) En adhérant à la convention, la Grande-Bretagne introduisit une réserve
tendant à ce que, « dans le Royaume-Uni, les personnes bien portantes qui arrivent
à bord d'un navire infecté ne soient pas soumises à une observation, mais seulement
à une surveillance médicale dans leur domici e ». La Grande Bretagne adhér ultérieurement pour plusieurs de ses colonies.

(2) Allemagne, Autriche-Hongrie, Belgique, Danemark, Espagne, États-Unis,
France, Grande-Bretagne, Grèce, Italie, Pays-Bas, Perse, Portugal, Russie, Suède
et Norvège, Turquie.

(3) L'épidémie avait débuté, au cours des deux années précédentes, à Canton et à
Hong-Kong, mais c'est seulement lorsqu'elle s'étendit aux Indes, où elle n'a cessé de
faire depuis de terribles ravages, que l'on s'en préoccupa vraiment au point de vue
international.

(4) Allemagne, Autriche-Hongrie, Belgique, Espagne, France, Grande-Bretagne,
Grèce, Italie, Luxembourg, Monténégro, Pays-Bas, Perse, Portugal, Roumanie,
Russie, Serbie, Suisse, Turquie.

La convention qui est née de ses travaux est plus étendue que les précédentes, dont elle est surtout une adaptation. A la convention de Venise de 1892, la conférence de 1897 a emprunté, en les complétant et en les amendant en vue de la prophylaxie de la peste, les dispositions applicables aux navires arrivant dans la mer Rouge et le canal de Suez, ainsi qu'aux provenances des ports arabiques de la mer Rouge à l'époque du retour des pèlerins. A la convention de Dresde, elle a emprunté, en y apportant des modifications analogues, les dispositions relatives à la notification de l'apparition de la maladie épidémique, aux conditions dans lesquelles une circonscription doit être considérée comme contaminée, aux mesures à prendre aux frontières terrestres et maritimes, au traitement des marchandises, aux mesures applicables aux navires provenant d'un port contaminé et remontant le Danube. A la convention de Paris enfin, elle a emprunté, toujours en les améliorant et en les envisageant au point de vue de la peste, les dispositions concernant le pèlerinage de La Mecque.

L'ensemble de la convention se ressent de cette absence d'unité dans son élaboration ; elle est longue, parfois obscure et difficile à consulter en raison du manque d'ordre dans l'arrangement de ses diverses parties, qui n'ont pas été fondues mais juxtaposées.

La convention de 1897 a été ratifiée par l'Allemagne, l'Autriche-Hongrie, la Belgique, la France, l'Espagne, la Grande-Bretagne, l'Italie, le Luxembourg, le Monténégro, les Pays-Bas, la Perse, la Roumanie, la Russie et la Suisse. La Grèce, le Portugal, la Serbie et la Turquie s'y sont refusés. La Suède a adhéré.

Conférence de Paris, 1903. — Le défaut d'homogénéité dans la rédaction de la seconde convention de Venise n'avait pas échappé à ses auteurs mêmes. Aussi avaient-ils exprimé le vœu « qu'une commission technique internationale fût chargée de préparer un projet destiné à mettre en harmonie et à codifier les conventions de 1892, 1893, 1894 et 1897 (1).

Ce fut l'œuvre de la conférence qui se réunit à Paris, sur l'initiative du Gouvernement italien, du 10 octobre au 3 décembre 1903, et à laquelle vingt-quatre États étaient représentés (2). Ce ne fut pas le seul résultat de ses travaux : des observations nouvelles étaient venues s'ajouter aux données scientifiques sur lesquelles avaient été basées les mesures prescrites contre la peste en 1897 ; le

---

(1) Cette refonte avait été préparée en partie depuis longtemps par M. Émile Beco, lors secrétaire général du ministère de l'Agriculture en Belgique, qui prit ensuite, en qualité de président de la commission de codification, une part prépondérante à cet utile travail.

(2) Allemagne, République-Argentine, Autriche-Hongrie, Belgique, Brésil, Danemark, Égypte, Espagne, États Unis, France, Grande-Bretagne, Grèce, Italie, Luxembourg, Monténégro. Pays-Bas, Perse, Portugal, Roumanie, Russie, Serbie, Suède et Norvège, Suisse, Turquie.

rôle des rats notamment avait été mis en lumière et aussi la faible contagiosité de la forme bubonique chez l'homme. La conférence préconisa donc la destruction des rats et atténua les dispositions relatives aux navires et aux pays contaminés, en adoptant des modifications qui seront exposées dans les chapitres suivants et dont un certain nombre concernent également le choléra. Les découvertes relatives à l'étiologie de la fièvre jaune furent le point de départ d'autres modifications touchant la prophylaxie de cette maladie. Enfin, reprenant l'idée exprimée à la conférence de Vienne en 1874, l'assemblée adopta le projet de création d'un « office international de santé », qui aurait son siège à Paris.

La convention de 1903 a été ratifiée le 6 avril 1907 par l'Allemagne, l'Autriche-Hongrie, la Belgique, le Brésil, les États-Unis, la France, la Grande-Bretagne, l'Italie, le Luxembourg, le Monténégro, les Pays-Bas, la Perse, la Roumanie, la Russie et la Suisse. Depuis, la Suède et la Gambie y ont adhéré.

La convention de 1903, applicable à la fois au choléra, à la peste et, dans ses dispositions générales, à la fièvre jaune, constitue vraiment la première réglementation d'ensemble, suffisamment large pour s'accommoder à l'organisation particulière de chaque État, suffisamment précise pour donner aux navires qui fréquentent les ports des nations adhérentes le bénéfice d'un régime sanitaire uniforme.

En terminant ce bref exposé des conférences sanitaires tenues jusqu'en 1903, il convient de rappeler le rôle important rempli, en qualité de délégués techniques, par les inspecteurs généraux Mélier, Fauvel et Proust et par le professeur Brouardel. Le Dr Melier a représenté la France en 1851; le Dr Fauvel, en 1866 et 1874; le professeur Proust, en 1874, 1885, 1892, 1893, 1894, 1897 et 1903; le professeur Brouardel, en 1885, 1892, 1893, 1894, 1897 et 1903. Personne n'a contribué d'une manière plus active que ces hygiénistes à l'organisation de la prophylaxie internationale.

Conventions sanitaires de Rio, 1904, et de Washington, 1905. — Ces deux conventions conclues par les puissances américaines sont en quelque sorte un corollaire de celle de Paris, 1903.

La première a été signée à Rio, le 12 juin 1904, entre la République-Argentine, le Brésil, le Paraguay et l'Uruguay.

La seconde a été signée à Washington, le 14 octobre 1905, entre les États-Unis, le Chili, le Costa-Rica, Cuba, la République-Dominicaine, l'Équateur, le Guatémala, le Mexique, le Nicaragua, le Pérou et le Vénézuéla.

La convention de Rio, composée de 53 articles, s'est largement inspirée des résolutions arrêtées par la conférence de Paris : elle les reproduit en partie en y ajoutant des prescriptions concernant la fièvre jaune. Certaines des mesures indiquées sont, en apparence surtout, plus libérales ; mais il convient d'observer que ces mesures concernent seulement quatre États placés dans des conditions analogues, tandis que la convention de 1903 s'adresse à des pays assez différents, qui ne peuvent s'accommoder que d'une réglementation en quelque sorte moyenne.

La convention de Washington est la reproduction littérale du titre I (art. 1 à 45) de la convention de Paris, dans lequel ont été introduites des dispositions additionnelles relatives à la fièvre jaune (1).

Les motifs qui ont amené les États d'Amérique à conclure ces accords particuliers plutôt que d'adhérer aux conventions dont l'Europe avait pris l'initiative sont de deux ordres : plus éloignés des pays d'Orient, ces États sont moins directement intéressés à la défense sanitaire de la mer Rouge, du canal de Suez et du golfe Persique, dispositions qui occupent une si large place dans les conventions européennes. Par contre, celles-ci ne renferment à l'égard de la fièvre jaune que des prescriptions d'un caractère général, alors que les nations américaines, très éprouvées par cette maladie, mettent au premier rang de leurs préoccupations les mesures destinées à la combattre. Les Européens s'étant placés surtout au point de vue de la protection de l'Europe (2), on comprend que les Américains aient eu pour objet particulier la défense de l'Amérique.

Bien loin, d'ailleurs, qu'il y ait le moindre antagonisme entre les

(1) Une conférence a été également tenue du 25 avril au 6 mai 1904 à Bridgetown, île de Barbade, entre les représentants des Antilles anglaises et sur l'initiative du Gouvernement britannique. Cette conférence avait pour objet d'appliquer à ces possessions les principes fondamentaux de la convention de Paris, en y apportant les modifications nécessitées par l'organisation sanitaire desdites colonies et les conditions particulières dans lesquelles elles se trouvent. C'est ainsi que les maladies visées comprennent non seulement le choléra, la fièvre jaune et la peste, mais aussi la variole.

L'application de la convention de 1904 ayant donné lieu à quelques difficultés, une nouvelle conférence a été tenue en juin 1907 entre les représentants des îles de la Trinidad, de la Barbade, des Iles-du-Vent, des Iles-sous le vent et de la Guyane britannique. Cette conférence a apporté à la convention de 1904 et au règlement qui y est annexé des modifications qui constituent un progrès et augmentent les garanties pour la protection de la santé publique dans nos possessions des Antilles.

(2) Il est regrettable que les représentants des États européens, qui conviaient des délégués américains à prendre part à leurs travaux, aient maintenu sans doute par inadvertance une classification telle que celle qui a subsisté dans la convention de 1903. Le titre II, en effet, est intitulé : « Dispositions spéciales aux pays situés hors d'Europe », comme si l'Europe était l'unique contrée dont la protection importât. Cette rédaction a été parfois interprétée en Amérique comme la manifestation d'un exclusivisme qui n'était pas dans la pensée des promoteurs des conférences européennes et auquel il a paru qu'il convenait de répondre par la conclusion d'accords strictement américains. C'était envisager la question par un bien petit côté.

deux continents, il existe une conformité générale de vues qui s'est
traduite de la part des États-Unis, du Brésil et de la République-
Argentine, par la participation aux travaux de la conférence de 1903
et plus encore par l'adhésion aux principes de la convention de
Paris, dont sont inspirés les accords de Rio et de Washington.

II. — PRINCIPALES QUESTIONS TRAITÉES PAR LES CONFÉRENCES SANITAIRES INTERNATIONALES.

Nous venons de résumer dans ses grandes lignes l'œuvre des
conférences sanitaires internationales, mais nous n'avons pu, au cours
de cette énumération en quelque sorte chronologique de faits, marquer suffisamment le changement qui s'est produit dans les idées
relatives à la police sanitaire. Aussi nous proposons-nous de reprendre chacune des principales questions étudiées par les conférences (1)
et de suivre, à travers les modifications successivement adoptées,
l'évolution qui a amené les divers États à une conception simple et
rationnelle des mesures de prophylaxie.

Il ne faut pas toutefois perdre de vue que ce libéralisme, dont nous
concevons quelque fierté, n'est que la résultante des travaux et des
découvertes scientifiques qui ont illustré le siècle dernier. La connaissance du mode de propagation des maladies, des moyens pratiques
de détruire leurs germes, de se préserver contre les animaux qui leur
servent parfois de véhicules, a seule permis de substituer aux
anciennes quarantaines la désinfection, la dératisation et la surveillance sanitaire sous des formes de plus en plus adoucies. Aussi, tout
en nous félicitant des progrès dont bénéficie notre temps, il convient
de rendre justice à la sagacité de nos aînés, dont les pratiques, pour
empiriques qu'elles fussent parfois, n'ont été ni sans mérite ni sans
efficacité.

I. *NOTIFICATION DES ÉPIDÉMIES. CONDITIONS PERMETTANT DE CONSIDÉRER UNE CIRCONSCRIPTION COMME CONTAMINÉE OU REDEVENUE SAINE.* — Aux termes
de l'article 2 de la convention de 1851, « l'application des mesures de
quarantaine doit être réglée d'après la déclaration faite officiellement
par l'autorité sanitaire instituée au port de départ que la maladie
existe réellement. La cessation des mesures doit être déterminée
sur une déclaration semblable que la maladie est éteinte, après
toutefois l'expiration d'un délai fixé à trente jours pour la peste, à

---

(1) Nous laisserons de côté, malgré l'intérêt qu'elles présentent, d'autres questions
telles que celles des lazarets et stations sanitaires, du personnel sanitaire, de la
désinfection, etc., dont l'exposé, si sommaire qu'il soit, excéderait les limites assignées
à cette étude.

vingt jours pour la fièvre jaune et à dix jours pour le choléra. » « Le directeur ou agent de la santé et le conseil sanitaire, dispose l'article 107 du règlement général annexé à la convention, auront pour devoir de se tenir constamment informés de l'état de la santé publique. Ils entretiendront à cet effet soit directement, soit par des délégués, de fréquents rapports avec l'administration communale et en recevront toutes les communications nécessaires à l'accomplissement de leur mandat. » « Lorsqu'il régnera, au point de départ ou aux environs, une des trois maladies réputées importables ou transmissibles et que l'autorité sanitaire en aura déclaré l'existence, la patente donnera la date de cette déclaration; elle donnera de même la date de la cessation, quand cette cessation aura été constatée (art. 25). »

Ainsi, c'est à l'autorité sanitaire du port de départ que la conférence de 1851 avait confié le soin de déclarer officiellement l'existence et la disparition de la peste, de la fièvre jaune et du choléra dans le port ou dans ses environs, d'après les renseignements recueillis auprès des municipalités. Ces renseignements devaient être portés à la connaissance des autorités sanitaires des autres pays par l'inscription sur les patentes de santé.

Toutefois les autorités sanitaires ne devaient pas agir en dehors de toute intervention des agents diplomatiques : « Dans tous les ports où les puissances contractantes entretiennent des consuls, dit l'article 8 du règlement international, un ou plusieurs de ces consuls pourront être admis aux délibérations des conseils sanitaires pour y faire des observations, fournir des renseignements et donner leur avis sur les questions sanitaires. » Cette intervention devait se produire également lorsqu'il s'agissait de déclarer un pays en quarantaine : « L'agent consulaire de ce pays, dit encore l'article 8, sera invité à se rendre au conseil et entendu dans ses observations. »

En ce qui concernait plus spécialement les pays d'Orient, dans lesquels cette organisation ne pouvait régulièrement fonctionner, la conférence de 1851 avait prévu (art. 4 de la convention) la création de postes de médecins sanitaires européens, sentinelles avancées, chargées de veiller sur l'état de la santé publique dans le pays de leur résidence et de prévenir leurs gouvernements respectifs de toute manifestation de choléra ou de peste. La France avait pris l'initiative de cette institution en créant, dès 1847, six médecins sanitaires. Ce nombre devait, aux termes de l'article 127 du règlement, être porté à vingt-six par l'adjonction de médecins appartenant à diverses puissances. Ils auraient été répartis en quatre arrondissements ayant pour sièges Constantinople, Smyrne, Beyrouth et Alexandrie.

La conférence de Constantinople indiqua également l'inscription sur la patente comme le moyen de porter à la connaissance du service de santé des ports d'arrivée l'existence du choléra dans les pays de provenance. Ce document, « délivré par une autorité sanitaire constituée *ad hoc* », « doit faire mention du choléra asiatique depuis le premier cas de sa manifestation jusqu'au dernier accident qui marque la fin de l'épidémie, et les autorités sanitaires ne doivent accorder la libre pratique aux provenances d'un lieu où a régné une épidémie que quinze jours après sa complète disparition » (procès-verbal 43). Ce délai était donc augmenté de cinq jours.

La conférence de Vienne ne paraît pas s'être occupée de la notification des épidémies. Il est mentionné seulement, dans les conclusions adoptées, que le chef du service de la santé de chaque port « sera tenu au courant par des communications officielles de l'état sanitaire de tous les ports infectés de choléra ». Quant aux territoires contaminés, elle les divise en infectés et suspects, cette dernière dénomination étant appliquée aux « ports voisins de ceux où règne le choléra ou ayant avec eux des relations libres ».

La conférence de Washington au contraire fit faire un pas à cette question dont l'étude était son principal objet. Elle établit d'abord que « chaque gouvernement devait avoir un service intérieur organisé de façon à être régulièrement informé de l'état de la santé publique sur toute l'étendue de son territoire », publier à cet effet « un bulletin hebdomadaire de la statistique mortuaire de ses principales villes et ports et donner à ces bulletins la plus grande publicité possible » (résolutions I et II).

Quant aux communications avec l'étranger, la conférence proposa que « les autorités sanitaires fussent autorisées à communiquer directement entre elles afin de se tenir réciproquement informées de tous les faits importants parvenus à leur connaissance, sans préjudice toutefois des renseignements qu'il est de leur devoir de fournir en même temps aux consuls établis dans leur ressort (résolution III). Ce sont donc encore les autorités sanitaires locales qui sont chargées, comme en 1851, de centraliser les informations relatives à l'existence des épidémies ; mais elles doivent les transmettre directement aux autorités sanitaires des autres pays.

La conférence déclara, d'autre part, qu' « un système international centralisé d'avertissements sanitaires paraissant indispensable pour un système sanitaire effectif, il était désirable de procéder à la création d'institutions internationales chargées de recueillir tous les renseignements relatifs à la naissance, au développement et à la décroissance du choléra, de la peste, de la fièvre jaune, etc., et de les porter à la connaissance des parties intéressées » (résolution IV). Deux agences internationales permanentes devaient être ainsi organisées, l'une à Vienne, l'autre à La Havane, pour recueillir, la première les informations sanitaires de l'Europe, de l'Asie et de l'Afrique, la seconde celles du continent américain et des îles qui y sont géographiquement rattachées. L'établissement d'une troisième agence était également prévu en Asie ; elle aurait pris une partie des attributions de la première.

De ces dispositions aucune n'a été exécutée, mais la notion de l'utilité des notifications internationales s'est affirmée.

A la conférence de Rome, la question fit un nouveau progrès : après avoir repris le vœu de sa devancière relatif à la publication d'un bulletin statistique des villes importantes, la conférence proclama la nécessité pour chaque pays de posséder « un bureau central d'informations et d'avertissements sanitaires, tous ces bureaux échangeant entre eux des correspondances et des communications régulières ». Aux deux ou trois agences internationales prévues à Washington, on substituait donc un bureau pour chaque pays, ce qui était un acheminement vers la notification par le pouvoir central. Un progrès plus marqué fut réalisé par une troisième disposition : « En ce qui concerne le choléra et la fièvre jaune, les premiers cas qui éclateront dans les différentes localités et spécialement dans les ports maritimes devront être notifiés directement par voie télégraphique aux différents gouvernements » (conclusions 1 à 3). Indépendamment de cette notification directe, la conférence estima « nécessaire qu'il y eût dans chaque port une autorité sanitaire ayant mission de fournir aux consuls des informations officielles sur l'état sanitaire de ce port » et que l'on « accordât à ceux-ci la faculté de puiser des renseignements aux bureaux d'hygiène » (conclusions 17 et 18).

La conférence de 1892 ne s'occupa pas de la notification.

Celle de 1893 au contraire établit des règles qui sont en grande partie demeurées. Elle envisagea sous trois titres différents : « la notification et les communications ultérieures », « les conditions dans lesquelles une circonscription territoriale doit être considérée comme contaminée ou saine » et « la nécessité de limiter aux circonscriptions territoriales contaminées les mesures destinées à empêcher la propagation de l'épidémie ».

Sur le premier point, la conférence adopta les importantes résolutions suivantes :

Le gouvernement du pays contaminé doit notifier aux divers gouvernements l'existence d'un foyer cholérique. Cette mesure est essentielle.

Elle n'aura de valeur réelle que si celui-ci est prévenu lui-même des cas de choléra et des cas douteux survenus sur son territoire. On ne saurait donc trop recommander aux divers gouvernements la déclaration obligatoire des cas de choléra par les médecins.

L'objet de la notification sera l'existence d'un foyer cholérique, l'endroit où il s'est formé, la date du début de ce foyer, le nombre des cas constatés cliniquement et celui des décès. Les cas restés isolés ne feront pas nécessairement l'objet d'une notification.

La notification sera faite aux agences diplomatiques ou consulaires dans la capitale du pays contaminé. Pour les pays qui n'y sont pas représentés, la notification sera faite directement par télégraphe aux gouvernements étrangers.

Cette première notification sera suivie de communications ultérieures données d'une façon régulière, de manière à tenir les gouvernements au courant de la marche de l'épidémie. Ces communications se feront au moins une fois par semaine.

Les renseignements sur le début et sur la marche de la maladie devront être aussi complets que possible.

. . . .

Le gouvernement de chaque État sera tenu de publier immédiatement les mesures qu'il croit devoir prescrire au sujet des provenances d'un pays ou d'une circonscription territoriale contaminée (1).

Il communiquera aussitôt cette publication à l'agent diplomatique ou consulaire du pays contaminé, résidant dans sa capitale. A défaut d'agence diplomatique ou consulaire dans la capitale, la communication se fera directement au gouvernement du pays intéressé.

Il sera tenu également de faire connaître par les mêmes voies le retrait de ces mesures ou les modifications dont elles seraient l'objet.

Sur le second point, la conférence prit les décisions ci-après :

Est considérée comme contaminée toute circonscription où a été constatée officiellement l'existence d'un foyer de choléra.

N'est plus considérée comme contaminée toute circonscription dans laquelle un foyer a existé, mais où, après constatation officielle, il n'y a eu ni décès, ni cas nouveau de choléra depuis cinq jours, à condition que les mesures de désinfection nécessaires aient été exécutées.

. . . .

Ne sera pas considéré comme donnant lieu à l'application de ces mesures le fait que quelques cas isolés, ne formant pas foyer, se sont manifestés dans une circonscription territoriale.

Il fut décidé en troisième lieu que :

Pour restreindre les mesures aux seules régions atteintes, les gouvernements ne devaient les appliquer qu'aux provenances des circonscriptions contaminées.

La conférence de 1894 n'eut pas à se prononcer sur cette question.

Celle de 1897 reproduisit, en les appliquant à la peste, les dispositions que l'assemblée de Dresde avait élaborées en vue de la prophylaxie du choléra. Toutefois, au lieu de ne considérer comme obligatoire que la notification « d'un foyer cholérique », elle se prononça pour la notification de « tout cas de peste » et supprima la faculté de ne pas notifier « nécessairement les cas restés isolés ». Elle accentua égale-

______

(1) On entend par le mot « circonscription » une partie de territoire d'un pays placée sous une autorité administrative bien déterminée, ainsi : une province, un gouvernement, un district, un département, un canton, une île, une commune, une ville, un village, un port, un polder, etc., quelles que soient l'étendue et la population de ces portions de territoire.

ment les dispositions relatives aux conditions dans lesquelles une circonscription territoriale doit être considérée comme redevenue saine, en portant à dix jours au lieu de cinq le temps écoulé, non plus depuis l'apparition du dernier cas, mais depuis « la guérison ou la mort du dernier pesteux ». Mais, bien que rendant obligatoire la notification de tout cas de peste, la conférence admit que l'on ne devrait pas considérer comme « autorisant, de la part des autres États, l'application de mesures préventives, le fait que quelques cas importés se seraient manifestés dans une circonscription territoriale sans donner lieu à des cas de transmission ».

La conférence de 1903 se montra plus libérale. « Chaque gouvernement, dit l'article 1er, doit notifier immédiatement aux autres la première apparition sur son territoire de *cas avérés* de peste ou de choléra. » Il ne s'agit donc plus d'un seul cas. Et plus loin (art. 7) : « La notification d'un premier cas de peste ou de choléra n'entraîne pas, contre la circonscription territoriale où il s'est produit, l'application des mesures prévues... Mais, lorsque *plusieurs cas* de peste *non importés* se sont manifestés et que les cas de choléra forment foyer, la circonscription est déclarée contaminée. »

Quant à la circonscription elle-même, au lieu de la considérer seulement comme « une partie de territoire d'un pays, placée sous une autorité administrative bien déterminée », telle qu'une province, un gouvernement, une ville, etc., ainsi que l'avait prévu la convention de 1892, la conférence admit que l'on devait entendre par ce mot « une partie de territoire bien déterminée dans les renseignements qui accompagnent ou suivent la notification,... quelles que soient l'étendue et la population de cette portion de territoire ». Cependant « cette restriction, limitée à la circonscription contaminée, ne doit être acceptée qu'à la condition formelle que le gouvernement du pays contaminé prenne les mesures nécessaires : 1° pour prévenir, à moins de désinfection préalable, l'exportation des objets visés aux 1° et 2° de l'article 12, provenant de la circonscription contaminée ; 2° pour combattre l'extension de l'épidémie ». Il résulte de cette disposition que, si la peste, comme par exemple à Marseille en 1903, reste limitée à un quartier, ce quartier seul, et non la ville entière, est déclaré contaminé.

Enfin, alors que la convention de 1897 exigeait, pour que la circonscription ne fût plus considérée comme contaminée, qu'il n'y ait eu ni décès, ni cas nouveau depuis dix jours après la guérison ou la mort du dernier pesteux, la convention de Paris a cru devoir exiger seulement (art. 9) cinq jours à partir de la guérison, de la mort ou de l'*isolement* du dernier pesteux ou cholérique. Cependant ce n'est pas après cinq jours que l'on peut vraiment considérer une épidémie comme éteinte, surtout pour ce qui est de la peste.

Il est vrai que l'article 9 prévoit également « que toutes les mesures de désinfection auront été appliquées et, s'il s'agit de cas de peste, que les mesures contre les rats auront été exécutées ». Le Gouvernement français, qui, le premier depuis la ratification de la convention de 1903, a eu à appliquer l'article 9 à propos des cas observés en octobre et novembre 1907 dans quelques villes d'Algérie, a estimé que ces dernières dispositions devaient être surtout envisagées.

Il a en conséquence prescrit que des examens bactériologiques de rats pris dans les différents quartiers des villes contaminées seraient pratiqués chaque jour et que les villes ne seraient considérées comme indemnes que lorsque ces examens resteraient négatifs pendant une période assez longue pour inspirer toute confiance. Il va de soi que les mêmes constatations étaient exigibles en ce qui concernait l'application des mesures de désinfection et de dératisation. Le Gouvernement français a donc interprété sur son propre territoire l'article 9 dans son sens le plus rigoureux, mais aussi le plus conforme aux intérêts de la santé publique.

Les dispositions concernant la notification et les communications ultérieures aux autres pays, les conditions qui permettent de considérer une circonscription territoriale comme contaminée ou redevenue saine, la publication des mesures de défense prescrites par ces pays, sont contenues dans les dix premiers articles de la convention. Nous ne les reproduirons pas, malgré les modifications de forme que le texte a subies, en outre des modifications de fond que nous venons de mentionner.

II. *MESURES SANITAIRES AU DÉPART DES NAVIRES ET PENDANT LA TRAVERSÉE*.

— « Les mesures relatives au départ, dispose l'article 5 du règlement international annexé à la convention de 1851, comprennent la surveillance et la constatation de l'état sanitaire du pays, la vérification et la constatation de l'état hygiénique des bâtiments qui en partent, de leurs cargaison et vivres, de la santé des équipages, des renseignements, quand il y a lieu, sur la santé des passagers, et enfin les patentes de santé et tout ce qui s'y rapporte. »

Il convient d'insister sur cette dernière prescription. L'idée de munir les navires d'un document mentionnant l'état sanitaire du pays de provenance est fort ancienne (1). Pendant longtemps, en effet, le service de la santé n'a eu d'autre source d'information que la production de cette pièce. Aussi la convention de 1851 l'a-t-elle placée au premier rang des mesures de prophylaxie maritime, « considérant

____

(1) Un arrêté de la cour d'Aix-en-Provence remontant à 1622 ordonne que « tous patrons et mariniers conduisant vaisseaux et barques venant du Levant... feront voir leurs patentes de santé ». La Direction de Marseille possède une intéressante collection de ces documents, dont beaucoup sont illustrés et ont une valeur artistique.

comme obligatoire pour tous les bâtiments (sauf les exceptions mentionnées dans le règlement international) la production d'une patente ». Elle décida qu'il n'y aurait plus que deux sortes de patentes, « la patente brute et la patente nette, la première pour la présence constatée de maladie, la seconde pour l'absence attestée de maladie ». Cette classification faisait disparaître la « patente suspecte » (1). « Chaque bâtiment ne peut avoir qu'une patente délivrée, au nom du gouvernement territorial, par l'autorité sanitaire, après accomplissement des formalités spécifiées par le règlement et dans les quarante-huit heures qui ont précédé le départ » (règlement général, art. 19, 21, 22, et 28).

La patente peut être visée par le consul au port de départ ; elle doit l'être dans les ports de relâche par l'autorité sanitaire ou, à défaut de celle-ci, par l'administration chargée de la police locale, lesquelles ne sauraient la retenir (art. 22, 34 et 35). Dans les pays d'Orient, le *visa* du consul compétent est obligatoire au départ (art. 125).

Les bâtiments à vapeur assujettis à la patente, qui se livrent au transport des voyageurs, sont tenus d'avoir un médecin sanitaire chargé de veiller à la santé des équipages et des voyageurs, de faire prévaloir les règles de l'hygiène et de rendre compte à l'arrivée des circonstances du voyage. Ce médecin est tenu de consigner, jour par jour, sur un registre *ad hoc*, toutes les circonstances de nature à intéresser la santé publique (art. 32).

Une autre disposition importante avait trait à la détermination du nombre des passagers embarqués, des dimensions de leurs logements à bord, etc., détermination devant résulter de règlements particuliers établis par les États signataires de la convention (art. 16).

La conférence de Constantinople envisagea les mesures à prendre au départ, surtout en ce qui concernait les pèlerins quittant l'Inde. Elle consacra cependant plusieurs des principes posés à Paris en 1851. notamment en ce qui avait trait à « la suppression de la qualification de patente suspecte », et émit le vœu que « les gouvernements qui attachaient une importance particulière au maintien de la patente consulaire voulussent bien consentir à la remplacer par un *visa* sur la patente délivrée par l'autorité sanitaire ».

Les conclusions adoptées à Vienne ne comprenaient pas les mesures au départ. Les résolutions prises à Washington ne concernaient, parmi ces mesures, que celles relatives à la patente, dont un modèle était annexé auxdites résolutions. Nous relèverons notamment le vœu relatif à la délivrance gratuite de la patente (résolution VII).

La conférence de Rome ajouta aux dispositions qui précèdent des prescriptions importantes. Tout navire à voyageurs partant d'un

---

(1) L'article 3 de la loi française du 3 mars 1822 plaçait une catégorie de navires sous le régime de la « patente suspecte ».

port contaminé de choléra devra avoir des locaux pour l'isolement des malades, une étuve, et être accompagné d' « un médecin nommé par le gouvernement auquel ce navire appartient ou par l'autorité sanitaire, révocable seulement par ce gouvernement ou cette autorité, et complètement indépendant des compagnies de navigation et des armateurs ». Le chargement ne commencera qu'après nettoyage ou même désinfection du navire et l'inspection du capitaine et du médecin, à laquelle pourra assister le consul du pays de destination.

Le médecin examinera les passagers provenant d'un port où règne le choléra et refusera ceux qui lui paraîtront suspects ; il veillera à ce qu'ils n'introduisent pas à bord des linges, hardes ou objets de literie souillés ou suspects (conclusions 19 à 26). Il est à observer qu'un certain nombre de ces dispositions étaient déjà contenues dans le règlement général de 1851, mais elles étaient applicables à tous les navires, alors que la conférence de Rome les réserva aux navires quittant un port contaminé de choléra.

Suivaient d'autres prescriptions relatives aux mesures à appliquer à bord des « petits navires » (1) et aux précautions sanitaires à prendre pendant la traversée. Ces dernières sont en grande partie demeurées.

Quelques-unes de ces prescriptions furent reprises par la conférence de 1892, qui en ajouta deux autres relatives l'une à l'eau embarquée qui devait provenir d'une source à l'abri de toute contamination, la seconde au transport des émigrants et des troupes. « Il est désirable dans ce cas, est-il dit dans l'annexe V, que l'embarquement ne se fasse qu'après que les personnes réunies en groupes ont été soumises pendant cinq à six jours à une observation permettant de s'assurer qu'aucune d'elles n'est atteinte de choléra. » Les mesures à prendre pendant la traversée à l'égard des malades, de leurs effets, ainsi que des personnes qui les soignent, sont exposées d'une manière également plus complète dans les articles qui suivent.

La conférence de 1893 ne s'occupa pas des mesures à prendre au départ, et celle de 1894 ne les envisagea qu'au point de vue spécial des navires à pèlerins. Mais les dispositions précitées furent en grande partie reproduites dans la convention de 1897, qui y ajouta des précisions et des obligations nouvelles : Toute personne prenant passage à bord d'un navire partant d'un port contaminé doit subir « une visite médicale individuelle, faite de jour, à terre, au moment

(1) « Au point de vue sanitaire, il faut distinguer deux sortes de navires : ceux qui ont un médecin et ceux qui n'en ont pas. On doit considérer ces derniers comme *petits navires*, quels que soient leur tonnage et le chiffre de leur équipage, qu'ils soient à voiles ou à vapeur » (conclusion 29). Si convaincu que l'on soit de l'utilité de la présence d'un médecin à bord, il est difficile de considérer cette définition comme satisfaisante.

de l'embarquement, pendant le temps nécessaire, *par un médecin délégué de l'autorité publique*. L'autorité consulaire dont relève le navire peut assister à cette visite. » Tout objet contaminé ou suspect est soumis à une désinfection rigoureuse faite à terre, sous la surveillance du même médecin (chap. I, section II).

La convention de 1903 a reproduit dans le chapitre I du titre II ces dernières dispositions et y a ajouté les précautions nécessaires pour empêcher, en cas de peste, l'embarquement des rats. Quant à celles dont il a été également question au cours de ce chapitre, elles figurent pour la plupart dans divers articles de la convention, notamment dans ceux qui concernent les « mesures dans les ports et aux frontières de mer » (titre I, section III) et les « dispositions spéciales aux pèlerinages » (titre III).

III. ***MESURES SANITAIRES A L'ARRIVÉE DES NAVIRES***. — D'après la convention de 1851 et le règlement annexé, tout bâtiment arrivant dans un port était soumis à la reconnaissance et, s'il y avait lieu, à l'arraisonnement (1).

L'autorité sanitaire avait en outre le droit de procéder, toutes les fois qu'elle le jugeait utile, à la visite d'un bâtiment non tenu à la patente ou muni d'une patente nette, et même de *le tenir en réserve*, si elle se trouvait en présence de cas douteux, de renseignements contradictoires, ou si elle estimait que le navire, par la nature de sa cargaison ou son état d'encombrement ou d'infection, se trouvait dans des conditions susceptibles de compromettre la santé publique. La décision devait être rendue dans les vingt-quatre heures, délai après lequel l'autorité sanitaire devait donner au navire la libre pratique, ou le soumettre aux mesures considérées comme nécessaires, y compris l'envoi au lazaret (règlement général, titre IV).

Tout bâtiment arrivant en patente brute était *déclaré en quarantaine*. On distinguait : la *quarantaine d'observation*, consistant à tenir en observation pendant un temps déterminé le bâtiment, l'équipage et les passagers (à bord ou au lazaret, suivant leur volonté), mais sans déchargement des marchandises, et la *quarantaine de rigueur*, pour laquelle venaient s'ajouter aux dispositions précédentes « les mesures de purification et de désinfection spéciales jugées nécessaires par l'autorité sanitaire », ainsi que le débarquement au lazaret des marchandises de la première classe ou même, suivant les

---

(1) La reconnaissance se borne à la simple constatation de la provenance du bâtiment et des conditions générales dans lesquelles il se présente. S'il résulte de l'acte de reconnaissance que le bâtiment vient d'un port dont les provenances sont soumises à l'obligation de se munir d'une patente de santé, il y a lieu à une vérification plus approfondie de l'état sanitaire du navire, vérification qui prend le nom d'arraisonnement (Instructions sur l'exécution du décret du 4 juin 1853 sur la police sanitaire).

circonstances, de celles de la seconde (1). La quarantaine de rigueur ne pouvait être purgée pour la peste que dans un port à lazaret ; celle qui était imposée à un navire pour cause de malpropreté pouvait être purgée dans une partie isolée d'un port quelconque.

« La durée de la quarantaine était la même pour le bâtiment, les personnes et les marchandises. » Elle datait, pour la quarantaine d'observation, du moment où un garde de la santé avait été mis à bord et où les mesures d'aération et de purification avaient commencé. Pour la quarantaine de rigueur, elle datait, en ce qui concernait « le bâtiment, les personnes et les choses *à bord*, du moment où les marchandises assujetties au débarquement avaient été enlevées; en ce qui concernait les marchandises débarquées au lazaret ou dans un lieu réservé, du commencement des purifications; en ce qui concernait les personnes débarquées, du moment de leur entrée au lazaret ».

Si, pendant une quarantaine et quel que fût le point où elle était parvenue, il se manifestait un cas de peste, de choléra ou de fièvre jaune, la quarantaine devait recommencer (règlement général, titre V).

Quant à la détermination de la durée et des cas mêmes où il y avait lieu à quarantaine, elle était basée sur les règles établies par l'article 4 de la convention. Cet article distingue les mesures obligatoires pour toutes les puissances de celles qui sont facultatives. En ce qui concernait la peste et la fièvre jaune, la quarantaine d'observation était obligatoire ; pour le choléra, elle était facultative, « réserve faite de l'application des autres mesures d'hygiène ». La quarantaine *devait* avoir, pour la peste, une durée minima de dix jours, maxima de quinze : pour la fièvre jaune, une durée minima de cinq jours, maxima de sept (suivant certaines circonstances, le mininum pouvait être abaissé à trois jours et le maximum porté à quinze); appliquée au choléra, la quarantaine pouvait être de cinq jours, y compris le temps de la traversée, pour les provenances des ports contaminés : de trois jours seulement pour les provenances des lieux voisins. Cependant, s'il y avait eu des cas à bord pendant la traversée ou pendant la quarantaine, celle-ci devenait obligatoire et comptait du moment de l'arrivée et de l'exécution des mesures sanitaires (règlement général, art. 49 et 58).

La convention spécifiait également « que jamais aucune mesure sanitaire n'irait jusqu'à repousser un bâtiment, quel qu'il fût » (art. 1).

La conférence de Constantinople, après avoir examiné la valeur des mesures restrictives employées contre le choléra, exprima l'avis que les enseignements à tirer de l'expérience des quarantaines n'avaient pas

____

(1) On verra plus loin (p. 32) ce qu'il faut entendre par marchandises de la première ou de la seconde classe.

une valeur concluante, qu'il était cependant incontestable que, établies sur des bases rationnelles et conformes aux progrès de la science, les quarantaines peuvent servir de barrière efficace contre l'envahissement de cette maladie (procès-verbal 37). Elle crut donc devoir maintenir la quarantaine d'observation, « temps d'épreuve, de simple surveillance », et la quarantaine de rigueur, « consistant dans le débarquement au lazaret avec désinfection ».

Plus sévère que la conférence de Paris en ce qui concernait les provenances des pays où sévissait le choléra, l'assemblée de Constantinople voulut que l'on appliquât aux personnes venant d'un lieu contaminé » la quarantaine de rigueur, fixée à dix jours pleins, de même qu'aux « navires supposés contaminés » (c'est-à-dire probablement venant d'un lieu contaminé). Cependant la conférence admit une différence entre les navires à bord desquels se serait manifesté « le choléra ou la diarrhée cholérique » et ceux qui n'auraient pas eu d'accidents pendant la traversée. Ces derniers pouvaient être exemptés du déchargement « des marchandises non sujettes à purification » et soumis seulement à des mesures générales d'hygiène sans désinfection. La quarantaine pouvait être réduite à cinq jours pour les navires dont la traversée, exempte d'incidents, aurait duré au moins quinze jours, et à vingt-quatre heures lorsqu'elle aurait dépassé trente jours. Pour les navires ayant un médecin commissionné, la quarantaine variait, suivant une progression déterminée, de neuf jours pour les navires ayant vingt-quatre heures de traversée à vingt-quatre heures pour les navires ayant fait une traversée de neuf jours et au-dessus (procès-verbaux 42 et 43).

La conférence de Vienne, nous l'avons dit, avait pour objet, dans la pensée des deux puissances qui en avaient pris l'initiative, la suppression des quarantaines maritimes. Mais, comme ces puissances ne purent faire prévaloir leur manière de voir, la conférence, après avoir approuvé les mesures à prendre *hors d'Europe* recommandées à Constantinople, « notamment les quarantaines dans la mer Rouge et la mer Caspienne », adopta, pour les mesures à prendre *en Europe*, deux systèmes entre lesquels les États auraient le droit de choisir : le système de « l'inspection médicale » et celui « des quarantaines ».

D'après le premier, les navires provenant de ports suspects ou infectés, ou ayant eu au cours du voyage des « relations compromettantes » devaient être soumis à la visite médicale. Si les résultats de cette visite étaient satisfaisants, le navire devait être admis à la libre pratique immédiate. Si des cas confirmés ou suspects de choléra s'étaient produits pendant la traversée, « le navire, les vêtements et les effets à usage des gens de l'équipage et des passagers » devaient, avant leur admission à la libre pratique, être soumis à la désinfection. Enfin, s'il y avait « à l'arrivée des cas suspects de maladie ou de mort de choléra », les malades devaient être immédiatement transportés dans un lazaret ou un local isolé, « les cadavres jetés à la mer avec les précautions d'usage ou ensevelis après avoir été convenablement désinfectés, les passagers et l'équipage soumis à une désinfection rigoureuse et le navire lui-même désinfecté » après débarquement des passagers et de la partie de l'équipage non utilisée pour cette opération. Après « désinfection radicale » des vêtements et effets à usage des malades et même des passagers sains, ceux-ci étaient, ainsi que l'équipage, admis à la libre pratique.

D'après le second système, les navires provenant de ports infectés étaient placés en observation pendant un à sept jours, selon les cas, et même dix jours dans les ports des États orientaux de l'Europe. Si les navires, au lieu d'être simplement « suspects » en raison de leur provenance, avaient eu pendant la traversée des cas douteux ou confirmés de choléra, ils étaient déclarés « infectés » et soumis à une désinfection rigoureuse, après laquelle les personnes restées à bord étaient retenues en observation durant sept jours. Cette observation pouvait être faite également dans un lazaret. Les malades devaient toujours être débarqués et isolés. Les provenances des ports « suspects » (1) pouvaient être soumises à une observation maxima de cinq jours. Les navires chargés d'émigrants, de pèlerins, etc., pouvaient toujours être l'objet de mesures spéciales (résolutions, 2ᵉ partie).

La conférence de Vienne a donc été la première à admettre le système de la libre pratique immédiate pour les passagers des navires que nous appelons aujourd'hui indemnes, et de la libre pratique après simple désinfection pour les passagers des navires ayant présenté des cas en cours de traversée ou en présentant à l'arrivée. Pour ces derniers cependant, cette facilité était excessive puisqu'elle, n'avait pas comme aujourd'hui pour correctif la surveillance médicale à domicile.

Il ne rentrait pas dans le programme de la conférence de Washington de traiter la question qui nous occupe.

Celle de Rome lui fit faire un pas nouveau. Tout d'abord, elle se préoccupa de classer les navires au point de vue sanitaire, ce qui n'avait été fait qu'indirectement à Vienne. Comme sa devancière, elle distingua les navires en « suspects » et « infectés », mais en attachant au premier de ces termes une signification en quelque sorte intermédiaire entre celle admise à Vienne et celle qui a été adoptée depuis : « Devra être considéré comme suspect tout navire n'ayant pas eu de médecin et provenant d'un endroit ou d'un port où existe le choléra ; tout navire qui a ou aura eu à bord un ou plusieurs décès depuis son départ d'un endroit ou d'un port où existe le choléra, s'il n'a pas de

(1) Voy. p. 18.

médecin pour certifier la nature des accidents. » Ainsi, abstraction faite de la présence à bord des médecins à laquelle la conférence de Rome attachait une grande et légitime importance, elle a admis qu'un navire était suspect à la fois en raison de sa provenance et en raison de son état sanitaire. C'est un acheminement vers l'interprétation qui sera adoptée à Venise en 1892.

« Devra être considéré comme infecté : tout navire qui a ou aura eu à bord un ou plusieurs malades ou morts du choléra. Si cependant ce navire a un médecin, si la traversée a duré plus de dix jours, s'il n'est plus survenu d'accident cholérique pendant les derniers dix jours et si les mesures d'isolement et de désinfection ont été prises, ce navire ne sera pas traité comme infecté, mais comme suspect » (conclusion D). La seconde moitié de cette définition, en partie applicable aujourd'hui au navire suspect, confirme ce que nous venons de dire sur l'évolution qui s'est produite en 1885 dans la manière de distinguer les bâtiments, non seulement d'après leur origine, mais plus encore suivant les conditions sanitaires dans lesquelles ils se présentent.

A l'arrivée, les navires suspects ne pouvaient recevoir la libre pratique qu'après une inspection passée « de jour par un médecin du port, établissant l'état sanitaire exact des passagers et de l'équipage et constatant que les mesures d'assainissement et de désinfection avaient été rigoureusement exécutées au point de départ et pendant la traversée ». Si celle-ci avait duré moins de dix jours, il devait y avoir vingt-quatre heures d'observation et désinfection à bord du linge sale et des effets à usage. Dans les ports de la Méditerranée, les passagers devaient être débarqués et maintenus en isolement pendant un temps variant de trois à six jours, dont devait être déduit cependant celui de la traversée.

Pour les navires infectés, le traitement (identique pour les ports de la Méditerranée) consistait dans le débarquement immédiat des malades et l'isolement, durant cinq jours, de l'équipage et des passagers. Cependant, si, « d'après le certificat du médecin du bord, il n'y avait pas eu de cas de choléra depuis dix jours, l'observation pouvait être réduite à vingt-quatre heures » (conclusions 68 à 82).

La conférence de Venise 1892 a distingué les navires en *indemnes*, *suspects* et *infectés*. Le navire indemne n'est pas défini. C'est évidemment celui dont l'état sanitaire ne laisse rien à désirer, *abstraction faite de la nature de sa patente*. Le navire suspect est celui à bord duquel il y a eu « des cas de choléra au moment du départ ou pendant la traversée, mais aucun cas nouveau depuis sept jours ». Le navire infecté est celui ayant « du choléra à bord ou ayant présenté des cas nouveaux depuis sept jours ».

Sur ces définitions est basé le principe important suivant lequel les navires doivent être traités surtout d'après leur état sanitaire et non pas seulement d'après leur provenance. Ce sont les seules dispositions que nous retiendrons, au point de vue qui nous occupe ici, de l'œuvre de la conférence de 1892, car les mesures qu'elle prévoit à l'arrivée concernent plus spécialement les bâtiments traversant le canal de Suez, question que nous étudierons dans un autre chapitre.

La convention de Dresde maintint la classification ci-dessus en spécifiant qu'il fallait entendre par navire indemne celui qui, « bien que venant d'un port contaminé, n'a eu ni décès ni cas de choléra à bord, soit avant le départ, soit pendant la traversée, soit au moment de l'arrivée ». Les mesures applicables à ces trois catégories de navires étaient les suivantes (1) :

Navires infectés : 1° Les malades sont immédiatement débarqués et isolés ;

2° Les autres personnes doivent être également débarquées, si possible, et soumises à une observation, dont la durée variera selon l'état sanitaire du navire et selon la date du dernier cas, sans pouvoir dépasser cinq jours ;

3° Le linge sale, les effets à usage et les objets de l'équipage et des passagers qui, de l'avis de l'autorité sanitaire du port, seront considérés comme contaminés, seront désinfectés, ainsi que le navire ou seulement la partie du navire qui a été contaminée.

Navires suspects : 1° Visite médicale ;

2° Désinfection : le linge sale, les effets à usage et les objets de l'équipage et des passagers qui, de l'avis de l'autorité sanitaire locale, seront considérés comme contaminés, seront désinfectés ;

3° Évacuation de l'eau de la cale après désinfection et substitution d'une bonne eau potable à celle qui est emmagasinée à bord.

Il est recommandé de soumettre à une surveillance, au point de vue de leur état de santé, l'équipage et les passagers pendant cinq jours à dater de l'arrivée du navire.

Il est également recommandé d'empêcher le débarquement de l'équipage, sauf pour raisons de service.

Navires indemnes : Ils sont admis à la libre pratique immédiate, quelle que soit la nature de leur patente.

Le seul régime que peut prescrire à leur sujet l'autorité du port d'arrivée consiste dans les mesures applicables aux navires suspects (visite médicale, désinfection, évacuation de l'eau de cale et substitution d'une bonne eau potable à celle qui est emmagasinée à bord).

Il est recommandé de soumettre à une surveillance, au point de vue de leur état de santé, les passagers et l'équipage pendant cinq jours à compter de la date où le navire est parti du port contaminé.

Il est recommandé également d'empêcher le débarquement de l'équipage, sauf pour raisons de service.

Il est entendu que l'autorité compétente du port d'arrivée pourra toujours réclamer un certificat attestant qu'il n'y a pas eu de cas de choléra sur le navire au port de départ.

(1) Nous reproduisons *in extenso* ces dispositions en raison de leur importance et parce que, sauf les modifications qui seront signalées, elles sont encore en vigueur.

L'autorité compétente du port tiendra compte, pour l'application de ces mesures, de la présence d'un médecin et d'un appareil de désinfection (étuve) à bord des navires des trois catégories susmentionnées.

Des mesures spéciales peuvent être prescrites à l'égard des navires encombrés, notamment des navires d'émigrants ou de tout autre navire offrant de mauvaises conditions d'hygiène.

. . . .

Tout navire qui ne voudra pas se soumettre aux obligations imposées par l'autorité du port sera libre de reprendre la mer.

Il pourra être autorisé à débarquer ses marchandises, après que les précautions nécessaires auront été prises.

. . . .

Il pourra également être autorisé à débarquer les passagers qui en feraient la demande, à la condition que ceux-ci se soumettent aux mesures prescrites par l'autorité locale.

La conférence de 1897 reprit, en les appliquant à la peste, les dispositions qui précèdent, y compris les définitions concernant les navires, pour lesquels le délai d'apparition des cas de maladie fut porté de sept à douze jours.

Une autre modification, très importante celle-là, consistait dans la faculté laissée aux différents États de substituer, pour les navires infectés, la *surveillance sanitaire* des passagers valides à l'*observation*, seule prévue à Dresde à l'égard des personnes se trouvant sur les bâtiments de cette catégorie. En même temps, la signification des deux termes était précisée : « Le mot *observation* veut dire : isolement des voyageurs, soit à bord d'un navire, soit dans un lazaret, avant qu'ils n'obtiennent la libre pratique. Le mot *surveillance* veut dire : les voyageurs ne sont pas isolés ; ils obtiennent de suite la libre pratique, mais sont suivis dans les diverses localités où ils se rendent et soumis à un examen médical constatant leur état de santé. » La durée maxima de l'observation et de la surveillance était portée de cinq à dix jours (titre VIII).

La conférence de Paris fondit, nous l'avons vu, dans un texte unique les prescriptions relatives au choléra et à la peste. Dans la classification, ainsi que dans les articles consacrés aux mesures de prophylaxie, elle remplaça par sept jours les délais de constatation des cas respectivement fixés à cinq et à douze jours par les conventions précédentes. Cette modification était basée sur les données plus précises acquises au cours des dernières années au sujet de la durée de l'incubation de la peste, durée dont le maximum est cinq jours et n'est pas supérieure à celle du choléra. Cependant, par prudence, les délais ont été augmentés de deux jours pour chacune des deux maladies et portés à sept.

Les dispositions spéciales au choléra et à la peste font l'objet d'articles distincts ; certaines d'entre elles, comme la destruction des rats, n'intéressant que les provenances des pays de peste, certaines autres, comme l'évacuation de l'eau de la cale, n'ayant leur raison d'être qu'au point de vue du choléra.

Nous n'indiquerons pas les modifications de détail introduites dans les articles 20 à 36 de la convention: nous signalerons seulement les plus notables.

La durée maxima de l'observation a été réduite de dix à cinq jours, celle de la surveillance étant maintenue à dix. Il a été admis que la surveillance pourrait suivre l'observation et qu'elle serait alors de cinq jours au plus.

La destruction des rats ou dératisation a fait, à la conférence de 1903, l'objet de longues discussions et donné lieu à l'insertion dans la convention de prescriptions nouvelles contenues dans les articles 15, 21, 22, 23, 24, 25 et 31. Ces prescriptions devant être reproduites dans un autre chapitre, nous ne les insérerons pas ici. On les trouvera pages 118 et suivantes.

Enfin plusieurs dispositions ayant pour but d'éviter l'application de mesures non indispensables ou la répétition dans un pays de mesures déjà prises dans un autre, et de faciliter l'exécution des prescriptions réglementaires, sont contenues dans les articles 29, 32, 35 et 36. Nous ne reproduirons pas non plus ici ces articles, que l'on trouvera : art. 29, p. 99 et 122; art. 32, p. 112; art. 35, p. 112 et 161; art. 36, p. 161.

IV. **MARCHANDISES**. — La conférence de 1851 avait divisé, pour l'application des mesures sanitaires, les marchandises en trois classes: la première comprenait « les marchandises soumises à une quarantaine obligatoire et aux purifications dans un lazaret; la seconde, les marchandises assujetties à une quarantaine facultative; la troisième, les marchandises exemptées de toute quarantaine » (convention, art. 5). Les marchandises de la première classe étaient : les hardes et effets à usage, les drilles et chiffons, les cuirs et peaux, les plumes, crins et débris d'animaux en général, enfin la laine et les matières de soie; celles de la deuxième classe étaient : le coton, le lin, le chanvre; la troisième comprenait toutes les marchandises et objets quelconques ne rentrant pas dans les deux précédentes (règlement général, art. 61).

Les marchandises et objets matériels de toute sorte arrivant sur un bâtiment en patente nette et en bon état sanitaire étaient immédiatement admises à la libre pratique, à l'exception des cuirs, crins, chiffons et drilles susceptibles de devenir l'objet de mesures dont le service de la santé restait juge (art. 59 et 60). Pour les marchandises arrivant sur un navire en patente brute de peste, le traitement était celui qui a été indiqué au début de ce chapitre (art. 62); pour les marchandises arrivant sur un navire en patente brute de fièvre jaune, le traitement consistait en une simple aération sans déchargement; il *pouvait* être le même que dans le cas de navire infecté de peste s'il y avait eu des accidents pendant la traversée ou si celle-ci avait duré moins de dix jours; quant aux marchandises arrivant sur un navire en patente brute de choléra, elles n'étaient assujetties à aucune mesure particulière : le bâtiment devait seulement être aéré et les mesures d'hygiène obligatoires observées (art. 62, 63 et 64).

Dans tous les cas de patente brute, les lettres et papiers subissaient les purifications d'usage (art. 65). Les animaux vivants restaient soumis aux quarantaines et aux purifications usitées dans les différents pays (art. 67).

Au lazaret, les marchandises devaient être déposées dans des magasins spacieux et parfaitement secs pour y être « soumises à la libre circulation de l'air » ; à cet effet, les balles et colis devaient être ouverts (art. 38). Les marchandises appartenant à des quarantaines différentes devaient être séparées les unes des autres et placées autant que possible dans des magasins différents (art. 89). En cas d'infection notoire, de malpropreté ou d'altération, l'autorité sanitaire pouvait employer vis-à-vis des marchandises tel moyen de purification qu'elle jugeait nécessaire (art. 90). Les substances animales ou végétales en putréfaction devaient être brûlées ou jetées à la mer (art. 91). Les effets à usage, linges et objets ayant servi à des « personnes mortes ou atteintes de peste » ou de tout autre maladie contagieuse, devaient être soumis aux fumigations de chlore, à l'immersion dans l'eau de mer ou à l'action de la chaleur, selon les circonstances et la nature des objets (art. 94).

La conférence de Constantinople n'a traité qu'incidemment la question des marchandises. Après avoir signalé qu'il « fallait éviter, pendant le choléra surtout, les inconvénients et les dangers provenant notamment de la qualité des marchandises » (procès-verbal 29), elle a spécifié que la désinfection devait être appliquée « aux hardes et effets à usage des cholériques ainsi que des personnes qui subissent le régime de la quarantaine de rigueur, et aux marchandises supposées contaminées, telles que les drilles, chiffons, peaux, cuirs, plumes et autres débris animaux, ainsi que les laines et substances non emballées provenant d'un lieu infecté ou d'un navire sujet lui-même à la désinfection ». Quant aux marchandises sortant des fabriques et enveloppées, elles ne devaient pas être soumises à la désinfection. Les lettres et dépêches enfermées dans une boîte devaient être désinfectées par le dégagement de chlore *sans être percées* (1); les animaux vivants pouvaient être purifiés par l'aération ou l'immersion dans l'eau (procès-verbal 43).

---

(1) On perforait plus anciennement les correspondances de provenance suspecte afin d'assurer d'une manière plus certaine la pénétration des vapeurs désinfectantes. Cette opération se faisait à l'aide d'une très large pince munie de pointes.

La conférence de Vienne, « tout en constatant à l'unanimité l'absence de preuves à l'appui de la transmission du choléra par les marchandises, admit la possibilité du fait dans certaines conditions » (résolutions, 1re partie). Quant aux mesures dont celles-ci pouvaient être l'objet, elles semblent différentes suivant que le système adopté était celui de l'inspection médicale ou de la quarantaine. Pour le premier cas, les mesures consistaient uniquement dans la désinfection des vêtements, effets à usage, chiffons et autres objets susceptibles arrivant à bord des navires infectés. Pour le second, il y a lieu de penser, quoique cela n'ait pas été indiqué expressément, que le déchargement du navire était obligatoire : quoi qu'il en soit, « tous les objets susceptibles » se trouvant sur les navires infectés devaient être soumis à la désinfection (résolutions, 2e partie).

La conférence de Rome déclara « superflue » la désinfection des marchandises et des colis de poste, ajoutant que la vapeur sous pression serait le seul moyen à employer si l'on voulait désinfecter les chiffons en gros (conclusion 5) ; mais elle recommanda « exclusivement » la désinfection des linges, habits et literie qui auraient pu être à l'usage des cholériques (conclusion 12) et des sacs renfermant les vêtements d'individus ayant succombé à l'étranger (conclusion 28). Elle interdit d'accepter à bord d'un navire en partance les vêtements et objets de literie ayant servi à des cholériques (conclusion 26).

La convention de 1892 n'a pas prévu de dispositions concernant les marchandises.

La convention de Dresde au contraire a consacré un chapitre spécial (titre IV) aux « marchandises ou objets susceptibles envisagés au point de vue des défenses d'importation ou de transit et de la désinfection ». « Les seuls objets ou marchandises susceptibles qui *peuvent* être prohibés à l'entrée sont : 1° les linges de corps, hardes et vêtements portés (effets à usage), les literies ayant servi ; transportés comme bagages, ces objets sont soumis à un régime spécial ; 2° les chiffons et drilles. Ne doivent pas être interdits : *a.* les chiffons comprimés par la force hydraulique qui sont transportés comme marchandises en gros ; *b.* les déchets neufs provenant directement d'ateliers de filatures, de tissage, de confection, de blanchîment, les laines artificielles et les rognures de papier neuf. »

« Le transit des marchandises ou objets susceptibles, emballés de telle façon qu'ils ne puissent être manipulés en route, ne doit pas être interdit. » Les marchandises « ne peuvent être retenues en quarantaine aux frontières de terre. La prohibition pure et simple ou la désinfection sont les seules mesures qui puissent être prises ».

La désinfection est obligatoire pour le linge sale, les hardes, vêtements et objets qui font partie de bagages ou de mobiliers provenant d'une circonscription contaminée ou considérée comme telle.

Elle ne peut être appliquée qu'aux marchandises et objets considérés comme contaminés par l'autorité sanitaire locale ou à ceux dont l'importation peut être défendue. « Les lettres et correspondances, imprimés, livres, journaux, papiers d'affaires, etc. (non compris les colis postaux), ne sont soumis à aucune restriction ni désinfection. »

La conférence de 1894 n'eut pas à examiner la question des marchandises, qui fut reprise par la conférence de 1897. Celle-ci adopta le texte voté à Dresde avec les modifications suivantes : aux objets *susceptibles d'être prohibés* furent ajoutés les paquets laissés par les soldats et les matelots et renvoyés dans leur patrie après décès, les sacs usés, les tapis, les broderies ayant servi, les cuirs verts, les peaux non tannées, les peaux fraîches, les débris frais d'animaux, onglons, sabots, crins, poils, soies et laines brutes, ainsi que les cheveux. L'exception prévue en faveur des chiffons comprimés par la force hydraulique ne fut pas maintenue.

La conférence de Paris 1903 établit tout d'abord « qu'il n'existe pas de marchandises qui soient par elles-mêmes capables de transmettre la peste ou le choléra. Elles ne deviennent dangereuses qu'au cas où elles ont été souillées par des produits pesteux ou cholériques ». La conférence supprima en conséquence la qualification de « susceptibles » donnée jusqu'alors à toute une catégorie de marchandises, expression ambiguë et impliquant un principe étiologique faux.

Nous n'indiquerons pas ici les autres dispositions inscrites dans la section II du chapitre II de la convention, parce qu'elles seront reproduites dans la partie de cet article concernant les mesures sanitaires applicables aux marchandises (1).

V. *DÉFENSE SANITAIRE DE LA MER ROUGE ET PÈLERINAGE DE LA MECQUE*. — Jusqu'à l'ouverture du canal de Suez (1869), la question de la défense sanitaire de la mer Rouge est restée étroitement liée à celle du pèlerinage de La Mecque. Ce n'est qu'à partir du moment où les navires venant de l'océan Indien purent passer de la mer Rouge dans la Méditerranée qu'il y eut lieu d'envisager séparément les dispositions ayant pour objet la réglementation du pèlerinage et celles dont le but est de protéger l'Europe par la surveillance établie à Suez. L'application de ces dernières constituant l'attribution principale du Conseil sanitaire, maritime et quarantenaire d'Égypte, nous les exposerons, tant pour le passé que pour le présent, dans la partie de cette étude consacrée à l'administration sanitaire internationale.

La conférence de Constantinople, ayant posé en principe que les mesures prophylactiques sont d'autant plus efficaces qu'elles sont

(1) P. 142 et 143..

appliquées plus près du foyer originel de la maladie, se préoccupa de réglementer le pèlerinage de La Mecque dans l'Inde et dans la mer Rouge. Quant aux « mesures de quarantaine qui seraient prises au Hedjaz » même, elle   ne comptait aucunement » sur leur action.

Dans l'Inde, elle demandait que seuls les pèlerins justifiant des ressources nécessaires à leur voyage et à l'entretien de leur famille durant leur absence fussent autorisés à se rendre à La Mecque, conformément à la règle instituée par le « Gouvernement hollandais pour ses possessions indiennes », et elle recommandait l'application à tous les pavillons et dans tous les pays des prescriptions contenues dans le *Native Passenger Act,* règlement promulgué le 5 juin 1858 par le Conseil législatif de l'Inde et concernant les bateaux à voiles ou à vapeur qui transportent des voyageurs indigènes au départ des possessions anglaises (1). Elle proposait en outre que l'embarquement des pèlerins fût « supprimé, différé ou restreint » sur les points où le choléra se serait manifesté.

Dans la mer Rouge, la conférence préconisait la création : 1° au détroit de Bab-el-Mandeb d'un établissement sanitaire international où seraient arraisonnés les navires à pèlerins (2) ; 2° de cinq postes de médecins sanitaires à Kosseir, Souakim, Massaouah, Djeddah et Yambo ; 3° de deux lazarets, dont l'un, à El-Wesch, serait affecté exclusivement aux pèlerins, l'autre à Tor, à la quarantaine des arrivages ordinaires atteints de choléra ; 4° d'une direction siégeant à Suez, assistée d'une commission internationale, qui décidérait de toutes les questions concernant le service sanitaire de la mer Rouge.

Si le choléra se manifestait au Hedjaz à l'époque du pèlerinage, la conférence demandait la suspension, pendant la durée de l'épidémie, de toute communication maritime entre les ports arabiques et le littoral de l'Égypte. Les pèlerins devant retourner dans ce pays n'auraient été autorisés à le faire qu'après une quarantaine à El-Wesch au cours de laquelle auraient été désinfectés leurs hardes et bagages, et alors que quinze jours pleins se seraient écoulés après la disparition du choléra. Ceux qui, en quittant El-Wesch, auraient dû se rendre à Suez, auraient subi à Tor une visite médicale et une nouvelle observation de vingt-quatre heures. Des navires de guerre internationaux stationnés à Djeddah et à Yambo auraient fait la police de la mer et concouru à l'exécution des mesures. Dans le cas où une épidémie de choléra venue par la mer Rouge aurait éclaté en Égypte, « l'Europe et la Turquie étant indemnes », la conférence avait

____

(1) Cet important règlement ne visait pas spécialement les navires à pèlerins, mais « tous les bâtiments portant plus de trente passagers natifs d'Asie ou d'Afrique et faisant des voyages entre les possessions de la Compagnie de l'Inde orientale et les ports de la mer Rouge et du golfe Persique (art. 1).

(2) Il semble que dans la pensée des membres de la conférence cet établissement n'eût pas été destiné seulement aux navires à pèlerins, mais aussi aux navires ordinaires se rendant dans la mer Rouge.

exprimé l'avis que les communications maritimes entre ce pays et le bassin de la Méditerrannée fussent temporairement interrompues (conclusions, chapitre II).

Les conférences de Vienne et de Washington ne s'occupèrent ni de la défense sanitaire de la mer Rouge, ni du pèlerinage de La Mecque.

La conférence de Rome consacra à ce dernier des dispositions importantes, bien que sur quelques points difficilement exécutables, telle que celle qui a trait à l'exercice de la surveillance sanitaire par des médecins accompagnant les pèlerins jusqu'aux lieux saints (1). Après avoir renouvelé le vœu relatif à la justification par les voyageurs se rendant à La Mecque des ressources nécessaires, elle proposa que chaque navire à pèlerins (c'est-à-dire chaque navire ayant à bord plus de trente pèlerins) et « chaque caravane » fussent accompagnés par des médecins officiels; que dans les ports où existe le choléra le navire fût, avant l'embarquement, nettoyé et désinfecté, visité par le médecin et par l'autorité sanitaire du port, lesquels s'assureraient que les passagers disposent dans les entreponts d'un emplacement déterminé ; que tous les pèlerins fussent de la part du médecin du bord l'objet d'un examen individuel, etc.

Arrivé dans la mer Rouge, le navire à pèlerins devait faire escale à la station sanitaire où les passagers devaient subir une visite médicale à terre, suivie du nettoyage et de la désinfection de leurs effets. Après une seconde visite médicale favorable, le navire reprenait sa route vers le Hedjaz. Si le bâtiment était sans médecin, ou avait présenté durant cette première partie du voyage des cas confirmés ou suspects de choléra, il devait être isolé et désinfecté ; les passagers et l'équipage, mis en observation à terre pendant cinq jours, ne pouvaient, s'il se produisait de nouveaux cas, être rembarqués qu'après cinq autres jours écoulés sans accidents.

Au Hedjaz, nouvelle inspection médicale et renvoi à la station sanitaire si le choléra s'était derechef montré à bord. Les médecins ayant accompagné les pèlerins devaient les suivre aux lieux saints, où les mesures d'assainissement devaient être « largement appliquées », et ils devaient continuer à veiller sur l'hygiène du pèlerinage.

Au retour, inspection médicale rigoureuse au port d'embarquement du Hedjaz, suivie d'une seconde visite subie dans les ports d'Égypte pour les navires y ramenant des pèlerins, à Suez pour les navires devant traverser le canal. S'il s'était produit des accidents cholériques pendant le pèlerinage, les navires de ces deux catégories devaient

---

(1) Nous parlerons plus loin, à propos de la défense sanitaire du canal de Suez et du Conseil maritime et quarantenaire d'Égypte, des dispositions, moins notables d'ailleurs, que la conférence adopta vis-à-vis des navires ordinaires entrant dans la mer Rouge.

être repoussés sur la station sanitaire pour y subir une observation de cinq jours à compter de l'isolement des malades et une désinfection complète, suivies, comme précédémment, d'une nouvelle inspection dans les ports égyptiens ou à Suez (conclusions 52 à 65).

On a pu remarquer que les stations sanitaires dont il vient d'être question ne sont pas désignées. C'est que la Commission technique, dont les travaux ont constitué en fait l'œuvre de la conférence de Rome, ne s'est pas cru autorisée « à fixer les lieux où serait établies les stations sanitaires et où se feraient les inspections médicales »; mais elle a proposé l'île de Camaran pour les navires à pèlerins venant du Sud; Aioun-Ouna et la côte d'Attaka pour ceux revenant de La Mecque et se dirigeant sur l'Égypte ou la Méditerranée (conclusion 66).

En résumé, la conférence de Rome a institué au départ des mesures plus efficaces que ne l'avait fait celle de Constantinople; elle a posé le principe de l'arrêt à Camaran avant l'arrivée au Hedjaz, afin de mieux réaliser la préservation sanitaire des lieux saints; elle a pris des dispositions tendant à assurer la protection du canal de Suez.

La conférence tenue à Venise en 1892 envisagea les mesures relatives au pèlerinage au point de vue de la part que le Conseil sanitaire, maritime et quarantenaire d'Égypte devait prendre à leur fonctionnement. Ces mesures sont exposées dans la partie de la convention intitulée : « Règlement applicable aux provenances des ports arabiques de la mer Rouge à l'époque du retour des pèlerinages ». « Tout navire provenant d'un port du Hedjaz ou de tout autre port de la côte arabique de la mer Rouge, muni de patente brute de choléra, ayant à bord des pèlerins ou masses analogues à destination de Suez ou d'un port de la Méditerrannée, est tenu de se rendre à Tor pour y subir la quarantaine réglementaire. Il y sera procédé au débarquement des passagers, bagages et marchandises susceptibles et à leur désinfection, ainsi qu'à celle des effets à usage et du navire » (art. 1ᵉʳ). La durée de la quarantaine est de quinze jours pleins à dater du dernier cas constaté dans la section quarantenaire. Les navires ramenant des pèlerins ne traversent le canal qu'en quarantaine. Les pèlerins égyptiens, après avoir quitté Tor, doivent subir à Ras-Mallap, ou dans tout autre endroit désigné par le Conseil d'Alexandrie, une nouvelle observation de trois jours et une visite médicale. S'ils ont présenté un cas suspect entre Tor et Suez, ils sont repoussés sur Tor (art. 2 et 3). Les caravanes composées de pèlerins, tant égyptiens qu'étrangers, sont également obligées de subir une observation à Tor et à Ras-Mallap (art. 4).

La prophylaxie du pèlerinage ne rentrait pas dans le programme de la conférence de Dresde.

Celle qui se réunit à Paris en 1894 avait au contraire pour objet principal la détermination des mesures à prendre pour conjurer les dangers que le pèlerinage comporte. Elle détermina donc sucessivement :

1° Les prescriptions applicables dans les ports de départ aux navires à pèlerins venant de l'océan Indien et de l'Océanie, prescriptions dont les principes avaient été établis à Constantinople et à Rome : visite médical individuelle et désinfection faites à terre avant l'embarquement; interdiction d'embarquement de toute personne suspecte; en cas de choléra dans le port, observation préalable à terre, pendant cinq jours, des pèlerins réunis en groupe, etc.

2° Les mesures à prendre à bord des navires à pèlerins. Ces prescriptions constituent le *règlement du pèlerinage* comprenant quatre titres : dispositions générales, mesures à prendre avant le départ, précautions à prendre pendant la traversée, pénalités. Nous mentionnerons les principales de ces dispositions : « Les navires à vapeur sont seuls admis à faire le transport des pèlerins au long cours »; « n'est pas considéré comme navire à pèlerins celui qui, outre ses passagers ordinaires,... embarque des pèlerins de la dernière classe en proportion moindre d'un pèlerin par 100 tonneaux de jauge brute » (art. 4 et 2). Suivent les prescriptions relatives à l'inspection et au mesurage des navires, aux conditions générales de sécurité et d'hygiène, à l'eau, aux approvisionnements, à la patente de santé, à la présence d'un médecin, obligatoire au-dessus de cent passagers, à la nourriture des pèlerins pendant la traversée, etc. L'article 3 prévoit, d'autre part, que « tout navire à pèlerins, à l'entrée de la mer Rouge et à la sortie, doit se conformer aux prescriptions contenues dans le *règlement spécial applicable au pèlerinage du Hedjaz* publié par le Conseil supérieur de santé de Constantinople.

3° Les règles de la surveillance sanitaire des pèlerins dans la mer Rouge : *a.* le régime applicable aux navires à pèlerins dans la station sanitaire de Camaran; *b.* le régime applicable aux navires à pèlerins venant du Nord, tant à l'aller qu'au retour; *c.* les mesures sanitaires applicables au moment où les pèlerins quittent les ports du Hedjaz. En ce qui concerne l'arrêt à Camaran, les mesures à prendre sont, d'une manière générale, celles qu'avait prévues la conférence de Rome; toutefois les obligations sont moins rigoureuses, par suite surtout de la distinction établie entre les navires suspects et les navires infectés. Les navires à pèlerins venant du Nord se rendent directement au Hedjaz; cependant, si le pays de provenance est contaminé de choléra ils s'arrêtent à Tor, « où ils sont traités comme les navires venant du Sud le sont à Camaran ». Au retour, « si la présence du choléra n'est pas constatée au Hedjaz et ne l'a pas été au cours du pèlerinage, les navires sont soumis à Tor aux règles instituées à Camaran pour les navires indemnes »; dans le cas contraire, « les navires sont soumis à Tor aux règles instituées à Camaran pour les navires infectés ». « Les mesures à adopter pour le départ de Djeddah et Yambo des pèlerins allant vers le Sud sont les mêmes que celles édictées pour le départ des ports situés au delà du détroit de Bab-el-Mandeb, en ce qui concerne la visite médicale et la désinfection. »

Pour les pèlerins se dirigeant vers le Nord, la désinfection n'est prévue au départ qu'en cas de choléra au Hedjaz et sans préjudice des mesures applicables à Tor.

Afin de permettre l'exécution de ces prescriptions, la conférence avait tracé le programme des améliorations à apporter aux stations sanitaires de Camaran, Abou-Saad, Vasta-Ali, Abou-Ali, Tor, ainsi qu'à Djeddah et à Yambo.

La conférence de Venise de 1897 se borna à reprendre ces dispositions, en se plaçant au point de vue de la peste et en spécifiant que le règlement qu'elles comportent serait également applicable aux navires transportant au golfe Persique ou en ramenant des pèlerins mulsumans. Elle y introduisit toutefois d'autres modifications relatives notamment aux ressources que chaque pèlerin doit posséder et dont la justification ne reste obligatoire qu'autant que « les circonstances locales le permettent » ; à la suppression du chiffre minimum de cent pèlerins à partir duquel l'embarquement d'un médecin était exigible ; à la réduction de 2 mètres carrés à $1^{mq},50$ de la surface à donner dans l'entrepont à chaque pèlerin, etc.

En ce qui concerne la surveillance sanitaire des pèlerinages dans la mer Rouge, la conférence spécifia que le régime institué à l'aller dans la station de Camaran serait applicable aux navires à pèlerins *venant d'un port contaminé*. C'était là une atténuation marquée des mesures prévues par les conférences précédentes et dont la rigueur avait été successivement diminuée ; toutefois elle porta de cinq à douze jours la durée de l'observation imposée aux passagers des navires infectés de peste.

Aucune modification ne fut introduite dans le régime sanitaire à appliquer à l'aller aux navires à pèlerins venant du Nord. En ce qui concerne celui auquel ces bâtiments devaient être soumis au retour, la conférence reprit non seulement les dispositions de 1894, mais aussi celles de 1892, qui concernaient d'une part les pèlerins égyptiens, de l'autre les pèlerins devant traverser le canal pour rentrer dans la Méditerrannée. Toutefois ces dernières dispositions furent amendées. Enfin les mesures à appliquer aux navires à pèlerins quittant les ports du Hedjaz et allant vers le Sud furent rendues facultatives ; la conférence demanda seulement qu'il y eût dans ces ports des installations sanitaires assez complètes pour en permettre l'application.

Dans cet ordre d'idées, elle renouvela expressément les recommandations et vœux déjà formulés pour la réorganisation de Tor, d'Abou-Saad, Vasta et Abou-Ali, en spécifiant que « pendant les époques de de pèlerinage » les pèlerins seuls devaient être mis en observation dans la première de ces stations.

Les dispositions relatives aux pèlerinages forment le titre III de la convention de 1903. Ce sont, en dehors de quelques adjonctions et suppressions, les prescriptions de 1892, 1894 et 1897, qui ont été reproduites, mais réunies, classées et en quelque sorte refondues. Le titre III comprend trois chapitres consacrés, le premier aux prescriptions générales, le second aux navires à pèlerins et aux installations sanitaires, le troisième aux pénalités.

Les prescriptions générales contenues dans le chapitre I concernant les mesures sanitaires applicables avant l'embarquement, la justification des ressources nécessaires au voyage (le billet d'aller et retour est spécialement conseillé), la détermination des navires pouvant être utilisés pour le transport des pèlerins et la définition de ces navires, l'obligation imposée aux capitaines « de payer la totalité des taxes sanitaires exigibles des pèlerins, taxes qui doivent être comprises dans le prix du billet », etc. L'application de ces mesures relève pour la plus grande partie des autorités sanitaires du port d'embarquement.

Le chapitre II est divisé en cinq sections consacrées, la première au conditionnement général des navires, la seconde aux mesures à prendre avant le départ, la troisième aux mesures à prendre pendant la traversée, la quatrième aux mesures à prendre à l'arrivée des pèlerins dans la mer Rouge, la cinquième aux mesures à prendre au retour des pèlerins. Les dispositions contenues dans les trois premières sections sont presque exclusivement empruntées au « règlement du pèlerinage » des conventions de 1894 et 1897 ; celles de la section IV, à l'annexe II de la convention de 1894 et au chapitre I, titre III, de la convention de 1897, avec quelques modifications relatives à la durée de l'observation à Camaran, à la dératisation en cas de peste à bord et à la suppression des desiderata concernant les améliorations apportées à Tor (1). La section V enfin reproduit partiellement les textes de 1892 (2) et 1897 relatifs aux mesures applicables au retour. A signaler la nouvelle disposition suivante, incorporée dans l'article 143 et applicable, en cas de pèlerinage net, aux navires indemnes :

Un navire à pèlerins, appartenant à une des nations ayant adhéré aux stipulations de la présente convention et des conventions antérieures, s'il n'a pas eu de malades atteints de peste ou de choléra en cours de route de Djeddah à Yambo et à El-Tor, et si la visite médicale individuelle, faite à

____

(1) Sous la direction de M. le Dr Ruffer, président du Conseil sanitaire, maritime et quarantenaire d'Égypte, cette station a été organisée d'une façon remarquable et pourvue de tous les moyens d'action nécessaires.

(2) « Règlement applicable aux provenances des ports arabiques de la mer Rouge à l'époque du retour du pèlerinage. »

El-Tor après débarquement, permet de constater qu'il ne contient pas de tels malades, peut être autorisé par le Conseil sanitaire d'Égypte à traverser en quarantaine le canal de Suez, même la nuit, lorsque sont réunies les quatre conditions suivantes :

1° Le service médical est assuré à bord par un ou plusieurs médecins commissionnés par le gouvernement auquel appartient le navire ;

2° Le navire est pourvu d'étuves à désinfection, et il est constaté que le linge sale a été désinfecté en cours de route ;

3° Il est établi que le nombre des pèlerins n'est pas supérieur à celui autorisé par les règlements du pèlerinage ;

4° Le capitaine s'engage à se rendre directement dans un des ports du pays auquel appartient le navire.

La visite médicale après débarquement à El-Tor doit être faite dans le moindre délai possible.

La taxe sanitaire payée à l'Administration quarantenaire est la même que celle qu'auraient payé les pèlerins s'ils étaient restés trois jours en quarantaine.

Le chapitre III, consacré aux pénalités, reproduit les dispositions de l'ancien règlement du pèlerinage.

Nous avons vu que l'article 3 du règlement général élaboré par la conférence de 1894 avait prévu la publication annuelle, par les soins du Conseil supérieur de santé de Constantinople, d'un règlement spécial applicable au pèlerinage. Conformément à cette disposition reproduite dans l'article 90 de la convention de 1903, ce règlement paraît régulièrement chaque année quelques mois avant l'époque où les pèlerins doivent se mettre en route. Des comptes rendus officiels sont publiés par le Conseil supérieur de santé de Constantinople et le Conseil sanitaire, maritime et quarantenaire d'Égypte au sujet de l'application des mesures prises pour assurer la police sanitaire du pèlerinage, mesures dont l'exécution leur incombe respectivement.

La construction du chemin de fer qui mettra bientôt en communication la Syrie avec les lieux saints musulmans constitue, au point de vue de la propagation des épidémies, un danger nouveau contre lequel le Conseil supérieur de santé de Constantinople doit defendre l'Europe. Cette ligne ferrée commence à Damas, traverse la Syrie du nord au sud et, à partir de Maan, longe dans le désert du Hedjaz le chemin de tout temps suivi par les caravanes. Un embranchement allant de Déra à Caïfa relie cette voie à la Méditerranée ; un autre embranchement projeté entre Maan ou Mudévéreh et Akabah, au fond du golfe de ce nom, la reliera à la mer Rouge.

L'établissement du chemin de fer du Hedjaz est très rapidement poursuivi, grâce aux dons qui affluent de tous les points des pays musulmans intéressés à sa construction. Cette voie sera d'autant plus recherchée par les Hadji que le pèlerinage par terre est plus

conforme à l'idée religieuse qui le leur fait entreprendre et à la
tradition. Il leur permettra de visiter plus facilement Médine, que le rail
atteindra incessamment. Avant dix-huit mois, les trains arriveront à
La Mecque. Le voyage, depuis Damas, durera alors de trois à quatre
jours, la durée du trajet de Damas à Dar-el-Hedj étant de deux.

Le Conseil supérieur de santé de Constantinople s'est préoccupé de

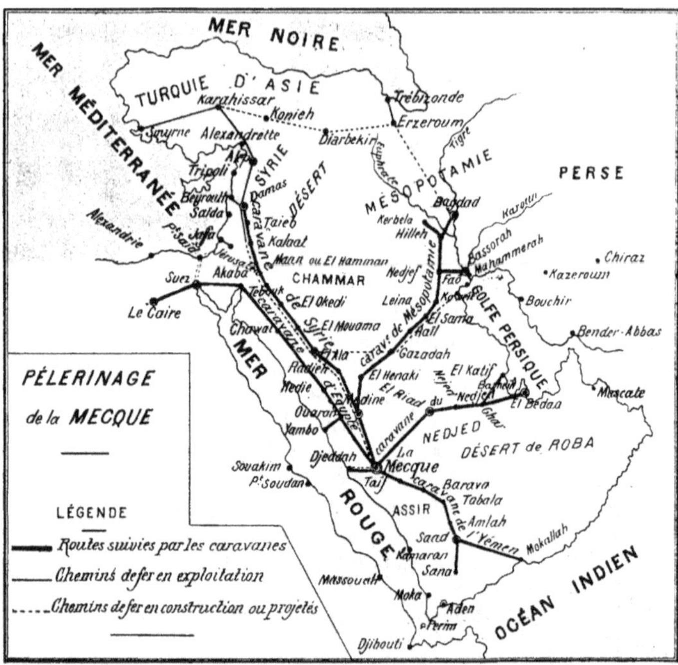

Fig. 1. — Chemin de fer du Hedjaz.

cette nouvelle situation. En 1907, il a attaché à la caravane sacrée
deux médecins sanitaires, MM. les Drs Essad et Riffaat, chargés
d'examiner les conditions dans lesquelles s'accomplit actuellement
le voyage et les mesures à instituer. S'inspirant de l'étude de ces
médecins, le Conseil supérieur de santé a décidé, dans sa séance du
30 décembre 1907, d'établir à Médaïni-Salih, point situé à peu près
à égale distance de Tebouk et de Médine (1) et où l'eau est abon-
dante, un grand lazaret dans lequel les pèlerins revenant de
La Mecque feraient une quarantaine. Ce lazaret sera construit sur le
modèle de celui de Camaran, avec des divisions placées chacune
sous la surveillance d'un médecin.

(1) On se rendra approximativement compte de l'emplacement de Médaïni-Salih
par l'examen de la carte ci-dessus, empruntée à l'article de M. le Dr Torel.

Cette année (1908), les installations réalisées au moyen de tentes et d'appareils de désinfection mobiles ont un caractère provisoire. La durée de la quarantaine, motivée par l'épidémie cholérique actuelle, est de dix jours. Chaque convoi de pèlerins partant ensuite par le chemin de fer est accompagné d'un médecin. Si un cas de choléra se produit en cours de route, le train doit revenir à Médaïni-Salih.

Avant d'arriver à ce lazaret, tous les pèlerins ont dû accomplir à Bir-Osman (tout près de Médine) une première quarantaine de cinq jours, à la suite de laquelle les uns se dirigent sur Yambo pour reprendre la mer et être transportés à Tor, les autres sur Médaïni-Salih. Le lazaret établi sur ce dernier point sera donc pour les pèlerins empruntant la voie ferrée l'équivalent de celui de Tor pour les pèlerins empruntant la voie maritime.

VI. *PROTECTION SANITAIRE DU GOLFE PERSIQUE.* —

C'est à la conférence tenue à Venise en 1892 que l'utilité de la défense sanitaire du golfe Persique fut signalée pour la première fois par le professeur Proust. Le délégué de France montra le danger de la pénétration du choléra par cette voie et exprima le vœu qu'une entente s'établît entre le Gouvernement ottoman et les puissances de l'Europe en vue d'instituer un contrôle des navires venant des régions contaminées. Ce vœu fut adopté à l'unanimité.

L'année suivante, à Dresde, le premier délégué de France, M. Barrère, rappela l'accueil fait à la proposition de Proust, en ajoutant que le Gouvernement français était disposé à prendre l'initiative d'une conférence nouvelle dans laquelle seraient étudiés, en même temps que la prophylaxie du pèlerinage de La Mecque, les moyens d'assurer la défense sanitaire du golfe Persique.

Cette conférence se réunit à Paris en 1894. Dans un rapport-programme, Proust exposa qu'il y avait lieu d'établir sur le littoral du golfe une surveillance sérieuse, de préciser les autorités chargées d'appliquer les mesures et de désigner les points où devraient être installés les postes sanitaires. En même temps qu'il indiquait lui-même les principaux de ces points, Proust appelait l'attention sur le facteur nouveau de propagation des germes épidémiques résultant de l'établissement des chemins de fer de la Syrie et de la Mésopotamie (ligne de Beyrouth à Damas et à Mzérib; ligne de Damas à Alep et à Biredjik).

La conférence décida que les points sur lesquels devraient être installés les lazarets ou postes sanitaires seraient les suivants :

1° Fao (1) ou à proximité de ce point : lazaret sur terre ferme ;

2° Sur l'une des deux îles Selahyé ou Yilanié, situées en face de Bassorah : poste sanitaire ;

3° A Bassorah : poste sanitaire ;

(1) Localité située à l'embouchure du Chat-el Arab, sur la rive droite du fleuve.

4° A Koveit : poste sanitaire ;

5° A Menama, dans l'île Bahrein : poste sanitaire :

6° A Bender-Abbas : poste sanitaire ;

7° A Bender-Bouchir : poste sanitaire :

8° A Mohammerah : lazaret spécial ou poste sanitaire :

9° A Mascate : poste sanitaire ;

10° A Gwadar, au sud du Béloutchistan : poste sanitaire.

En ce qui concernait les mesures applicables aux navires, la conférence se prononça pour les dispositions arrêtées à Dresde. Il fut décidé toutefois que les passagers des navires « suspects » et « indemnes », au lieu d'être, après leur débarquement, l'objet d'une simple surveillance, seraient retenus en observation pendant le temps nécessaire pour compléter cinq jours depuis le départ du port contaminé.

La conférence qui se réunit à Venise en 1897 reprit la question de la défense du golfe Persique, à laquelle l'apparition récente de la peste aux Indes ajoutait un nouvel intérêt.

Le texte de 1894 concernant les mesures applicables aux navires fut conservé avec de légères modifications.

Il n'en fut pas de même des dispositions relatives aux établissements sanitaires. Alors que la conférence précédente avait préconisé la création de postes sanitaires dans les principaux ports du golfe et d'un lazaret au Fao, celle de 1897 adopta le système suivant :

Deux établissements sanitaires seulement seraient organisés, l'un à l'entrée du golfe, au détroit d'Ormuz, l'autre aux environs de Bassorah. Les navires, avant de pénétrer dans le golfe, seraient arraisonnés à Ormuz, y subiraient les opérations prescrites par le règlement et y débarqueraient, le cas échéant, les malades.

Les navires devant remonter le Chat-el-Arab seraient autorisés, si la durée de l'observation n'était pas terminée, à continuer leur route, à la condition de passer le golfe Persique et le Chat-el-Arab en quarantaine. Un gardien chef, deux gardes sanitaires pris à Ormuz surveilleraient le bateau jusqu'à Bassorah, où une seconde visite médicale serait pratiquée et où se feraient les désinfections nécessaires. Le Conseil supérieur de santé de Constantinople fut, comme précédemment, chargé d'assurer l'application de ces dispositions.

La conférence qui se réunit à Paris en 1903 se trouva en présence du programme toujours inexécuté de 1897. Elle l'adopta avec de légères modifications de fond et de forme, et le Gouvernement anglais autorisa ses représentants à voter ces dispositions, tout en déclarant par l'organe de son premier délégué que « l'utilité de l'établissement d'Ormuz lui semblait des plus contestables et qu'il n'adhérait à ce projet que pour ne pas se séparer sur cette question des autres puissances et les accompagner aussi loin que possible sur une route commune ».

Deux systèmes ont donc été successivement préconisés pour la défense du golfe Persique, l'un à la conférence de Paris en 1894, l'autre à celle de Venise en 1897, et ce second système a été repris à Paris en 1903.

D'après le premier, les ports les plus importants du golfe, ainsi que Gwadar (Beloutchistan), Mascate (Oman), Mohammerah et Bassorah, seraient devenus le siège de postes sanitaires, et cette organisation aurait été complétée par la création au Fao ou à proximité de ce point d'un grand lazaret ayant sous sa direction les postes sanitaires du golfe.

D'après le second système, les navires seraient arraisonnés à leur entrée dans le golfe Persique et, leur état sanitaire ayant été reconnu satisfaisant, ils se rendraient soit directement à leur destination, si cinq jours s'étaient écoulés depuis leur départ du dernier port contaminé, soit à Bassorah, si tel était leur but, accompagnés de deux gardes sanitaires au cas où la durée de l'observation ne serait pas terminée.

Ce second système paraît passible de graves objections :

Tout d'abord la disposition obligeant les navires qui arrivent dans le golfe à se rendre tous à l'établissement sanitaire d'Ormuz constituerait pour la navigation une obligation très lourde : l'île d'Ormuz se trouve sur le passage des bâtiments se rendant à Bender-Abbas ; mais ceux qui vont à Jask ou se dirigent sur Lingah et Bouchir seraient obligés de se détourner de leur route, d'où perte de temps particulièrement préjudiciable aux courriers postaux.

Si l'on suppose qu'au lieu d'être installé à Ormuz l'établissement sanitaire serait établi à Henjam, ainsi que l'a proposé le Gouvernement persan, l'inconvénient ne serait pas moindre, en ce sens que ce seraient encore les bâtiments se rendant à Jask ou ceux qui vont à Bender-Abbas qui auraient à abandonner la ligne directe.

A cette perte de temps s'ajouterait celle résultant de l'accomplissement des mesures sanitaires, de sorte que l'arrêt, soit à Ormuz, soit à Henjam, représenterait en tout cas pour chaque bâtiment une prolongation de la durée actuelle du parcours variant de trois à vingt heures. Il en résulterait pour tous les navires à vapeur un sérieux impedimentum et une notable dépense. Quant aux voiliers, qui représentent la grande majorité des bateaux naviguant dans le golfe Persique et dont la marche est subordonnée à des conditions atmosphériques variables, ils se trouveraient le plus souvent dans l'impossibilité de changer leur direction, à moins de subir une perte de temps qui ne serait plus de quelques heures, mais de plusieurs jours.

Il semble que, dans la conception du système élaboré en 1897 et repris en 1903, on ait obéi à cette idée que la contagion pouvait venir uniquement des Indes ou tout au moins de l'extérieur du golfe. Pour conjurer ce danger et protéger non seulement les côtes de Perse et d'Arabie, mais aussi l'Irak-Arabi et la Mésopotamie, terme final du problème, il a donc paru suffisant d'établir une barrière à l'entrée du golfe et de ne l'ouvrir qu'à bon escient. C'est là une idée intéressante à certains égards, mais *très théorique, de même que les mesures qui en découlent.*

Si les Indes constituent pour le choléra et la peste un redoutable foyer, ces maladies peuvent avoir d'autres origines et emprunter pour gagner la Perse ou la Mésopotamie d'autres voies que la grande route maritime que l'on s'est seule préoccupé de surveiller. N'avons-nous pas vu la terrible épidémie de choléra partie de La Mecque en 1902, gagner l'Égypte, où elle a fait en quelques mois 40 000 victimes, pénétrer ensuite en Palestine par Jaffa, s'étendre en Syrie, puis revenant en arrière, passer en Mésopotamie et de là en Perse, où elle a causé de grands ravages, et enfin en Russie et en Allemagne. S'il était descendu jusqu'au Golfe Persique (et il n'est pas prouvé que les petites épidémies dont il sera question plus loin n'aient pas leur origine première dans celle dont nous venons d'indiquer la marche générale), le choléra eût trouvé des ports sans défense sanitaire, parce que l'on aurait uniquement compté pour les protéger sur le lazaret d'Ormuz, qui se serait, dans cette éventualité montré inutile.

En tout cas, des circonstances se sont produites où la peste et le choléra ont apparu dans ces ports et dans les localités environnantes sans y avoir été apportés (au moins directement) par les bateaux venant de l'Inde ou d'autres pays étrangers. Quatre épidémies observées en 1904 et dont nous devons la relation à M. le Dr Bussière, médecin-major des troupes coloniales attaché au vice-consulat de France à Bouchir, fournissent à cet égard des exemples probants. Dans ces quatre cas, la peste et le choléra se sont propagés sur différents points du golfe Persique, alors que ces maladies avaient leur origine immédiate dans le golfe lui-même.

En quoi, si elle eût fonctionné, l'organisation prévue par la convention de 1903 les eût-elle empêchées? En quoi l'existence à Ormuz d'une station et d'un matériel sanitaires eût-elle été un obstacle à la transmission de la peste et du choléra de Bahrein à Lingah, à Bouchir, à Gaïs et à Debay?

Il est regrettable que, par une assimilation trop théorique entre la mer Rouge et le golfe Persique, on ait voulu rendre applicables à celui-ci certaines mesures qui ne pouvaient être utilement prises que dans celle-là et qui étaient motivées par des conditions très différentes. De là cette conception *a priori* séduisante d'arrêter à la fois à l'entrée du golfe navires et maladies, et cette disposition en vertu de laquelle les bâtiments seraient accompagnés par des gardes depuis Ormuz jusqu'à Bassorah, tout comme s'il s'agissait d'aller de Suez à Port-Saïd. Le système adopté est donc à la fois *inefficace* et *irréalisable.*

Comment dès lors comprendre la défense sanitaire du golfe? Comme on la comprend en Europe et en France en particulier, c'est-à-dire en proportionnant les ressources sanitaires des ports à leur importance commerciale, en n'en permettant l'accès aux navires que dans la mesure où leur admission serait exempte d'inconvénients, en dirigeant sur un lazaret les bâtiments jugés dangereux, mais ceux-là seulement et non, comme le prévoit la convention de 1903, tous les bâtiments entrant dans le golfe.

C'est dans ces conditions qu'il serait à souhaiter que fût reprise cette importante question, dont la solution est d'autant plus délicate qu'aux difficultés d'ordre sanitaire s'ajoutent celles non moins grandes d'ordre politique.

VII. ***MESURES SANITAIRES AUX FRONTIÈRES DE TERRE***. — « Les hautes parties contractantes, dispose l'article 1er de la convention de 1851, se réservent le droit de se prémunir sur les frontières de terre contre un pays malade ou compromis et de mettre ce pays en quarantaine. » « Les mesures de précaution qui pourront être prises sont : l'isolement, la formation de cordons sanitaires ; l'établissement de lazarets permanents ou temporaires pour l'accomplissement des quarantaines (règlement général, art. 1).

La conférence de Constantinople exprima l'avis que « l'isolement, partout où il peut être appliqué aux premiers cas qui marquent le début d'une épidémie, est une mesure de prudence qu'aucun pays ne devrait négliger pour son salut ; que l'isolement d'une localité atteinte de choléra est d'autant plus praticable et utile que la population du pays est plus clairsemée et que la séquestration a lieu plus près du début de l'épidémie : que les cordons sanitaires employés au milieu de populations nombreuses et serrées sont d'un effet incertain et sont souvent dangereux ; que, par contre, employés dans des localités limitées ou des contrées dont la population est clairsemée, les cordons sont appelés à rendre de grands services » (procès-verbaux 38 et 39). Quant aux quarantaines, la conférence les fixa à huit jours pleins pour toutes les provenances de terre à l'exception des pèlerinages et des déplacements de troupes, dont le régime devait être plus sévère. Pour les provenances de terre partant d'un foyer d'un à trois jours de marche, la quarantaine devait être de dix jours pleins (procès-verbal 43).

La conférence de Vienne, au contraire, se montra nettement hostile aux quarantaines de terre : « Considérant, dit-elle, qu'elles sont inexécutables et inutiles, vu les nombreux moyens de communication qui augmentent de jour en jour ; considérant, en outre, qu'elles portent des atteintes graves aux intérêts commerciaux, il y a lieu de les rejeter » (résolutions, 2e partie).

La conférence de Rome se prononça contre les cordons sanitaires:
« Les quarantaines de terre et les cordons sanitaires sont inutiles. »

« Pour prévenir le développement du choléra et sa propagation par les communications terrestres », la conférence recommande d'assainir partout et en tout temps, d'isoler les premiers cas et de désinfecter ». Elle demande aussi que les « autorités d'hygiène des différents pays se mettent en communication directe pour se renseigner ou pour s'entendre sur les mesures d'urgence à prendre ».

Ces mesures lui paraissent être la surveillance médicale exercée aux points principaux des chemins, des routes et des voies ferrées sur lesquels peuvent voyager des malades, afin d'employer en temps utile l'isolement et la désinfection ; l'application des règles de l'hygiène dans les trains et aux stations de chemins de fer ; l'installation dans « chaque station » d'une chambre pour l'isolement des malades. « Les trains directs parcourant plusieurs pays doivent être changés au passage d'un pays contaminé dans un pays indemne. Ils doivent être accompagnés d'un médecin. » « La désinfection des personnes ne doit se faire qu'au moyen de lavages désinfectants et seulement dans les cas où elles seraient souillées de déjections cholériques » (conclusions 6 à 11).

La conférence de Dresde devait rendre ces dispositions plus libérales encore. Après avoir confirmé l'abolition des quarantaines terrestres, elle spécifie que « seuls les malades cholériques et les personnes atteintes d'accidents cholériformes peuvent être retenus ». Vis-à-vis des autres voyageurs, l'intervention médicale se bornera à une visite et aux soins à donner aux malades. Encore cette visite sera-t-elle combinée, autant qu'il se pourra, avec la visite douanière, de façon que les voyageurs soient retenus le moins longtemps possible ». Enfin cette disposition très importante : « Dès que les voyageurs venant d'un endroit contaminé seront arrivés à destination, il serait de la plus haute utilité de les soumettre à une surveillance de cinq jours à compter de la date du départ. Cependant les bohémiens, les vagabonds, les émigrants et les personnes voyageant ou passant la frontière par troupes peuvent toujours être l'objet de mesures spéciales. »

En ce qui concerne les trains internationaux, la conférence ne maintient pas les exigences de sa devancière : « Les voitures affectées au transport des voyageurs, de la poste et des bagages ne peuvent être retenues aux frontières. S'il arrive qu'une de ces voitures soit souillée, elle sera détachée du train pour être désinfectée, soit à la frontière, soit à la station d'arrêt la plus rapprochée. Il en sera de même pour les wagons à marchandises. »

Le texte fut maintenu par la conférence de 1897, qui spécifia toutefois que la suppression des quarantaines terrestres et l'interdiction de retenir à la frontière des personnes autres que celles qui seraient atteintes de la maladie contagieuse redoutée « n'excluaient pas le droit pour chaque État de fermer au besoin *une partie* de ses frontières » (1) (chap. II, titre V).

La convention de 1903 confirma ces dispositions en en modifiant l'ordre et en y introduisant seulement deux indications relatives à l'examen médical, qui ne saurait être « approfondi » qu'à l'égard « des personnes visiblement indisposées », et à la possibilité de porter à dix jours la durée de la surveillance sanitaire des voyageurs parvenus à destination.

VIII. *OFFICE INTERNATIONAL D'HYGIÈNE PUBLIQUE*.

— La création d'un organisme international destiné à prévenir la propagation des épidémies fut envisagée pour la première fois à Vienne en 1874. La question était inscrite au programme de la conférence, qui l'examina et en fit (nous l'avons dit) l'objet d'un projet spécial de convention. Aux termes de ce projet, devait être instituée à Vienne une « commission sanitaire internationale permanente », ayant pour but l'étude des maladies épidémiques, principalement le choléra, et dont les attributions auraient été purement scientifiques. Composée de médecins délégués par les États participants, cette commission aurait reçu de ces États tous les renseignements de nature à l'intéresser. Dans les pays où il n'y avait pas de service sanitaire organisé, les études devaient être faites, avec l'assentiment du gouvernement local, par des médecins chargés de missions temporaires ou en résidence fixe, recevant leurs instructions de la commission et lui rendant compte de leurs travaux. Une des attributions de la commission était de proposer la convocation des conférences sanitaires internationales et d'en élaborer le programme.

L'idée dont s'était inspirée la conférence de Vienne fut reprise en 1881, mais sous une forme différente. Au lieu d'une commission permanente d'*études*, l'assemblée de Washington préconisa la création d'agences internationales permanentes chargées de recueillir tous les *renseignements* relatifs à la naissance, au développement et à la décroissance du choléra, de la peste, de la fièvre jaune, etc., et de les porter à la connaissance des parties intéressées. Ces agences d'avertissements sanitaires devaient être instituées à Vienne et à La Havane: la création d'une troisième était prévue en Asie. A chacune était attribuée une sphère d'action géographiquement déterminée (2). Les gouvernements participants à ce système d'avertissements devaient envoyer leurs rapports sanitaires à l'agence à laquelle ils étaient rattachés, et celle-ci devait leur adresser de son côté ses

(1) Ces dispositions figurent dans le chapitre II, intitulé « Mesures à prendre en Europe ». Dans le titre III du chapitre I, consacré aux « Mesures à prendre hors d'Europe », il est dit au contraire que « chaque gouvernement est libre de fermer ses frontières aux passagers et aux marchandises ».

(2) Nous avons déjà été amené à parler de cette organisation à propos de la notification des épidémies. Voy. p. 18.

informations. Un échange de renseignements était également prévu entre les agences elles-mêmes. Nous avons vu que ce projet n'avait pas été suivi d'exécution.

La conférence de Rome ne se prononça pas en faveur de la création d'offices internationaux, mais de l'organisation « dans chaque pays d'un bureau central d'informations et d'avertissements sanitaires échangeant avec les bureaux similaires des correspondances et des communications régulières ». Elle prévoyait également la publication pour chaque ville importante d'un « bulletin de statistique internationale », ayant une base et une formule uniformes. Bien que cette organisation s'éloigne considérablement de celle que nous avons en vue, il convenait de ne pas la passer sous silence en raison de l'entente qu'elle supposait entre les États contractants.

Les conférences de Venise (1892), de Dresde, de Paris (1894), et de Venise (1897) n'envisagèrent pas l'utilité d'un office sanitaire international, mais la conférence de 1903, saisie de la question sur l'initiative de la délégation française, se prononça pour la création, sous le titre précité, d'un bureau siégeant à Paris et décida que « le Gouvernement français saisirait, quand il le jugerait opportun, de propositions à cet effet par la voie diplomatique les États représentés à la conférence ».

Cette disposition de l'article 181 est complétée par les résolutions ci-après de la commission des voies et moyens :

I. Il est créé un office international de santé d'après les principes qui ont présidé à la formation et au fonctionnement du bureau international des poids et mesures. Ce bureau aura son siège à Paris.

II. L'office international aura pour mission de recueillir les renseignements sur la marche des maladies infectieuses. Il recevra à cet effet les informations qui lui seront communiquées par les autorités supérieures d'hygiène des États participants.

III. L'office exposera périodiquement les résultats de ses travaux dans des rapports officiels qui seront communiqués aux gouvernements contractants. Ces rapports devront être rendus publics.

IV. L'office sera alimenté par les contributions des gouvernements contractants.

V. Le gouvernement sur le territoire duquel sera établi l'office international de santé sera chargé, dans un délai de trois mois après la signature des actes de la conférence, de soumettre à l'approbation des États contractants un règlement pour l'installation et le fonctionnement de cette institution.

On connaîtra mieux encore le but et la portée de la proposition de la délégation française par les lignes suivantes, empruntées à la communication faite le 30 octobre par M. Barrère devant la commission des voies et moyens :

Je tiens tout d'abord à marquer nettement que, dans notre pensée, il ne saurait s'agir de créer un organe ayant un pouvoir exécutif quelconque ou une faculté d'immixtion dans les affaires sanitaires intérieures des différents pays. Il ne pourrait non plus être question de lui attribuer un droit de contrôle. L'office international projeté, on ne saurait trop le dire, doit exercer une influence exclusivement morale. Son prestige et son autorité doivent naitre précisément de ce caractère, et son existence n'est possible qu'à ce prix. Aucune de ses attributions ne peut et ne doit porter atteinte au droit de souveraineté dont chaque État est si justement jaloux.

Dans cet ordre d'idées, nous estimons que l'office international de santé aura pour mission de recueillir les renseignements épidémiques et de recevoir des gouvernements des États participants, par l'intermédiaire de leurs autorités supérieures d'hygiène, toutes les informations relatives aux questions de sa compétence. Cet office aura encore à indiquer les lacunes des règlements édictés par les conventions et dont l'expérience démontrerait les défauts, et à apporter ainsi de l'harmonie et de l'ensemble dans leur application. L'office consignera périodiquement les résultats de son activité dans des rapports officiels qui seront publiés et communiqués par lui aux divers gouvernements.

Telle est notre conception générale des attributions de l'office proposé.

D'aucuns estimeront peut-être qu'elles sont modestes. Je pense au contraire que, même dans ces proportions, l'institution est destinée à rendre à la santé publique les plus considérables services.

Le 3 décembre 1907, a eu lieu à Rome, sous la présidence de M. Barrère, une réunion internationale ayant pour objet de déterminer les conditions d'organisation de l'*Office international d'hygiène publique* (dénomination adoptée). Étaient représentés : la Belgique, le Brésil, l'Égypte, l'Espagne, les États-Unis, la France, la Grande-Bretagne, l'Italie, les Pays-Bas, le Portugal, la Roumanie, la Russie et la Suisse. Le Luxembourg, bien que non représenté, adhérait.

Ce sont ces États (la Roumanie exceptée) qui assureront le fonctionnement du nouvel organisme international ; mais les puissances qui sont demeurées étrangères à ce premier groupement pourront y participer ultérieurement si elles le désirent. Le nouvel office sera constitué dans le courant de 1908. Il aura son siège dans un local gracieusement concédé par la Ville de Paris.

IX. *PROPHYLAXIE DE LA FIÈVRE JAUNE*. — Les dispositions que nous avons exposées dans les chapitres précédents concernant principalement le choléra et la peste, il n'est pas sans intérêt de résumer brièvement celles qui, dans l'œuvre des conférences sanitaires, ont pour objet exclusif la prophylaxie de la fièvre jaune.

La première des conférences envisageait la fièvre jaune au même titre que les deux autres maladies, ainsi que le prouvent les articles 1 et 4 de la convention, 4, 49, 57, 63, 70 et 136 du règlement sanitaire international, y annexé. L'article 136 est particulièrement à citer :

« Dans les pays sujets à la fièvre jaune qui appartiennent aux puissances signataires de la convention et où ne serait pas établi déjà un service médical régulier, il sera institué, par les soins des gouvernements respectifs, des médecins sanitaires pour y étudier cette maladie, son mode de production et de propagation, rechercher les moyens de la prévenir et de la combattre, en signaler l'apparition aux autorités et constater sa cessation ; pour y remplir enfin officiellement à l'égard de la fièvre jaune la mission qu'accomplissent à l'égard de la peste les médecins sanitaires de l'Orient. »

Il ne fut pas question de la fièvre jaune en 1866 à Constantinople.

A Vienne, au contraire, trois communications furent faites par les délégués d'Espagne, de France et de Portugal au sujet de cette affection dont la prophylaxie constituait la quatrième partie du programme de la conférence.

« Le délégué de Portugal, écrivait M. Fauvel dans un rapport du 23 août 1874, exposa un certain nombre de faits relatifs à l'importation de la maladie dans son pays, desquels il tirait la conclusion qu'en pareil cas le navire était le plus actif et le plus dangereux véhicule de la fièvre jaune ; que l'intensité de la propagation épidémique est en raison inverse de l'élévation de la température ; d'où la conséquence que la désinfection des navires est la mesure essentielle à pratiquer et que, pendant l'hiver, la quarantaine appliquée aux personnes est inutile. » La conférence, peu disposée à aborder une question qui, aux yeux de la plupart des délégués, ne présentait pas d'intérêt immédiat, décida que l'étude en serait renvoyée à la commission internationale permanente des épidémies, dont elle proposait la création.

La prophylaxie de la fièvre jaune était (nous le rappelons) l'objet essentiel de la conférence de Washington ; mais l'assemblée, composée en grande majorité des diplomates, porta surtout son attention sur les mesures relatives aux informations sanitaires, laissant à une « commission scientifique et temporaire, nommée par les nations les plus directement intéressées à se prémunir contre la fièvre jaune et par celles qui voudraient adhérer à l'exécution de ce projet », le soin « d'étudier les questions se rattachant à l'origine, au développement et à la propagation de ladite maladie ».

Les dispositions propres à la combattre formaient la sixième partie du programme arrêté au début de la conférence tenue à Rome en 1885. Ces dispositions sont ainsi présentées sous le n° 84 des conclusions adoptées par la commission technique : « Les mesures recommandées contre le choléra sont en général applicables à la fièvre jaune et aux autres affections qui règnent épidémiquement sous l'influence des mauvaises conditions sanitaires et qui sont transmises par l'intermédiaire de l'homme. Les moyens les plus efficaces pour empêcher la propagation des maladies de cette classe sont : l'assainissement des villes et des vaisseaux partant des ports infectés, l'isolement des malades et la désinfection des effets et des locaux infectés ou suspects. »

Dans les conférences de Venise (1892), de Dresde et de Paris (1894), qui avaient pour objet exclusif la prophylaxie du choléra ; dans celle de Venise (1897), réunie pour étudier la prophylaxie de la peste, il ne fut fait aucune mention de la fièvre jaune.

La question fut reprise à Paris en 1903. Elle se présentait d'ailleurs sous un aspect nouveau : les recherches poursuivies à La Havane par les savants américains et confirmées par les médecins brésiliens et la mission française de Rio, avaient montré que le *Stegomya fasciata* est l'agent habituel de propagation de la fièvre jaune et que les vêtements, linges et objets de literie souillés par les vomissements ou les déjections des malades ne transmettent pas l'affection à l'homme. Des exposés intéressants furent présentés par M. le colonel Gorgas, délégué des États-Unis, M. de Piza, délégué du Brésil, et le Dʳ Émile Roux, délégué de France. M. de Piza et le représentant de la République-Argentine, le Dʳ Davel, insistèrent vivement, d'autre part, pour que la conférence adoptât des dispositions spéciales à l'égard de cette maladie. Mais la délégation des États-Unis exprima un avis contraire, appuyé sur des considérations qu'il n'est pas inutile de rappeler :

« Nous avons, à la séance plénière du 13 novembre, dit le Dʳ Geddings, accepté le principe posé ici par le Dʳ Roux que les précautions contre la fièvre jaune se confondent avec les précautions à prendre contre les moustiques ; nous avons accepté le principe du Dʳ Reed qu'un bâtiment ou un navire infesté de fièvre jaune n'est qu'un bâtiment ou un navire qui récèle des moustiques infectés. Mais, malgré les travaux de notre commission à Véra-Cruz, malgré les travaux de la commission de l'Institut Pasteur à Rio-Janeiro, nous ne connaissons pas encore la cause initiale de la fièvre jaune. C'est pourquoi, au nom de la délégation des États-Unis, je prie la conférence de s'en tenir aux déclarations les plus générales à l'égard de la fièvre jaune. Il est en effet inadmissible d'envisager de la même manière une maladie bactérienne dont on connaît les secrets les plus intimes comme la peste, et une maladie dont nous avons seulement commencé à expliquer les mystères. Nous conservons l'espoir d'acquérir dans l'avenir une connaissance scientifique exacte de la fièvre jaune, comme de la peste et du choléra. Alors nous serons en mesure de formuler les données d'un règlement international destiné à prévenir la contagion de cette maladie. »

La conférence approuva cette déclaration, en adoptant le texte suivant, qui forme l'article 182 et ne diffère que par une réserve plus grande encore de celui qu'avait proposé le Dʳ Geddings :

« Il est recommandé aux pays intéressés de modifier leurs règlements sanitaires de manière à les mettre en rapport avec les données actuelles de la science sur le mode de transmission de la fièvre jaune, et surtout sur le rôle des moustiques comme véhicules des germes de la maladie. »

Les conventions américaines de Rio (1904) et de Washington (1905) ont consacré à la fièvre jaune des dispositions spéciales. Dans la première, ces dispositions font l'objet du chapitre V (art. 33 à 40). Elles ont trait aux précautions à prendre pour éviter la pénétration des moustiques à bord des navires et assurer la destruction de ceux qui s'y trouveraient; à l'isolement des malades dans des conditions appropriées ; aux mesures applicables, à l'arrivée, aux navires soit indemnes, soit infectés, mesures qui ne comportent dans l'un et l'autre cas, pour les personnes valides, que la surveillance sanitaire, et en aucune circonstance la désinfection du chargement. La convention de Washington, calquée, on l'a vu, sur le titre I de celle de Paris, contient en outre des dispositions conformes aux données précédentes, dispositions qui ont été introduites partout où le texte le comportait. Cinq articles entièrement nouveaux ont été ajoutés ; ils affectent la même forme que les articles de la convention de Paris, applicables aux navires indemnes, suspects ou infectés de peste ou de choléra.

III. — ADMINISTRATION SANITAIRE INTERNATIONALE.

Nous étudierons sous ce titre les Conseils sanitaires internationaux de Constantinople et d'Alexandrie et les établissements sanitaires qui en dépendent. Nous ferons ensuite mention du Conseil sanitaire de Tanger et de celui de Téhéran, bien que ce dernier ne soit international que par sa composition.

I. *CONSEIL SUPÉRIEUR DE SANTÉ DE CONSTANTINOPLE*. — L'organisation du Conseil supérieur de santé de Constantinople date de 1839 (1). Le sultan Mahmoud II s'étant rendu compte des ravages de la peste et du choléra dans son empire, la Sublime Porte fit savoir aux missions diplomatiques à Constantinople, le 18 avril 1838, que le Gouvernement ottoman avait décidé de prescrire l'établissement de mesures de quarantaine pour la défense sanitaire de la Turquie.

« Mais cette décision émanant de la seule initiative de la Turquie était sans portée pratique, comme le firent observer les représentants des puissances à Constantinople. Pour être applicables en fait aux navires étrangers arrivant dans les ports ottomans, il était indispensable que les mesures quarantenaires reçussent la sanction des gou-

---

(1) Ces renseignements sont empruntés à une communication faite à la conférence sanitaire internationale de Paris 1903 par M. de Cazotte, sous-directeur des affaires consulaires au ministère de Affaires Étrangères.

vernements dont ces navires portaient le pavillon ou, en lieu et place, la sanction des représentants de ces gouvernements à Constantinople.

« En effet, eu égard aux stipulations résultant des capitulations, une autorité ottomane, administrative, judiciaire ou de police, fût-elle une autorité sanitaire, ne peut monter à bord d'un navire étranger sans être assistée par un représentant de l'autorité consulaire du pays dont le navire porte les couleurs. D'un autre côté, aux termes mêmes de ces capitulations et des stipulations des traités de commerce signés par la Turquie, les seules taxes qui, en l'absence d'accords spéciaux avec les puissances, peuvent être exigées des navires, à leur entrée dans un port ottoman ou à leur sortie, consistent dans les droits de douane. L'administration ottomane se trouvait ainsi, en 1838, dans l'impossibilité de percevoir une taxe sanitaire quelconque pour subvenir aux dépenses des services qu'elle voulait constituer de sa propre autorité et qu'elle dénommait déjà sur le papier *conseil de santé*.

« En 1839, la Sublime Porte finit par se rendre compte que l'intérêt même de la protection sanitaire de la Turquie réclamait qu'elle se mit d'accord avec les puissances maritimes par un arrangement qui, sauvegardant les principes inscrits dans les capitulations, permit à l'autorité sanitaire dans les ports ottomans d'étendre son action et ses investigations sur la navigation étrangère visitant le littoral de la Turquie d'Europe et d'Asie, et de percevoir des taxes sanitaires. Un arrangement fut en conséquence conclu par elle sous la forme du *premier règlement organique du Conseil de santé pour les provenances de la mer*, règlement qui porte la date du 10 juin 1839 (1)...

« Il y a lieu de conclure des termes du préambule de ce règlement que toute décision ne peut être en Turquie rendue applicable à la navigation étrangère que du consentement absolu des délégations représentant les puissances dans l'institution qui se trouva constituée le 10 juin 1839 sous la dénomination de *Conseil supérieur de santé de Constantinople*. »

Nous avons tenu à reproduire cet exposé dû à la plume autorisée de M. de Cazotte parce qu'il établit que le Conseil supérieur de santé est véritablement international et qu'il ne pouvait être constitué sur d'autres bases, tant au point de vue de l'exercice de sa fonction sanitaire qu'à celui de la perception des droits nécessaires à l'organisation et à l'entretien du service.

Le conseil se composait, au moment de sa création, de douze membres, dont sept, chrétiens et musulmans, médecins pour la plupart et nommés par le Gouvernement ottoman, formaient le conseil de santé proprement dit, et dont les cinq autres formaient la délégation étran-

---

(1) Voy. ce règlement dans le *Recueil des procès-verbaux de la Conférence sanitaire internationale de 1903*, p. 119.

gère. Ses attributions consistaient dans l'application des mesures
déterminées par le règlement précité du 10 juin 1839, la surveillance
de l'état sanitaire de l'Empire ottoman, la nomination aux emplois
du service sanitaire, l'administration des affaires sanitaires et
lazarets, etc.

En 1848, le nombre des membres du Conseil supérieur de santé
s'élevait à dix-sept, dont neuf représentant l'Angleterre, l'Autriche,
la Belgique, la France, la Grèce, la Prusse, la Russie, la Sardaigne
et la Toscane.

La conférence de 1851 consacra au Conseil supérieur de santé des
dispositions tendant à confirmer son caractère international et à préciser ses attributions. Ces dispositions, sur lesquelles nous ne nous
étendrons pas, puisque la convention de Paris ne fut ratifiée
que par trois puissances, sont contenues dans les articles 113
à 122.

Le Conseil supérieur de santé fut étroitement associé aux travaux
de la conférence internationale réunie en 1866 à Constantinople. Sept
de ses membres, dont six médecins, y représentaient des États participants. Aussi les résolutions adoptées par la conférence devinrent-
elles la base de la réglementation sanitaire instituée par le Conseil
en 1867, et qui, nominalement tout au moins, est encore en vigueur
aujourd'hui.

En 1871, se place un fait important : l'adoption par les puissances
intéressées, au nombre de treize (parmi lesquelles les États-Unis et la
Perse), du tarif sanitaire élaboré par une commission internationale,
dite *Commission mixte de revision des tarifs sanitaires*. Cette
commission, dans laquelle le Gouvernement ottoman n'était représenté
que par deux membres (et où il n'a actuellement encore qu'une
seule voix), fut instituée en 1868. Ses travaux se prolongèrent jusqu'en
1871. « C'est, à proprement parler, écrivait le professeur Proust (1),
une véritable convention sanitaire internationale concernant le service
quarantenaire de la Turquie, en vertu de laquelle était concédé à
la Sublime Porte le droit de percevoir des taxes sanitaires à peu
près égales à celles perçues depuis longtemps sur la navigation par les gouvernements européens. » A vrai dire, ce droit existait
depuis le 10 août 1839 conformément à l'article 17 du règlement
organique déjà cité du 10 juin de la même année; mais l'acte de 1871
lui a donné une force et une portée nouvelles.

Il y a lieu de considérer, d'autre part, que la Commission mixte de
revision des tarifs ne dépend pas du Conseil supérieur de santé et
que les attributions de contrôle qu'elle remplit en font une assemblée
distincte (2) et dont l'autorité est plus grande que celle du Conseil,

(1) *Procès-verbaux de la Conférence sanitaire internationale de Paris*, 1903, p. 390.
(2) *Procès-verbaux de la Conférence sanitaire internationale de Paris*, 1894,
p. 478 et suiv.

parce que l'élément ottoman y tient une moindre place. Elle s'est réunie pour la seconde fois en 1875, pour la troisième fois de 1881 à 1883, pour la quatrième fois de 1888 à 1896 (1) et enfin en 1904.

La conférence de Vienne ne fit aucune mention du Conseil supérieur de santé. Il convient cependant de signaler le vœu qu'elle émit en vue de l'édiction dans l'Empire ottoman d'une loi pénale applicable aux contraventions sanitaires. Cette proposition, inscrite dans la convention de Paris de 1851 et reprise en 1866 à Constantinople, intéressait indirectement le Conseil supérieur de santé, puisqu'elle tendait à donner une sanction aux infractions commises dans l'application des mesures dues à l'initiative de cette assemblée.

Les conférences de 1881, 1885, 1892, 1893 n'eurent pas à se prononcer sur les questions intéressant directement le Conseil supérieur de santé de Constantinople : mais, si elles n'intervinrent pas dans son fonctionnement, elles auraient dû inspirer dans une plus large mesure la direction donnée au service sanitaire en Turquie. Or, dès 1885, on constatait que le Conseil, qui avait jusqu'alors fait preuve d'une certaine indépendance vis-à-vis du pouvoir local, éprouvait des difficultés de plus en plus grandes à lutter contre les préjugés des autorités turques. « Les quarantaines excessives et injustifiées que le Gouvernement ottoman a prescrites dans ces derniers mois, écrivait en mars 1885 le professeur Proust (2), en disent plus que je ne pourrais le faire. Il est indispensable que les cabinets d'Europe arrivent à une entente pour obtenir que le Conseil international et l'Administration sanitaire de l'Empire soient réintégrés, conformément aux principes établis par les capitulations, dans la situation indépendante qui ne leur avait jamais été contestée jusqu'à présent. »

Ce vœu ne se réalisa pas, et, à la conférence de Paris de 1894, le professeur Pagliani, premier délégué d'Italie, constatait que, par suite de la « forte prépondérance des éléments locaux, le Conseil supérieur de santé manquait d'un véritable caractère international et que les intérêts généraux ne pouvaient pas toujours y prévaloir sur les éléments locaux ». Néanmoins la conférence chargea le Conseil d'élaborer chaque année un « règlement spécial applicable au pèlerinage du Hedjaz » (prescription d'ailleurs régulièrement observée), et elle décida que la mise en pratique et la surveillance des mesures concernant les pèlerinages seraient confiées dans l'étendue de la compétence du Conseil à un comité pris dans son sein et composé de trois des représentants de la Turquie et de ceux des puissances qui avaient adhéré ou adhéreraient aux conventions de Venise, de Dresde et de Paris (annexe IV, art. 1).

L'article 3 de l'annexe IV réglait, d'autre part, la question des frais

(1) *Procès-verbaux de la Conférence sanitaire internationale de Paris,* 1903, p. 460.

(2) Rapport au Comité consultatif d'hygiène publique de France. *Recueil des travaux du Comité consultatif d'hygiène publique de France,* t. XV. p. 21.

incombant au Conseil de santé dans l'exécution des mesures prévues par la convention pour la défense du golfe Persique. Les articles 4 et 5, relatifs à la répression des infractions aux règlements sanitaires commises par les capitaines de navires étrangers et aux garanties que cette répression comporte, répondaient en partie au vœu anciennement formulé dont nous avons parlé à la page précédente.

La convention de 1897 a également confié au comité établi par l'article 1 de l'annexe IV de la convention de 1894, dans l'étendue de la compétence du Conseil supérieur de santé de Constantinople, la mise en pratique et la surveillance des mesures contre l'invasion de la peste dans la mer Rouge, au golfe Persique, sur les frontières turco-persanes et russes.

La conférence de 1903, au lieu de se borner, comme les précédentes, à charger le Conseil supérieur de santé de l'exécution de mesures auxquelles il ne donnait aucune suite, se préoccupa tout d'abord de renforcer son autorité vis-à-vis du Gouvernement ottoman. En raison du nombre relativement élevé des membres turcs (lequel est de huit sur vingt et un) et de ce fait que plusieurs puissances secondaires sont représentées non par leurs nationaux, mais par des personnes subissant plus ou moins directement les influences locales, le Conseil de Constantinople n'a pas l'indépendance nécessaire. Pour remédier à ce double inconvénient, la conférence a décidé que le nombre des délégués ottomans prenant part aux votes serait fixé à quatre (art. 166 de la convention) et que les délégués des divers États devraient être des médecins régulièrement diplômés par une faculté de médecine européenne, nationaux des pays qu'ils représentent, ou des fonctionnaires consulaires du grade de vice-consul au moins ou d'un grade équivalent; qu'ils ne devraient avoir d'attaches d'aucun genre avec l'autorité locale, ni avec une compagnie maritime (art. 169).

L'article 165 définit les attributions du Conseil supérieur de santé « chargé d'arrêter les mesures à prendre pour prévenir l'importation dans l'Empire ottoman et la transmission à l'Étranger des maladies épidémiques ». Les autres reproduisent en partie les dispositions précitées des conventions de 1894 et de 1897 relatives au comité d'exécution, aux contraventions et au payement des frais de construction des établissements sanitaires prévus pour la protection du golfe Persique.

Enfin l'article 170 prévoit que les représentants à Constantinople des gouvernements signataires seront chargés de notifier la convention au Gouvernement ottoman et d'intervenir auprès de lui pour obtenir son accession. Cette accession mettrait évidemment fin aux difficultés que rencontrent à Constantinople les représentants des puissances étrangères; mais il n'y a pas lieu d'espérer que la Turquie, qui n'a pas participé à la conférence de Dresde, n'a ratifié ni la convention de 1894, ni celle de 1897 et n'a cessé de formuler des réserves au cours de la conférence de 1903, prendra part avant longtemps aux accords sanitaires internationaux.

Composition du Conseil. — Nous avons dit que le nombre actuel des membres du Conseil supérieur de santé est de vingt et un (1), dont huit membres turcs et un délégué de chacun des treize pays suivants : Allemagne, Autriche-Hongrie, Grande-Bretagne, Espagne, États-Unis, France, Grèce, Italie, Pays-Bas, Perse, Russie, Suède. La Norvège est actuellement représentée par le délégué d'Allemagne.

Établissements sanitaires. — Ces établissements se divisent en lazarets, stations de désinfection et offices sanitaires avec ou sans médecins.

Il existe des lazarets à Camaran, Abou-Saad et Wasta (2) (îlots près de Djeddah), Beyrouth, Clazomènes (Smyrne), Monastir-Aghzi (extrémité nord du Bosphore, à 18 kilomètres de Constantinople), Sinope, Tripoli d'Afrique. Bassorah, Hanikin ou Hanéguine (frontière turco-persane).

Il existe des stations de désinfection à Jaffa et à Rhodes. On propose d'en construire à Trébizonde, Valona, Salonique, Yambo et Kizil-Dizié (frontière turco-persane).

Les offices sanitaires avec médecins sont au nombre de 44 ; les offices sans médecins de 91. Quelques-uns sont situés sur des frontières terrestres ; la plupart sont dans des ports maritimes.

Personnel sanitaire. — Ce personnel varie suivant les lazarets et les stations. A Camaran, qui est l'établissement le plus important, il y a un directeur, six à huit médecins, une doctoresse, un pharmacien, un chef désinfecteur et des désinfecteurs, un chef mécanicien, des mécaniciens, aides-mécaniciens et chauffeurs, deux commis, des infirmiers, infirmières, un garde-chef, des gardes, un magasinier, des canotiers, un équipage pour le remorqueur, un charpentier, des maçons, etc.

Les autres lazarets et les stations de désinfection ne sont pas pourvus d'un personnel aussi considérable. Dans les offices sanitaires, le personnel se compose du médecin (pour quarante-quatre offices), de commis et de gardes.

Règlements sanitaires. — Le « règlement de 1867 applicable aux provenances de choléra » étant encore nominalement en vigueur, il a fallu, dans la pratique, lui substituer des décisions spéciales prises par le Conseil à l'occasion de chaque manifestation épidémique.

Le Conseil applique d'autre part le règlement du pèlerinage au Hedjaz, qu'il revise chaque année, et plusieurs règlements particuliers

(1) Rappelons que ce nombre était en 1839 de 12, dont 7 Ottomans (ou nommés au titre ottoman) et 5 étrangers, et en 1848 de 17, dont 8 Ottomans et 9 étrangers. C'est donc l'élément étranger qui s'est accru.

(2) Voy. sur ces lazarets les intéressantes monographies présentées en 1906 au Conseil supérieur de santé par une commission dont le rapporteur était le Dr Clemow, délégué de la Grande-Bretagne.

concernant l'organisation intérieure de l'administration sanitaire. Enfin nous n'aurions garde d'omettre le « tarif des droits sanitaires », établi par la Commission mixte, dont nous avons dit toute l'importance.

II. *CONSEIL SANITAIRE, MARITIME ET QUARANTE-NAIRE D'ÉGYPTE. DÉFENSE SANITAIRE DU CANAL DE SUEZ.* — L'*Intendance sanitaire*, créée à Alexandrie en 1831 par Mehemet-Ali, constitue la première organisation des services sanitaires en Égypte.

« En 1843, écrit le Dr Fauvel (1), un décret adjoignit aux membres de l'administration égyptienne sept délégués représentant les consulats généraux d'Autriche, de France, de Grande-Bretagne, de Grèce, de Prusse, de Russie et de Sardaigne, pour former un conseil sanitaire où les délégués prendraient part à toutes les délibérations avec voix *consultative*. Telle fut l'origine du conseil. Un règlement édicté en 1850 par Abbas Pacha confirma l'organisation précédente. »

Le Conseil d'Alexandrie était encore à cette époque une institution plus égyptienne qu'internationale, car la conférence réunie à Paris en 1851 adopta à son sujet la disposition suivante, qui constitue l'article 123 du règlement annexé à la convention : « L'intendance sanitaire d'Alexandrie, composée des mêmes éléments et établie sur les mêmes bases que le Conseil supérieur de Constantinople, aura des droits et des prérogatives semblables. Comme lui, elle veillera à la santé publique du pays et à l'exécution des mesures qui s'y rapportent, tant à l'intérieur que sur le littoral. »

Cependant, comme le fait remarquer dans le rapport déjà cité le Dr Fauvel, la conférence et la convention de 1851 « n'apportèrent en fait aucune modification dans les institutions sanitaires de l'Égypte, qui n'avait pas pris part à la conférence et n'adhéra pas à la convention ». Peu de temps après l'avènement de Saïd-Pacha, un décret du 14 août 1855 accorda pour la première fois voix *délibérative* dans le Conseil de l'intendance aux délégués consulaires, mais seulement dans les questions relatives aux quarantaines.

« A cette époque, outre l'intendance qui siégeait à Alexandrie, il y avait au Caire un Conseil de santé tenant sous sa dépendance tout le service médical de l'Égypte. Un rescrit de Saïd-Pacha du 3 mars 1856 prononça la dissolution de ce conseil et en donna les attributions à l'Intendance d'Alexandrie. Cette adjonction ne fut pas de longue durée, et, le 18 avril 1857, une nouvelle ordonnance du vice-roi rétablit le Conseil de santé du Caire avec les mêmes fonctions que précédemment, c'est-à-dire ayant sous son autorité le service médical intérieur de l'Égypte en dehors des quarantaines.

« La séparation en deux administrations distinctes amena bientôt

____

(1) Rapport au Comité consultatif d'hygiène publique de France, 14 mars 1881.

des conflits de toutes sortes, si bien que l'année suivante, en décembre 1858, le vice-roi décida que l'Intendance sanitaire d'Alexandrie et le Conseil de santé du Caire ne formeraient plus à l'avenir qu'une seule et même administration sous le titre d'*Intendance générale sanitaire d'Égypte*, ayant sa résidence à Alexandrie. Ce décret était accompagné d'un règlement organique, qui déterminait les attributions de l'Intendance générale et admettait, comme faisant partie du conseil de l'Intendance, les délégués des consulats, au nombre de neuf; mais toutes les affaires intérieures étaient exclues de leur ressort, et ils n'avaient voix délibérative que dans les questions concernant les quarantaines maritimes et les affaires extérieures. Ils n'avaient pas non plus le droit d'intervenir dans les délibérations relatives au personnel de l'Administration. »

L'épidémie de choléra apportée en Égypte en 1865 par des pèlerins venant de La Mecque et la conférence de Constantinople, dont cette épidémie détermina la réunion en 1866, donnèrent plus d'importance au Conseil d'Alexandrie, et cette importance augmenta en 1869 par suite de l'ouverture du canal de Suez. Le Conseil, néanmoins, n'était pas encore véritablement international (bien qu'il prît ce titre dans les années suivantes), car en maintes circonstances ses décisions ne purent prévaloir contre la volonté du Gouvernement égyptien, qui considérait comme un empiètement sur ses attributions les initiatives de l'Intendance générale en matière de service sanitaire intérieur. D'autre part, l'intervention européenne qui se produisait vers 1879 dans l'administration financière de l'Égypte augmentait l'influence des délégués étrangers au point de vue de la police sanitaire maritime.

Sous l'influence de ces deux courants opposés, le Gouvernement khédivial rendit le 3 janvier 1881 deux décrets, dont l'un instituait au Caire un conseil de santé et d'hygiène publique chargé de la direction et de la surveillance de tous les services sanitaires du pays, à l'exception de ceux qui relevaient du *Conseil sanitaire, maritime et quarantenaire* d'Alexandrie ; l'autre concernait les attributions, la composition et le fonctionnement de ce dernier conseil, qui devait, aux termes de l'article premier, porter désormais le titre ci-dessus, au lieu de celui d'Intendance générale sanitaire d'Égypte.

« Le Conseil est chargé, disposait encore l'article premier, d'arrêter les mesures à prendre pour éviter l'introduction en Égypte ou la transmission à l'Étranger des maladies épidémiques ou des épizooties. » Le nombre des membres nommés au titre égyptien était porté à neuf, celui des « délégués des puissances admises à se faire représenter dans le Conseil » n'était pas fixé ; il était alors de treize, non compris les deux médecins sanitaires anglais et français, qui n'avaient que voix consultative (art. 2). Les articles 4 et 5 réglaient les rapports du Conseil d'Alexandrie avec celui du Caire et reconnais-

saient au premier le droit de « s'assurer de l'état sanitaire du pays
et d'envoyer des commissions d'inspection partout où il le jugerait
nécessaire ». L'article 23 autorisait la perception par les agents du
Conseil des droits sanitaires et quarantenaires dont l'article 24 lui
reconnaissait la libre disposition, sous l'administration d'un comité
pris dans son sein, dit Comité des finances. Un arrêté ministériel
du 9 janvier 1881 compléta ces dispositions.

Le Conseil d'Alexandrie, tout en perdant la partie des attributions
de l'ancienne Intendance, relatives au service sanitaire intérieur,
était donc devenu, au même titre que celui de Constantinople, auto-
nome et international.

Il ne joua pas cependant le rôle attendu, et, bien que l'épidémie
cholérique survenue en Égypte en 1883 lui eût fourni une occasion
de manifester son activité, il ne fit pas preuve de l'autorité désirable.
« Le désordre de l'administration sanitaire égyptienne, écrivait le
17 septembre 1883 le professeur Proust dans un rapport au Comité
consultatif d'hygiène publique de France, est arrivé à son comble
et pour le Conseil de santé du Caire et pour le Conseil sanitaire, maritime et quarantenaire d'Alexandrie; c'est à peine même si l'on se
doute de l'existence de ce dernier. » Cette situation ne s'était pas
améliorée lors de la réunion de la conférence de Rome en 1885; la
question de la réorganisation du Conseil d'Alexandrie fut néanmoins
écartée des délibérations de cette assemblée.

Elle fut reprise à Venise en 1892, en même temps qu'étaient envisagées les mesures les plus propres à assurer la défense du canal de
Suez. Le décret khédivial du 3 janvier 1881 et l'arrêté ministériel du 9
subirent de nombreuses modifications, dont la plus importante fut la réduction, de neuf à quatre membres, du nombre des représentants égyptiens. Celui des délégués étrangers était alors de quatorze. Une commission permanente composée du président, de l'inspecteur général et de
deux délégués élus fut chargée de prendre les décisions et mesures
urgentes. Le règlement sanitaire général fut également modifié,
ainsi que les règlements spéciaux, dans ceux de leurs articles con-
traires aux dispositions de la convention (annexe III). L'annexe II
détermina les ressources financières destinées à subvenir aux frais
du nouveau régime sanitaire. Celui-ci concernait surtout le transit
en quarantaine du canal, l'organisation de la surveillance et de là
désinfection à Suez et aux sources de Moïse (1) (annexe I).

(1) Nous avons dit page 35 que nous indiquerions, en traitant du Conseil sanitaire
d'Alexandrie, les mesures ayant pour objet particulier la protection du canal de
Suez. Aux termes des dispositions arrêtées en 1892, les navires indemnes devaient
être admis en libre pratique immédiate ; les navires suspects autorisés, suivant les
cas, à passer le canal en quarantaine, ou préalablement envoyés aux Sources de
Moïse ; les navires infectés envoyés aux Sources de Moïse. Une station de désinfection et d'isolement devait être créée sur ce point et pourvue du personnel et du
matériel nécessaires. Le service médical de Suez était également organisé.

En même temps qu'elle modifiait au profit de l'élément international la composition du Conseil, la conférence augmentait donc ses
ressources, ses moyens d'action, ses attributions et renforçait ainsi
de toutes manières son autorité. Ces dispositions furent rendues
effectives par le décret khédivial et l'arrêté ministériel du 19 juin 1893
et par le décret khédivial du 25 décembre 1894, ce dernier relatif
à la constitution des ressources mises à la disposition du Conseil.

Ni la conférence de Dresde, ni celle qui se tint à Paris en 1894
n'eurent à intervenir dans les questions intéressant directement le
fonctionnement du Conseil d'Alexandrie.

La conférence de 1897, au contraire, après avoir écarté une proposition tendant à diminuer l'influence des délégués étrangers, notamment en portant de quatre à six le nombre des représentants égyptiens, accrut encore les moyens d'action dont disposait le Conseil
pour la surveillance et la désinfection à Suez et aux Sources de
Moïse, en même temps que ses ressources financières (1).

Comme en 1897, des propositions furent faites en 1903 à la conférence de Paris qui tendaient à restreindre le rôle du Conseil international au profit du Service sanitaire égyptien. L'une avait pour
objet d'enlever au Conseil la surveillance des ports pour la confier à
ce service; une autre avait trait à la suppression du contrôle exercé
par le Conseil au point de vue de l'importation des bestiaux étrangers. Elles furent repoussées, ainsi qu'une troisième proposition, aux
termes de laquelle les pèlerins étrangers à l'Égypte auraient été autorisés à traverser le canal en quarantaine sans s'arrêter à Tor, afin
d'éviter l'encombrement du campement.

La conférence confirma « les stipulations de l'annexe III de la convention sanitaire de Venise du 30 janvier 1892, concernant la composition, les attributions et le fonctionnement du Conseil sanitaire,
maritime et quarantenaire d'Égypte, telles qu'elles résultent des
décrets de S. A. le Khédive en date des 19 juin 1893 et
25 décembre 1894, ainsi que de l'arrêté ministériel du 19 juin 1894 »
(art. 162).

Elle se préoccupa d'assurer au Conseil des ressources plus
grandes (art. 163) et le « chargea de mettre en concordance avec les
dispositions de la convention les règlements appliqués par lui », lesquels, « pour devenir exécutoires, devraient être acceptés par les

---

(1) D'autre part, la conférence reprenait, en les modifiant sur quelques points,
les dispositions arrêtées en 1892 au sujet des navires se présentant à Suez après
avoir traversé la mer Rouge. C'est ainsi que les navires indemnes ne pouvaient
plus être admis en libre pratique qu'après avoir complété dix jours pleins à partir
de leur départ du dernier port contaminé de peste. Ils avaient toutefois la faculté
de passer le canal en quarantaine et d'entrer dans la Méditerranée en continuant
l'observation de dix jours. Ces dispositions sont comprises dans le titre III du chapitre I : « Mesures à prendre dans la mer Rouge ».

diverses puissances représentées » dans l'assemblée (art. 164) (1).

La revision des règlements sanitaires fut faite dans les mois qui suivirent la conférence, et le Conseil adopta *ad referendum*, dans sa séance du 6 septembre 1904, les règlements suivants aujourd'hui en vigueur :

1° Règlement général de police sanitaire, maritime et quarantenaire ;

2° Dispositions générales ;

3° Règlement contre le choléra ;

4° Règlement contre la peste ;

5° Règlement pour le transit du canal de Suez en quarantaine ;

6° Règlement pour le transit en train quarantenaire, à travers le territoire égyptien, des voyageurs et des malles postales provenant de pays contaminés ;

7° Règlement concernant les marchandises, les bagages et les correspondances ;

8° Règlement général pour la désinfection ;

9° Organisation de la surveillance et de la désinfection à Suez et aux Sources de Moïse ;

10° Règlement applicable aux pèlerins et aux navires qui les transportent provenant des pays situés au delà du détroit de Bab-el-Mandeb, qui se rendent au Hedjaz avec patente nette et sans accidents à bord ;

11° Règlement du pèlerinage au Hedjaz ;

12° Règlement pour le transit en quarantaine des navires à pèlerins par le canal de Suez ;

13° Règlement quarantenaire concernant les animaux.

Composition du Conseil. — Le Conseil sanitaire, maritime et quarantenaire d'Égypte comprend actuellement :

1° Quatre délégués au titre égyptien, qui sont le président du Conseil, l'inspecteur général des services sanitaires, l'inspecteur sanitaire de la ville d'Alexandrie et l'inspecteur vétérinaire de l'Administration des services sanitaires ;

2° Quinze délégués étrangers représentant l'Allemagne, l'Angleterre, l'Autriche-Hongrie, la Belgique, le Danemark, l'Espagne, la France, la Grèce, l'Italie, la Norvège, les Pays-Bas, le Portugal, la Russie, la Suède, et la Turquie ;

3° Les cinq médecins sanitaires d'Allemagne, d'Angleterre, d'Autriche-Hongrie, de France et de Russie, qui assistent aux séances avec voix consultative.

Personnel sanitaire. — Ce personnel se compose :

1° Du personnel de la direction centrale, qui comprend le président du Conseil sanitaire, l'inspecteur général, le secrétaire général, le chef du

(1) Quant aux mesures à appliquer à Suez et aux Sources de Moïse, elles sont, d'une manière générale, celles qui ont été indiquées précédemment, avec des atténuations relatives au temps écoulé depuis le départ du dernier port contaminé (durée réduite de dix à cinq jours) et quelques facilités nouvelles telles que la possibilité de procéder de nuit à la visite médicale des navires se présentant pour transiter le canal lorsque les conditions d'éclairage sont jugées suffisantes.

bureau de la comptabilité, le vétérinaire en chef, 3 chefs de service (1 premier comptable, 1 ingénieur, 1 contrôleur), 2 employés de 1re classe, 7 de 2e classe, 3 de 3e classe ;

2º Du personnel des offices et agences sanitaires et postes quarantenaires, qui comporte 8 directeurs médecins, 16 médecins y compris les doctoresses, 5 vétérinaires, 1 agent sanitaire, 29 employés de diverses classes, 5 officiers du transit, 10 gardes sanitaires ;

3º D'un personnel hors cadres comprenant des « gens de service » au nombre de 162 répartis en 4 classes.

Les directeurs et les médecins des offices sanitaires et campements quarantenaires sont choisis parmi les médecins régulièrement diplômés, soit par une faculté de médecine européenne, soit par l'État : ils sont nommés par le ministre de l'Intérieur sur la désignation du Conseil ; les gardes de la santé sont nommés par le Conseil ; les agents subalternes sont nommés par le président du Conseil quarantenaire.

Établissements sanitaires (1). — Ces établissements sont divisés de la façon suivante :

1º Offices sanitaires de 1re classe....
- Alexandrie.. } 4 médecins et 1 doctoresse à poste fixe. / 3 — 1 — provisoires.
- Port-Saïd... | 4 — à poste fixe.
- Bassin de Suez et campement des Sources de Moïse.......... { A Suez 6 médecins à poste fixe. Aux sources 1 médecin détaché de l'office de Suez.
- Tor........ 1 médecin à poste fixe et 10 à 12 médecins provisoires pendant le pèlerinage. En outre, des médecins et doctoresses du personnel fixe sont détachés à Tor à ce moment.

2º Offices sanitaires de 2e classe.....
- Kosseir..... | 1 médecin.
- Souakim.... | 1 —
- Damiette... | 1 —
- Rosette..... | 1 —

3º Agence sanitaire. | Ismaïliah (2).

4º Campements quarantenaires.....
- Tor.
- Sources de Moïse.
- Souakim (pour les pèlerins soudanais).

5º Laboratoires bactériologiques....
- Alexandrie.
- Port-Saïd.

III. *CONSEIL SANITAIRE INTERNATIONAL DE TANGER.*

— L'origine du Conseil sanitaire du Maroc remonte à 1792. A cette époque, écrit le Dr Raynaud (3), « les consuls de Tanger prirent

(1) Sous le titre « établissements quarantenaires », M. le Dr René Briend, inspecteur général des services sanitaires maritimes égyptiens, vient de publier une intéressante monographie dans laquelle on trouvera sur ces établissements des renseignements accompagnés de photographies et de plans.

(2) Il existait autrefois à El-Ariche une agence sanitaire qui a été supprimée par un décret khédivial du 28 décembre 1898.

(3) Dr RAYNAUD, Étude sur l'hygiène et la médecine au Maroc, Paris, 1902. — Voir, au sujet de la même question, les communications faites à la conférence sanitaire internationale de Paris, 1903, par M. le président Barrère et par le Dr Raynaud (Commission des voies et moyens, séance du 26 octobre).

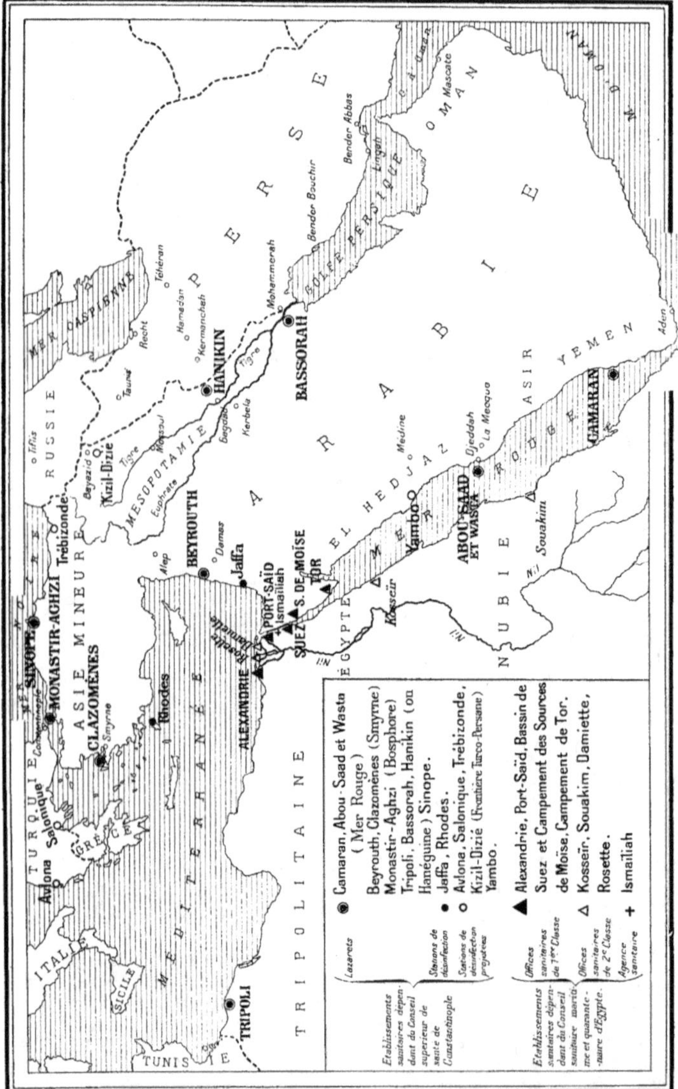

Fig. 2. — Établissements sanitaires dépendant du Conseil supérieur de santé de Constantinople et du Conseil sanitaire, maritime et quarantenaire d'Égypte.

la résolution de se réunir à dates fixes pour discuter les questions intéressant à la fois toutes les nations représentées au Maroc; leur assemblée prit le nom de *Junta de los consules*. Ainsi qu'en fait foi le registre des délibérations, dès les débuts de sa création, la Junta eut à s'occuper des mesures quarantenaires à prendre à l'égard des provenances suspectes ».

L'organisation actuelle du Conseil de Tanger date de la promulgation, faite le 28 avril 1840, d'un « règlement adopté par les agents des puissances chrétiennes près de S. M. l'Empereur du Maroc ». Aux termes de l'article premier dudit règlement, ces agents ont été constitués en Conseil sanitaire afin de « veiller au maintien de la santé publique sur le littoral de l'Empire, de faire tous les règlements, de prendre toutes les mesures pour atteindre ce but ». Un décret chérifien du 7 mars 1879 confirma les pouvoirs accordés en 1840 aux représentants des puissances, pouvoirs en vertu desquels le Conseil sanitaire de Tanger assure l'application de la police sanitaire maritime par l'intermédiaire de ses délégués dans les ports (art. 35 à 46 du règlement de 1840), perçoit les taxes sanitaires (art. 32 et 33) et édicte des règlements tels que ceux du 24 octobre 1892 en cas d'épidémie cholérique et du 25 mars 1901 pour l'embarquement et le retour des pèlerins marocains.

Composé des représentants de l'Allemagne, de l'Autriche-Hongrie, de la Belgique, du Danemark, de l'Espagne, des États-Unis, de la France, de la Grande-Bretagne, de l'Italie, de la Norvège, des Pays-Bas, du Portugal, de la Russie et de la Suède, le Conseil sanitaire de Tanger tient ses droits sur les sujets marocains de la délégation du Gouvernement chérifien. Quant aux étrangers, « c'est en vertu des pouvoirs de police qui appartiennent, dans les pays de capitulations, aux agents diplomatiques et consulaires vis-à-vis de leurs ressortissants, que les règlements sanitaires leur sont rendus applicables (1) ».

Les ressources dont dispose le Conseil, constituées par les taxes sanitaires et, dans certaines circonstances, par une contribution du Gouvernement chérifien, sont restreintes. Aussi le service consiste-t-il surtout dans la surveillance des navires à l'arrivée; au point de vue des installations matérielles, son organisation est à peu près nulle.

La question qui devait le plus solliciter l'attention du Conseil était celle du pèlerinage de La Mecque. « Dix fois, écrit M. le Dʳ Raynaud, la peste s'est étendue sur tout le nord de l'Afrique, suivant le chemin parcouru par les caravanes et les pèlerins, depuis l'Égypte et la Tripolitaine jusqu'à l'Océan; trois fois elle a été importée directement par des navires à pèlerins dans Tanger. Six épidémies de choléra sont dues ainsi aux pèlerinages qui ont causé l'infection de l'Algérie et

____

(1) Communication de M. le président Barrère, déjà citée.

par suite du Maroc ou du Maroc d'emblée. Or le pèlerinage au Maroc est libre ; les hadji partent et reviennent comme il leur convient ; ils sont astreints à faire une quarantaine à Mogador; mais souvent ils rentrent isolément par petits groupes sur des navires ordinaires et échappent à toute surveillance. »

L'île de Mogador, qui fut désignée en 1865 comme lieu de quarantaine, se prête mal à une telle destination. Située en face de la ville du même nom et par conséquent à deux ou trois jours de Tanger par mer, elle est inabordable dans les mauvais temps, sans parler de la difficulté des approvisionnements. Elle ne possède d'ailleurs, en dehors d'une étuve à désinfection, aucune installation spéciale d'un caractère permanent ; on y organise seulement un campement, sous la direction d'un médecin européen, au moment du retour des pèlerins. La plupart de ceux-ci ne s'y rendent pas.

Aussi, en 1901, le Dr Raynaud, qui avait été chargé de présider à l'organisation de Mogador, saisit-il le Conseil sanitaire de Tanger d'un projet tendant à la création d'un lazaret sur la pointe de Malabata, à 14 kilomètres environ de cette dernière ville, projet dont l'étude fut confiée à une commission technique et internationale. Cette commission, dont le rapporteur fut le Dr Torel, directeur de la santé à Marseille, se montra entièrement favorable à la création dudit lazaret. Ce projet n'a pas encore été suivi d'effet.

Pour permettre d'attendre qu'il soit mis à exécution, un accord a été conclu en 1901 avec le Gouvernement général de l'Algérie, aux termes duquel les hadji sont soumis, avant leur rentrée au Maroc, à une observation au lazaret de Matifou, près d'Alger. Cette solution, toute provisoire qu'elle soit, est satisfaisante, puisqu'elle permet aux Marocains de bénéficier d'une organisation existante dont ils se déclarent satisfaits, et qu'elle assure à l'Algérie une protection sanitaire contre les risques épidémiques auxquels l'exposerait l'importation de la peste ou du choléra au Maroc. Au campement de Mogador doivent être envoyés les hadji qui n'auraient pas passé par Matifou ou chez qui la maladie se serait déclarée depuis ce moment. Les navires reçoivent libre pratique à leur arrivée à Tanger.

Bien que le principal danger soit ainsi conjuré, le service de la santé au Maroc n'en demeure pas moins assuré dans des conditions précaires. Aussi, à la conférence de 1903, à laquelle l'Empire marocain n'était pas représenté et qui ne pouvait en conséquence « adopter des résolutions auxquelles cet État n'avait pas collaboré », la Commission des voies et moyens se prononça pour la réglementation du pèlerinage marocain et « la création, de préférence à Malabata, d'un grand établissement sanitaire présentant toutes les garanties nécessaires, établissement qui devrait servir aussi bien pour les pèlerins revenant de La Mecque que pour les navires de toute provenance et de toute nationalité ». L'assemblée plénière, renouvelant le vœu exprimé au sujet de la prophylaxie de la peste, à Venise, en 1897, « appela de nouveau l'attention du Conseil sanitaire international sur la nécessité d'appliquer les stipulations des conventions sanitaires » (convention, art. 176).

IV. *CONSEIL SANITAIRE DE TÉHÉRAN*. — Le Conseil sanitaire de Téhéran fut créé vers 1867, à la suite de la conférence internationale de Constantinople à laquelle la Perse était représentée.

« Les ravages produits dans ce pays par le choléra, écrivait en 1869 le professeur Proust, à son retour d'une mission en Russie et en Perse (1), avaient frappé la conférence, qui avait conseillé la création à Téhéran d'un conseil de santé composé de délégués étrangers et de fonctionnaires persans, conseil qui devait être l'analogue de celui de Constantinople. Ce conseil, à la demande des Gouvernements français et ottoman, avait été institué en principe », mais ne se réunissait pas régulièrement. Avec le concours du Dr Tholozan, premier médecin du Schah, Proust obtint du Gouvernement que cette assemblée serait mise à même de remplir utilement la fonction en vue de laquelle elle avait été créée et notamment que les délégués étrangers auraient le droit de vote « vainement réclamé depuis deux ans ».

Il n'en fut rien, car, en 1874, la conférence de Vienne exprimait à son tour le vœu « qu'un conseil international de santé, analogue à ceux qui fonctionnaient avec tant d'avantages à Constantinople et à Alexandrie, fût institué en Perse. Un tel conseil, était-il ajouté, contribuerait beaucoup par l'autorité de ses avis donnés en connaissance de cause à améliorer les conditions sanitaires de ce pays et serait en même temps un puissant moyen de protection contre l'invasion des épidémies en Europe » (article additionnel).

Le Conseil sanitaire de Téhéran avait donc à ce moment cessé de se réunir; ou tout au moins il n'avait jamais eu, en dépit des promesses faites, le caractère international qu'avait souhaité la conférence de Constantinople et que s'était efforcé de lui faire donner Proust. Sous la présidence nominale d'un grand dignitaire persan, mais sous la direction effective du Dr Tholozan, le Conseil de santé n'était qu'une sorte de société de médecine et d'hygiène dont faisaient partie les médecins persans ainsi que les médecins européens attachés à l'ambassade ottomane et aux légations. « Il ne s'occupait qu'incidemment de questions sanitaires proprement dites et seulement quand le Grand Vizir demandait son avis à l'occasion d'épidémies régnantes (2). » « Le Gouvernement, dit, dans un mémoire

---

(1) Rapport sur une mission sanitaire en Russie et en Perse en 1869, par le Dr Proust, *Recueil des travaux du Comité consultatif d'hygiène publique de France*, t. IV, p. 1.

(2) Renseignements dus à l'obligeance du Dr Schneider, médecin en chef de S. M. le Schah de Perse.

présenté à la Conférence internationale de Paris, en 1894, le comte
de Kuefstein, délégué d'Autriche-Hongrie, n'est lié en aucune manière
par les propositions du Conseil, dont le vote est purement consultatif.
Le Conseil, ajoute-t-il, ne possède pas de budget; le Gouvernement se
borne à mettre à sa disposition une salle de délibération. »

Le représentant de l'Autriche-Hongrie demanda à la conférence de
se prononcer en faveur de la reconstitution sur de nouvelles bases du
Conseil de Téhéran, en le chargeant de la défense sanitaire des
frontières terrestres et maritimes de la Perse. La conférence, qui
avait confié au Conseil supérieur de santé de Constantinople l'application partielle des mesures indiquées à cet effet, ne ratifia pas ce vœu.

La question fut reprise en 1897 ; mais le délégué de la Perse
insista pour que le Conseil ne devînt pas international, protestant
qu'il rendait, dans les conditions où il se trouvait, les services qu'on
en pouvait attendre.

Après la mort du Dr Tholozan, qui se produisit vers 1898, le Conseil
sanitaire de Téhéran cessa de se réunir.

En juillet 1904, S. M. le Schah rendit un décret réorganisant le
Conseil sanitaire de l'Empire « pour répondre aux besoins exprimés
dans la convention de Paris », et en confia la présidence au
Dr Schneider, son médecin en chef, auquel vient de succéder
dans les mêmes fonctions M. le Dr Coppin, médecin en chef du
souverain actuel. L'heureuse influence de nos deux compatriotes
n'a cessé de s'exercer en faveur du développement de l'hygiène en
Perse. De ce conseil *resté national* font partie de droit les médecins
particuliers du roi, les médecins des diverses légations (France,
Allemagne, Angleterre, Autriche-Hongrie, États-Unis, Russie) et les
représentants de divers ministères et services (Affaires étrangères,
Commerce, Instruction publique, Intérieur, Douanes et Postes, Police
et Municipalité). Un certain nombre de médecins européens (français
notamment) sont également entrés au Conseil, soit à titre de
membres titulaires, soit à titre de correspondants, à Bender-Bouchir,
à Tauris, etc.

L'utilité de cette institution s'est immédiatement affirmée par les
dispositions prises pour combattre le choléra en 1904 et la peste
en 1906 et 1907, et par l'impulsion donnée aux mesures ayant comme
objet la protection de la santé publique. Les procès-verbaux publiés
en langue française, à la suite de chaque séance, témoignent de l'activité de cette assemblée, dont le rôle peut être si important pour faire
pénétrer en Perse les notions d'hygiène et défendre l'Europe contre
les épidémies susceptibles de se développer dans ce pays.

II. — PROPHYLAXIE NATIONALE.

PROTECTION DES FRONTIÈRES DE MER.

I. *HISTORIQUE DU SERVICE SANITAIRE MARITIME EN FRANCE : INTENDANCES SANITAIRES. LOI DU 3 MARS 1822. RÈGLEMENTS SANITAIRES SUCCESSIFS.* — Nous avons, dans le plan de cette étude, placé la prophylaxie internationale avant la prophylaxie nationale, parce que l'on doit considérer que la seconde découle le plus habituellement de la première. En adoptant l'ordre inverse, nous nous serions peut-être rapproché davantage de la réalité des faits. Nous avons vu l'initiative prise par la France pour la réunion des premières conférences sanitaires internationales et la part prépondérante qui revient à ses délégués dans les travaux de ces assemblées. Or les mesures que ceux-ci proposaient et dont ils obtenaient le plus ordinairement l'adoption étaient généralement appliquées déjà dans notre pays, après avoir été étudiées au sein du Comité consultatif d'hygiène publique de France (1).

La police sanitaire maritime, qui constitue aujourd'hui en France un service d'État, y était autrefois exercée par des *intendances sanitaires*, sortes de conseils directeurs, issus des municipalités dont ils se rendirent souvent indépendants. Bien que constituant un pouvoir local, les intendances sanitaires relevaient de l'autorité supérieure de la province. C'est ainsi que nous voyons le Parlement d'Aix « enjoindre aux consuls et intendants de Marseille de tenir la main à l'exécution d'un arrêt » du 7 mai 1622 interdisant à toutes personnes « venant des parties du Levant ou de Barbarie de Midy » d'aborder en « aucunes villes ou lieux de la côte de cette province qu'ils n'aient fait voir leurs patente de santé et passeports aux consuls et intendants de la ville de Marseille, ni prendre quarantaine et autres ports qu'aux iles dudit Marseille », etc. (2). Il est également vrai, ainsi que le fait observer le professeur Proust (3), que les actes émanant des souverains ou des autorités supérieures de la province consacrèrent le pouvoir des intendances et, comme dans le cas ci-dessus, étendirent leur juridiction bien au delà des ports dont elles devaient assurer la défense sanitaire.

Les établissements de la santé consistaient en *bureaux* ou *consignes sanitaires*, *lazarets* et *ports de quarantaines*. Le premier lazaret créé en France fut celui de Marseille, fondé vers 1527 ; mais on

---

(1) Cette assemblée porte, depuis le 29 janvier 1906, le nom de « Conseil supérieur d'hygiène publique de France ».

(2) Ports quarantenaires et lazarets, par M. Alexandre Estève. *Recueil des travaux du Comité consultatif d'hygiène publique de France*, vol. XXXIV.

(3) Proust, Traité d'hygiène, 2e édit.

admet que, dès 1476, les consuls de la ville avaient reçu du roi René des instructions en vue d'appliquer le régime des léproseries aux établissements ayant pour objet la prophylaxie de la peste (1). Le lazaret de Marseille fut longtemps continental ; le port de quarantaine se trouvait à l'île de Pomègues. Jusqu'en 1822, la police sanitaire maritime fut exercée par les intendances d'après quelques règlements généraux (2), mais plus encore d'après les conditions spéciales à chaque port, et cette protection s'exerçait surtout vis-à-vis des villes maritimes de la Méditerranée considérées comme particulièrement menacées.

L'apparition de la fièvre jaune en Catalogne en 1821 détermina le Gouvernement à promulguer une loi sur la « police sanitaire ». C'est la loi du 3 mars 1822, encore en vigueur et demeurée, après tant d'années, la base des mesures de protection sanitaire applicables sur nos frontières de mer et de terre, grâce au caractère très général de ses dispositions essentielles que nous reproduisons ici :

ARTICLE PREMIER. — Le roi détermine par des ordonnances : 1º les pays dont les provenances doivent être habituellement ou temporairement soumises au régime sanitaire ; 2º les mesures à observer sur les côtes, dans les ports et rades, dans les lazarets et autres lieux réservés ; 3º les mesures extraordinaires que l'invasion ou la crainte d'une maladie pestilentielle rendraient nécessaires sur les frontières de terre ou dans l'intérieur.

Il règle les attributions, la composition et le ressort des autorités et administrations chargées de l'exécution de ces mesures et leur délègue le pouvoir d'appliquer provisoirement, dans des cas d'urgence, le régime sanitaire aux portions du territoire qui seraient inopinément menacées.

. . . .

ART. 2. — Les provenances, par mer, de pays habituellement et actuellement *sains*, continueront d'être admises à la libre pratique, immédiatement après les visites et les interrogatoires d'usage, à moins d'accidents ou de communications de nature suspecte survenus depuis leur départ.

ART. 3. — Les provenances, par la même voie, de pays qui ne sont pas habituellement *sains*, ou qui se trouvent accidentellement infectés, sont, relativement à leur état sanitaire, rangées sous l'un des .... régimes ci-après déterminés (3) :

Sous le régime de la *patente brute*, si elles sont ou ont été, depuis leur départ, infectées d'une maladie réputée pestilentielle, si elles viennent de pays qui en soient infectés, ou si elles ont communiqué avec des lieux, des personnes ou des choses qui auraient pu leur transmettre la contagion ;

. . . .

Sous le régime de la *patente nette*, si aucun soupçon de maladie pestilentielle n'existait dans le pays d'où elles viennent, si ce pays n'était point ou

(1) Le premier de tous les lazarets fut établi à Venise en 1403 ; le second à Gênes, en 1467.

(2) Notamment de 1683, 1729, 1748. PROUST, Traité d'hygiène.

(3) Ces régimes, au nombre de trois, étaient ceux de la patente brute, de la patente nette et de la patente suspecte. Cette dernière division a disparu depuis 1847 (Ordonnance royale du 18 avril 1847).

ne venait point d'être en libre relation avec des lieux entachés de ce soupçon, et enfin si aucune communication, aucune circonstance quelconque ne fait suspecter leur état sanitaire.

Art. 5. — En cas d'impossibilité de purifier, de conserver ou de transporter sans danger des animaux ou des objets matériels susceptibles de transmettre la contagion, ils pourront être, sans obligation d'en rembourser la valeur, les animaux tués et enfouis, les objets matériels détruits et brûlés. La nécessité de ces mesures sera constatée par des procès-verbaux, lesquels feront foi jusqu'à inscription de faux.

Art. 17. — Les membres des autorités sanitaires exerceront les fonctions d'officiers de police judiciaire exclusivement, et pour tous crimes, délits et contraventions, dans l'enceinte et les parloirs des lazarets et autres lieux réservés. Dans les autres parties du ressort de ces autorités, ils exerceront concurremment avec les officiers ordinaires, pour les crimes, délits et contraventions en matière sanitaire.

Art. 19. — Les membres desdites autorités exerceront les fonctions d'officiers de l'État civil dans les mêmes lieux réservés.

Les articles 7 à 16 concernent les peines, délits et contraventions en matière sanitaire. Ces peines extrêmement sévères ne sont plus applicables aujourd'hui ; mais quelques dispositions de ces articles ont conservé leur utilité. La loi du 3 mars 1822 fut suivie d'une ordonnance royale, en date du 7 août de la même année, concernant également tout le littoral français.

Mais, en dépit de l'uniformité prescrite dans les mesures, celles-ci étaient rigoureuses, souvent arbitraires dans leur exécution, et constituaient pour le commerce une gêne considérable. Des protestations très vives s'élevèrent contre les exagérations du régime quarantenaire (1), et l'essai que l'on en fit, en vertu des ordonnances royales des 16 et 26 août et 20 septembre 1831 (2) pour combattre le choléra sur les frontières terrestres, contribua encore à discréditer le système. « En même temps, notre conquête de l'Algérie faisait surgir de nouvelles difficultés quant à son application. Les communications incessantes et forcées avec ces nouveaux départements rendirent peu à peu impossible l'observation des quarantaines exigées pour les provenances d'Orient. Les compagnies de navigation frappées par la concurrence que leur faisaient certaines compagnies étrangères attaquèrent également le système des mesures restrictives (3). »

(1) Chervin, Examen des principes de l'Administration en matière sanitaire Paris, 1827. Pétition adressée à la Chambre des députés pour obtenir une prompt réforme dans notre système de législation sanitaire, Paris, 1833.

(2) Ordonnance du Roi portant formation d'intendances et de commissions sanitaires contre l'invasion du choléra *morbus*, 16 août 1831. — Ordonnance du Roi qui prescrit des mesures sanitaires pour les provenances de Francfort et pays adjacents d'Outre-Rhin, 26 août 1831. — Ordonnance du Roi qui établit des intendances et des commissions sanitaires dans plusieurs départements du royaume, 20 septembre 1831.

(3) Proust, Traité d'hygiène, 2ᵉ édition.

En 1846, la question fut portée devant l'Académie de médecine qui entendit un rapport de Prus sur « la peste et les quarantaines » et se prononça en faveur de la création dans le Levant de postes de *médecins sanitaires européens*, ayant pour mission « de constater l'état sanitaire des pays de leur résidence et d'en informer les diverses autorités locales ». De la connaissance plus exacte de cet état sanitaire devait résulter une atténuation dans les mesures imposées aux provenances des pays d'Orient. Une ordonnance royale du 18 avril 1847 institua ces médecins, qui devaient être placés « dans ceux des ports du Levant où leur présence serait reconnue néces saire ».

Cette même ordonnance accordait certaines facilités aux navires ayant à bord des *médecins sanitaires* chargés de « veiller pendant la traversée à l'exécution exacte des dispositions ordonnées par le ministre de l'Agriculture et du Commerce pour la purification en mer des effets et vêtements des passagers ». C'est ainsi que les bâtiments arrivant en patente nette des ports de la Turquie d'Europe, de la Turquie d'Asie ou de l'Égypte et ayant à bord un médecin commissionné, devaient être admis en libre pratique s'il s'était écoulé dix jours pleins depuis leur départ, alors que ces mêmes bâtiments, s'ils n'étaient pas accompagnés d'un médecin, continuaient à être soumis à une quarantaine d'observation de trois jours dans les ports de la Méditerranée et de vingt-quatre heures dans ceux de l'Océan et de la Manche. Un décret du 10 août 1849 réduisit de dix à huit jours le délai après lequel les navires à vapeur de cette provenance, en patente nette et ayant à bord un médecin sanitaire, devaient être admis en libre pratique.

Enfin, le 24 décembre 1850, paraissait un décret portant règlement de police sanitaire maritime. Le titre premier instituait les règles générales relatives à la patente de santé, aux mesures à prendre pendant la traversée et à l'arrivée, aux quarantaines dont les conditions d'application étaient exactement déterminées, etc. Le titre II traitait des autorités sanitaires, de leurs attributions et ressort. Aux anciennes intendances étaient substituées des *commissions sanitaires*, dont le rôle, d'ailleurs important, était surtout consultatif, et des *agents sanitaires*, chargés d'assurer le fonctionnement du service et relevant directement du ministre de l'Agriculture et du Commerce. Dans chaque département maritime, il y avait « au moins un *agent principal* ayant sous sa direction les *agents ordinaires* de la circonscription qui lui était assignée ». Dans les ports à lazarets, l'agent principal prenait le titre de *directeur de la santé*.

Le règlement de 1850 devint la base du règlement général annexé à la convention sanitaire internationale de 1851. Si l'on se rappelle combien avait été importante l'action de notre pays dans la préparation de la première conférence, on concevra que les dispositions adoptées aient été le reflet exact des idées françaises (1). Cependant de cet échange de vues devaient forcément résulter certaines modifications nécessitant une mise au point du texte de 1850. Celui-ci fut donc remplacé, après la conférence, par le règlement général du 4 juin 1853, lequel se référait d'une part à la convention et au règlement international promulgué le 27 mai précédent, d'autre part au règlement du 24 décembre 1850 (art. 1 à 15). Confirmant l'évolution qui avait substitué aux intendances des « commissions sanitaires » et des « agents de la santé », le règlement nouveau diminua encore les attributions de ces commissions, qu'il dénomma *conseils sanitaires* afin de mieux indiquer leur rôle consultatif, et augmenta celles des « agents responsables », représentants du pouvoir central, directeurs de la santé et agents principaux, qu'il mentionnait en premier lieu. Nous n'insisterons pas sur les autres prescriptions de ce décret, dont les dispositions applicables aux navires ont été indiquées à propos des principales questions traitées par les conférences sanitaires internationales (2).

Le 7 septembre 1863, paraissait un décret relatif aux mesures applicables aux arrivages en patente brute de fièvre jaune dans l'Océan et la Manche, aux termes duquel ces mesures, qui « pouvaient être différentes pour les passagers, l'équipage, le navire et les marchandises », étaient atténuées pour « les navires principalement installés en vue du transport rapide des passagers ».

Le 23 juin 1866, un second décret précisait les mesures applicables aux arrivages en patente brute de choléra. Ces deux règlements complétaient, en les modifiant sur certains points, les règlements français de 1850 et 1853 ainsi que le règlement international, et ces cinq règlements restaient simultanément en vigueur dans celles de leurs dispositions qui n'étaient pas contradictoires.

Il résultait de cette réglementation touffue une difficulté d'application qui, jointe aux impedimenta imposés au commerce, motiva de nombreuses plaintes. Les transactions maritimes s'étaient considérablement développées, la navigation à vapeur avait remplacé en grande partie la navigation à voiles, les communications télégraphiques s'étaient multipliées, autant de considérations qui militaient en faveur de nouvelles atténuations dans les prescriptions applicables à la police sanitaire. Une commission fut constituée le 13 avril 1874, « dans laquelle, à côté d'administrateurs et des médecins les plus autorisés, les chambres de commerce de Marseille, Bordeaux, Nantes et Le Havre et les grandes compagnies de transport maritimes étaient représentées, pour étudier les différents points de vue de la question et indiquer les conditions générales qui, conciliant tous les intérêts, et plaçant néanmoins au premier rang ceux de la santé publique,

(1) Voy. p. 6.
(2) P. 16 et suivantes.

pouvaient guider le Gouvernement dans une revision complète des règlements en vigueur (1) ».

De cette commune étude, suivie de celle du Comité consultatif d'hygiène publique, résulta le *règlement général du 22 février 1876*, qui comportait notamment une simplification des formalités d'arraisonnement, l'admission de nuit à la reconnaissance, la dispense de la patente en temps ordinaire pour les provenances du nord de l'Europe et de certaines parties du littoral de la Méditerranée, l'abréviation de la durée des quarantaines, l'amélioration du service des lazarets. Néanmoins il maintenait encore le principe même des quarantaines, toujours distinguées en « quarantaines d'observation » et « quarantaines de rigueur ». Le règlement était suivi de trois annexes relatives aux mesures sanitaires applicables au choléra, à la fièvre jaune et à la peste, mesures envisagées d'une façon distincte, suivant qu'il s'agissait de navires fréquentant les ports de la Méditerranée ou ceux de l'Océan et de la Manche.

A ce règlement succéda celui du 4 janvier 1896 (2), toujours en vigueur. Mais déjà, depuis 1885. les prescriptions de 1876 « n'étaient plus appliquées avec la même sévérité » (3). Les bateaux venant de pays contaminés pouvaient, si la désinfection avait été effectuée au départ et si les conditions sanitaires étaient jugées satisfaisantes à l'arrivée, obtenir libre pratique immédiate, bien qu'ayant une patente brute. C'était la suppression des quarantaines d'observation. Cette mesure importante et si favorable aux intérêts du commerce fut confirmée par le décret de 1896, qui constitua un progrès marqué et qui n'était d'ailleurs que la mise en « application des principes acceptés et des résolutions votées par le Comité consultatif d'hygiène publique de France en 1885 (3) et les conférences de Venise (1892), Dresde (1893) et Paris (1894) » (Proust).

Les principales modifications portèrent sur les points suivants : définition nouvelle du navire *suspect*, qui, au lieu d'être simplement un navire en patente brute, est un navire à bord duquel il y a eu des cas de choléra, de peste ou de fièvre jaune depuis un nombre de jours supérieur à la durée maxima de l'incubation de ces diverses maladies. A cette distinction, complétée par la dénomination de

(1) Rapport au président de la République relatif au règlement de police sanitaire maritime du 22 février 1876.

(2) Le règlement de 1876 avait été institué sur l'initiative du ministère de l'Agriculture et du Commerce, dont relevaient alors les services de l'hygiène. Ces services ayant été transférés au ministère de l'Intérieur le 5 janvier 1899, c'est sur la proposition de ce dernier département que fut rendu le décret du 4 janvier 1896 portant règlement de police sanitaire maritime.

(3) Voy. les rapports adressés à M. le ministre du Commerce par l'inspecteur général Proust, les 14 octobre 1884 et 14 janvier 1885, ainsi que les projets de règlement annexés à ce dernier. *Recueil des travaux du Comité consultatif d'Hygiène de France*, vol. XIV, p. 1, et vol. XV, p. 1. — Voy. également les rapports sur le règlement de police sanitaire maritime du 4 janvier 1896, par l'Inspecteur général Proust, *idem*, vol. XXV, p. 389.

navire *indemne* réservée au navire regardé auparavant comme suspect
en raison de la nature de sa patente, correspondait un traitement
différent et beaucoup moins rigoureux. Seuls les navires *infectés*
(le cas est exceptionnel) devaient être soumis à la quarantaine;
encore était-elle abrégée et prenait-elle le nom d'*observation*. Cet
euphémisme lui-même a son intérêt, puisqu'il témoignait du désir de
substituer jusque dans les mots des mesures plus libérales à celles
qui avaient été longtemps considérées comme indispensables. Aux passagers des navires suspects, et, dans certains cas indemnes, était
appliquée la *surveillance sanitaire*, dont il sera question plus loin.

Alors que le règlement de 1876 considérait comme contaminées
toutes les provenances d'un « pays » où il y avait eu du choléra, de
la fièvre jaune ou de la peste, celui de 1896 n'envisagea comme telles,
conformément aux décisions de la convention de Dresde, que les
provenances de la « circonscription » où des cas s'étaient produits.
A signaler également les améliorations apportées dans le recrute-
ment des médecins embarqués, les dispositions relatives à la désinfection, tant à bord des navires que dans les établissements de la
santé, dont certains reçurent le nom de *stations sanitaires*; la suppression de la distinction très anciennement établie et maintenue
dans le règlement de 1876 entre les mesures applicables dans les
ports de la Manche et de l'Océan d'une part, dans ceux de la Méditerranée de l'autre.

« La différence fondamentale, conclut Proust, entre le règlement
de 1896 et celui de 1876 réside donc en ce fait que, dans celui-ci, la
désinfection n'était que facultative et exceptionnelle, la quarantaine
étant obligatoire pour tous les navires provenant des pays contaminés ou même suspects, quelle que fût la durée de la traversée et
quel que fût l'état sanitaire du bord. D'après le règlement de 1896, au
contraire, la désinfection est obligatoire ; l'isolement n'est que
facultatif et tout à fait exceptionnel. »

II. *RÉGLEMENTATION ACTUELLE*. — Cette réglementation
sera incessamment mise en harmonie avec la convention internationale de 1903 et complétée par les dispositions qui, sous forme de
décrets, d'arrêtés ou de circulaires, sont venues s'ajouter au texte du
décret de 1896, ou le modifier sur quelques points. Dans l'exposé qui
va suivre, nous tiendrons compte de ces diverses adjonctions ou
modifications.

A. ***Objet de la police sanitaire maritime***. — Le choléra, la fièvre
jaune et la peste sont les seules maladies pestilentielles exotiques qui, en
France et en Algérie, déterminent l'application de mesures sanitaires permanentes.

D'autres maladies graves, transmissibles et importables, notamment le typhus et la variole, peuvent être exceptionnellement l'objet de précautions spéciales (art. 1).

Des mesures de précaution peuvent toujours être prises contre un navire dont les conditions hygiéniques sont jugées dangereuses par l'autorité sanitaire (art. 2).

Bien que ces articles permettent au service de la santé d'intervenir lorsqu'il se trouve en présence d'affections transmissibles ou seulement de « conditions hygiéniques jugées dangereuses », il n'en est pas moins vrai que la prophylaxie du choléra, de la fièvre jaune et de la peste demeure l'objet à peu près exclusif de la police sanitaire maritime. Or cet objet n'a plus toute l'importance qu'il avait autrefois, et on peut dire qu'il est devenu un peu étroit. Grâce aux mesures prises dans les lieux d'origine, à bord des navires, dans les ports de destination, grâce aussi aux progrès de l'hygiène générale qui ont heureusement modifié les conditions de réceptivité dans les villes maritimes, les maladies dites « pestilentielles exotiques » sont beaucoup moins redoutables pour les pays civilisés qu'elles ne l'étaient jadis, et la mortalité qu'elles occasionnent y est très inférieure à celle que provoque par exemple la tuberculose dans la marine de commerce (1).

Il faut reconnaître, d'autre part, que l'application des règles de l'hygiène navale laisse en général à désirer dans notre pays. Sur nos navires, les installations sanitaires sont trop souvent à l'état rudimentaire. Un grand paquebot qui transporte 5 à 600 voyageurs ou même davantage, à bord duquel sont rapatriés des coloniaux malades, n'a parfois pas d'infirmerie, ou ne dispose sous ce nom que de locaux restreints, mal placés, mal ventilés, à tous égards insuffisants. Les pharmacies ne sont pas toujours approvisionnées, et les boîtes de chirurgie sont anciennes. Les postes des chauffeurs et des matelots n'ont souvent pas les dimensions nécessaires, et l'air s'y renouvelle par trop difficilement. Bref, ce qui touche à la médecine et à l'hygiène est négligé pour le plus grand préjudice des passagers, de l'équipage et des compagnies de navigation elles-mêmes, auxquelles il importerait de montrer que ces améliorations, réalisables sans grands frais, sont une source de bénéfices, puisqu'elles se traduisent par une plus complète utilisation du personnel et une économie de vies humaines.

C'est au ministère de la Marine qu'il appartient d'indiquer ces améliorations et de faire appliquer les mesures destinées à protéger

---

(1) Voy. Dr Dupuy, Évolution de la tuberculose pendant les voyages en mer et sa prophylaxie à bord des navires de commerce. — La tuberculose parmi les équipages des paquebots. *Revue d'hygiène et de police sanitaire*, mai et décembre 1905. — Ch. Vigné, Prophylaxie de la tuberculose dans la marine marchande. *Hygiène générale et appliquée*, mars et avril 1906.

la santé publique à bord. Cependant, sauf en ce qui concerne la grande pêche, mieux surveillée depuis quelques années, cette administration se réfère encore à de vieilles ordonnances dans le fatras desquelles il n'est pas toujours aisé de distinguer les prescriptions applicables. Quant au contrôle technique, il n'existe pas.

En vue d'améliorer cet état de choses, le Parlement a récemment voté une loi concernant « la sécurité de la navigation maritime et la réglementation du travail à bord des navires de commerce ». Cette loi, promulguée le 17 avril 1907, renferme de brèves mais excellentes dispositions relatives à l'hygiène, dispositions qui seront développées et précisées dans le règlement d'administration publique mentionné à l'article 53.

Pour être appliquée, la loi du 17 avril 1907 nécessitera des concours au nombre desquels s'exercera sans nul doute très utilement celui (prévu d'ailleurs aux articles 4 et 19) des fonctionnaires du service sanitaire maritime. Par son organisation, son personnel médical et extramédical, par l'action directe qu'il exerce sur les médecins embarqués, par les ressources dont il dispose, le service sanitaire maritime est en mesure de contribuer activement à assurer l'application des règles de l'hygiène navale. Il ne saurait en tout cas agir qu'en vertu d'une sorte de délégation du ministère de la Marine, puisque la loi du 3 mars 1822, dont il tient ses pouvoirs, limite à peu près son action à la défense du territoire contre la peste, la fièvre jaune et le choléra. Une entente entre les ministères intéressés permettrait de réaliser une amélioration profitable à tout le monde.

Dans l'ordre d'idées envisagé ci-dessus, nous reproduirons ici, à titre d'indication, mais sans insister sur les détails d'exécution dont l'exposé nous entraînerait hors des limites tracées à cette étude, le plan d'un vapeur pourvu d'installations sanitaires spéciales pour malades et convalescents (fig. 3), plan établi d'après les instructions et indications du Dr Torel, par M. Solari, expert naval au service de la santé de Marseille. Nous ferons seulement observer que les installations sanitaires auxquelles a été donnée l'importance qu'elles comportent sont placées à l'arrière du navire et réalisent des conditions très favorables au point de vue de l'isolement et de l'aération.

B. *Patente de santé*. — **Objet et dispense de production de la patente.** — La patente de santé est un document qui a pour objet de mentionner l'état sanitaire du pays de provenance et particulièrement l'existence ou la non-existence des maladies visées à l'article premier. La patente de santé indique, en outre, le nom du navire, celui du capitaine, la nature de la cargaison, l'effectif de l'équipage et le nombre des passagers, ainsi que l'état sanitaire du bord au moment du départ.

La patente de santé est datée ; elle n'est valable que si elle a été délivrée dans les quarante-huit heures qui ont précédé le départ du navire (art. 3).

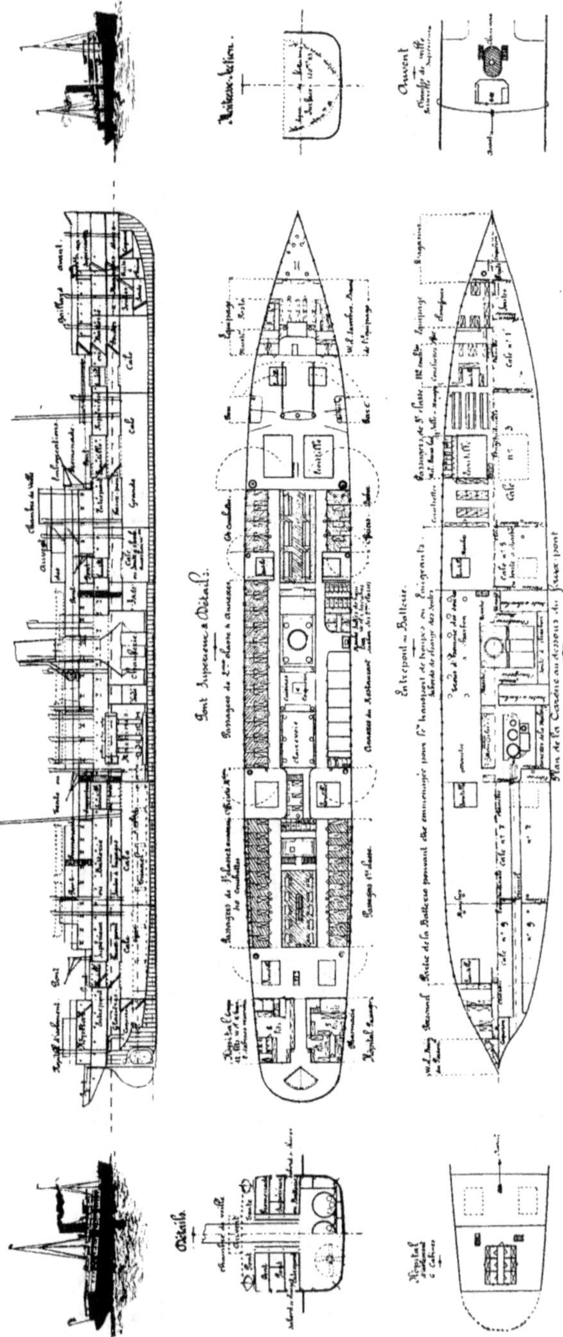

Fig. 3. — Plan d'un vapeur pourvu d'installations sanitaires pour malades et convalescents.

La patente de santé dont il a été longuement question dans un chapitre précédent (1) est, suivant l'expression du professeur Proust, le passeport sanitaire du navire. Mais, de même que le passeport ne présente plus dans la plupart des pays l'intérêt qu'il avait autrefois, la patente a perdu de son importance par le fait de la multiplicité des moyens de communication, principalement des échanges télégraphiques. L'état sanitaire du pays de provenance est souvent connu avant l'arrivée du navire, ainsi que les incidents que celui-ci a pu éprouver en cours de route.

C'est pour ce motif que l'on a inscrit dans les règlements (2) des dispenses qui ont été successivement étendues, de sorte qu'aujourd'hui la production de ce document n'est plus obligatoire à l'arrivée dans un port de France ou d'Algérie que pour les navires provenant :

« 1º Des pays situés hors d'Europe, l'Algérie et la Tunisie exceptées ; 2º du littoral de la mer Noire et des côtes de la Turquie d'Europe, sur l'Archipel et la mer de Marmara » (art. 11).

Pour les régions autres que celles désignées à l'article 11, la présentation d'une patente de santé est obligatoire pour les navires provenant d'une circonscription contaminée par une maladie pestilentielle.

La même obligation peut être étendue, par décision du ministre de l'Intérieur, aux pays se trouvant soit à proximité de ladite circonscription, soit en relations directes avec elle. Dans ce cas, l'obligation de la patente est immédiatement portée à la connaissance du public, notamment par la voie du *Journal officiel de la République française* (art. 12).

Les navires faisant le cabotage français (l'Algérie comprise) sont, à moins de prescription exceptionnelle, dispensés de se munir d'une patente de santé. La même dispense s'applique aux navires qui relient directement dans les mêmes conditions la France et la Tunisie » (art. 13).

Usage de la patente. — Un navire ne doit avoir qu'une patente de santé (art. 4).

Cette prescription, déjà inscrite dans le règlement international de 1851, est parfois violée par des capitaines qui se munissent de plusieurs patentes prises dans des ports différents afin de dissimuler leur véritable itinéraire ou d'autres conditions du voyage que l'administration sanitaire aurait intérêt à connaître. Il y a lieu de rapprocher cette disposition de celle qui forme le premier alinéa de l'article 9 : « La patente de santé délivrée au port de départ est conservée jusqu'au port de destination ; le capitaine ne doit en aucun cas s'en dessaisir. » Il faut entendre par ces derniers mots que le capitaine a la responsabilité de ce document, puisque le navire en

______

(1) P. 22.

(2) L'article 20 du règlement international de 1851 dispensait de a patente diverses catégories de navires, notamment ceux qui « faisaient le cabotage entre les différents ports du même pays ».

est obligatoirement pourvu ; mais, quand il y a un médecin à bord, la patente de santé doit être tenue à sa disposition, afin qu'il connaisse par elle l'état sanitaire des ports de provenance et d'escale.

La patente de santé est *nette* ou *brute* (1). Elle est nette quand elle constate l'absence de toute maladie pestilentielle dans la ou les circonscriptions d'où vient le navire ; elle est brute quand la présence d'une maladie de cette nature y est signalée.

Le caractère de la patente est apprécié par l'autorité sanitaire du port d'arrivée (art. 5).

La convention internationale de 1903, qui entre actuellement en vigueur, a modifié le sens du mot *circonscription*. Ainsi que nous l'avons indiqué (2), il faut entendre aujourd'hui par ce terme « une partie de territoire bien déterminée dans les renseignements qui accompagnent ou suivent la notification de la maladie…, quelles que soient l'étendue et la population de cette portion de territoire ».

Lorsqu'une maladie pestilentielle vient à se manifester dans un port ou ses environs, l'autorité sanitaire de ce port avise immédiatement l'administration supérieure et, une fois l'existence du foyer constatée, signale le fait sur la patente de santé qu'elle délivre.

L'épidémie est considérée comme éteinte lorsque cinq jours pleins se sont écoulés sans qu'il y ait eu ni décès, ni cas nouveau. La cessation complète de la maladie est alors immédiatement signalée à l'administration supérieure et, si les mesures de désinfection ont été convenablement prises, elle est mentionnée sur la patente de santé, avec la date de la cessation (art. 7).

Cet article devra être modifié pour être mis en harmonie avec le titre I de la convention de 1903, qui rend obligatoire la notification des cas avérés de peste ou de choléra dès leur première apparition et non pas seulement « une fois l'existence du foyer constaté ». D'autre part, cette mention ne doit, à notre avis, être portée sur la patente par les autorités sanitaires que sur les instructions de l'administration supérieure, à laquelle il appartient d'assurer, d'accord avec le ministère des Affaires étrangères, l'application des dispositions relatives aux notifications et communications ultérieures à faire aux autres pays et aux conditions qui permettent de considérer une circonscription territoriale comme contaminée ou redevenue saine. A ce point de vue encore, il y aura lieu de modifier cet article ; l'épidémie devant, aux termes de l'acte international de 1903, être considérée comme éteinte, non seulement « lorsque cinq jours pleins se sont écoulés sans qu'il y ait eu ni décès ni cas nouveau », mais lorsque ces conditions sont réalisées « après l'isolement, la mort ou

----

(1) Nous avons mentionné, pages 23 et 73, l'existence antérieure de la patente suspecte admise par la loi de 1822 et supprimée en 1847.
(2) P. 21.

la guérison du dernier malade, alors que toutes les mesures de désinfection ont été appliquées et, s'il s'agit de cas de peste, que les mesures contre les rats ont été exécutées ».

Nous avons relaté (p. 22) l'application de ces dispositions faite pour la première fois depuis la ratification de la convention sanitaire de 1903, et précisément par la France, à l'occasion des cas de peste observés en Algérie à la fin de 1907. C'est en conformité des instructions de l'administration supérieure que les mesures relatives à la cessation de l'épidémie et à la date de cette cessation ont été portées sur les patentes.

Formule de la patente. Délivrance et visas. — *En France et en Algérie*, la patente de santé est établie conformément à une formule arrêtée par le ministre de l'Intérieur (1) ; elle est délivrée gratuitement par l'autorité sanitaire à tout capitaine qui en fait la demande (art. 6).

A l'Étranger, la patente de santé est délivrée aux navires français à destination de France ou d'Algérie par le consul français du port de départ ou, à défaut de consul, par l'autorité locale.

Pour les navires étrangers à destination de France ou d'Algérie, la patente peut être délivrée par l'autorité locale, mais, dans ce cas ; elle doit être visée et annotée, s'il y a lieu, par le consul français.

Dans chaque port d'escale, elle est visée par le consul français ou, à son défaut, par l'autorité locale, qui y relate l'état sanitaire du port et de ses environs (art. 9, 2ᵉ alinéa).

Il importe que les visas soient autant que possible apposés sur la patente même et ne soient pas remplacés par des certificats séparés qui peuvent être dissimulés à l'autorité sanitaire et demeurer sans utilité. Cependant la brièveté des escales ne permet pas toujours de porter la patente au consulat. On peut admettre dans ces cas que le représentant de la compagnie de navigation à laquelle appartient le bâtiment se munisse par avance de la pièce destinée à être jointe à la patente. Ne pourrait-on du moins exiger qu'en outre de cette pièce mentionnant l'état de santé du port et signée par le consul un agent du consulat vînt apposer sur la patente un cachet ou tout autre signe attestant l'arrêt du navire ?

Les navires qui font un service régulier dans les mers d'Europe peuvent être dispensés par l'autorité sanitaire de l'obligation du *visa* de la patente à chaque escale (art. 10).

(1) Voy. cette formule à la page ci-contre.

MODÈLE DE PATENTE DE SANTÉ

N°

PATENTE DE SANTÉ.

Nom du bâtiment........ .
Nature du bâtiment.......
Pavillon.................
Tonneaux............ .
Canons.......... .
Appartenant au port d ....
Destination..............
Nom du capitaine..........
Nom du médecin ....
Équipage (tout compris) ...
Passagers................
Cargaison...............
État hygiénique du navire...
État hygiénique de l'équipage (couchage, vêtements, etc.)............
État hygiénique des passagers...............
Vivres et approvisionnements divers ....
Eau ....

Malades à bord

État (du port........
sanitaire (des environs....

Il a été constaté dans le port (ou ses environs) pendant la dernière semaine écoulée :

......cas de choléra.
......cas de fièvre jaune.
......cas de peste.

Délivrée le   du mois
d   190
à   heure du

ADMINISTRATION SANITAIRE DE FRANCE.

N°   RÉPUBLIQUE FRANÇAISE   PORT

ADMINISTRATION SANITAIRE

PATENTE DE SANTÉ

Nous,   de la Santé à
certifions que le bâtiment ci-après désigné part de ce port dans les conditions suivantes, dûment constatées :

Nom du bâtiment........
Nature du bâtiment.......   Malades à bord.
Pavillon..... ....
Tonneaux.............   État hygiénique du navire.
Canons ....   État hygiénique de l'équipage (couchage, vêtements, etc.)...........
Appartenant au port d.....
Destination...............   État hygiénique des passagers...............
Nom du capitaine.........
Nom du médecin (1) ... ...   Vivres et approvisionnements divers..........
Équipage (tout compris)...
Passagers...............   Eau....................
Cargaison ....

Conformément aux articles 30, 31, 32 et 33 du règlement, l'état sanitaire du navire a été vérifié, la visite médicale a été passée au moment de l'embarquement des passagers, et il a été constaté qu'il n'existait à bord, *au moment du départ*, aucun malade atteint d'affection pestilentielle (choléra, fièvre jaune, peste), ni linge sale, ni substance susceptible de nuire à la santé du bord.

Nous certifions, en outre, (du port est....................
que l'état sanitaire   (des environs est.............

et qu'il a été constaté dans le (......cas de choléra.
port (ou ses environs) pendant (......cas de fièvre jaune.
la dernière semaine écoulée   (......cas de peste.

En foi de quoi, nous avons délivré la présente patente, à
le   du mois d   190   , à   heure   du

L'Expéditionnaire   *Sceau de l'Administration*,   LE   DE LA SANTÉ,
de la patente.

PRESCRIPTIONS EXTRAITES DU RÈGLEMENT GÉNÉRAL

DE POLICE SANITAIRE MARITIME.

(Ces prescriptions, inscrites au verso, comprennent des dispositions empruntées aux articles 3, 4, 8, 9, 11, 12, 14, 15, 23, 28, 29, 30, 31, 32, 33 et 48 du règlement).

---

(1) Une circulaire du 24 août 1899 recommande expressément de mentionner, en regard du nom du médecin du bord, le titre de médecin sanitaire maritime, lorsque celui-ci en est pourvu et alors même que le navire n'est pas astreint à l'embarquement d'un praticien justifiant de cette qualité.

Infractions concernant la patente. — Le capitaine d'un navire dépourvu de patente de santé, alors qu'il devrait en être muni, ou ayant une patente irrégulière, est passible, à son arrivée dans un port français, des pénalités édictées par l'article 14 de la loi du 3 mars 1822, sans préjudice de l'isolement et des autres mesures auxquels le navire peut être assujetti par le fait de sa provenance, et des poursuites qui pourraient être exercées en cas de fraude (art. 14).

· **Utilité de la patente.** — On s'est parfois demandé si, pour les motifs que nous avons indiqués à propos de l'article 3, il y avait lieu de maintenir la patente. Cela n'est pas douteux. Souvent, il est vrai, elle n'apporte pas d'indications nouvelles sur l'état de la santé publique dans le pays de provenance et dans les ports d'escale, mais elle présente l'avantage de confirmer et de contrôler celles que le service sanitaire a pu recevoir par d'autres voies, sans parler des circonstances où il n'en possède aucune. D'autre part, la patente le renseigne sur les escales du navire et sur divers points relatifs au bâtiment lui-même. Or ces indications devraient toujours être fournies sous une forme équivalente, laquelle ne comporterait peut-être plus les mêmes garanties d'authenticité. Nous conclurons donc que, si l'on ne doit plus voir comme autrefois dans la patente la source unique des renseignements concernant l'état sanitaire du pays de provenance, elle n'en reste pas moins un élément d'information fort utile, et qu'il y a lieu de la conserver, mais en étendant à tous les cas où sa production n'est pas jugée nécessaire les exceptions admises (1).

C. *Médecins sanitaires maritimes*. — L'institution des médecins de la marine de commerce date de près d'un siècle. L'ordonnance royale du 4 août 1819 dispose (art. 1er) que « les armateurs et capitaines de tout navire expédié, soit pour des voyages au long cours, soit pour la pêche de la baleine et autres poissons à lard, seront tenus d'embarquer un chirurgien lorsque l'équipage dudit navire sera de vingt hommes et au-dessus, non compris les mousses ». « Nul ne pourra dorénavant être embarqué en qualité de chirurgien sur un navire de commerce s'il n'a été reçu officier de santé conformément à la loi du 19 ventôse an XI », etc. (art. 4). Mais ces dispositions, contresignées par le ministre secrétaire d'État de la Marine et des Colonies, avaient pour objet la santé de l'équipage et non la prophylaxie de la peste, du choléra et de la fièvre jaune.

Ce point de vue fut au contraire envisagé par l'ordonnance du 18 avril 1847, qui admit à la libre pratique immédiate, sous des con-

---

(1) Il arrive souvent, surtout dans la Méditerranée, que des navires à destination de ports français qui ne sont pas tenus de se munir d'une patente en prennent une cependant pour le cas où ils se trouveraient obligés de faire escale dans un port étranger.

ditions déjà citées (1), les bâtiments ayant à bord « un médecin sanitaire commissionné par le ministre de l'Agriculture et du Commerce » (art. 2), et chargea ce médecin « de l'exécution exacte des dispositions ordonnées par le ministre pour la purification en mer des effets et vêtements des passagers » (art. 9). Le décret du 10 août 1849 spécifia que les médecins sanitaires seraient « tous commissionnés par le ministre de l'Agriculture et du Commerce » (art. 2).

L'article 23 du règlement du 24 décembre 1850 confirma la création des médecins sanitaires, et l'article 32 du règlement international de 1851 obligea « les bâtiments à vapeur assujettis à la patente qui se livraient au transport des voyageurs à avoir un médecin sanitaire à bord (2) ». Le mode de nomination de ces médecins devait être « déterminé par les gouvernements respectifs ».

Le règlement de 1876 disposa que « les navires affectés au transport de nombreux voyageurs et faisant des trajets dont la durée, pour atteindre le point extrême de la ligne, dépassait en moyenne quarante-huit heures, seraient tenus d'avoir à bord un médecin pourvu du diplôme de docteur ou d'*officier de santé* ». Ces médecins *pouvaient être commissionnés* par le ministre de l'Agriculture et du Commerce et prenaient alors le titre de médecins commissionnés ».

Ces dernières dispositions ont été remplacées par celles du titre III du règlement de 1896 (3) :

« Tout bâtiment à vapeur français affecté au service postal ou au transport d'au moins cent voyageurs, qui fait un trajet dont la durée, escales comprises, dépasse quarante-huit heures, est tenu d'avoir à bord un médecin sanitaire.

Ce médecin doit être français et pourvu du diplôme de docteur en médecine : il prend le titre de *médecin sanitaire maritime* » (art. 15).

Le rapprochement des deux textes de 1876 et de 1896 suffit à établir la différence considérable qu'ils présentent. Aux médecins de nationalité non déterminée, pourvus d'un diplôme de docteur ou seulement d'officier de santé (dans la pratique, ce dernier desideratum n'était même pas toujours réalisé) et qui *pouvaient* être commissionnés par l'administration sanitaire, le décret de 1896 a substitué des médecins français, docteurs d'une faculté française, tenant du ministère de l'Intérieur, à la suite d'un examen, le droit d'exercer

(1) Voy. p. 75.
(2) Voy. p. 23.
(3) Le Comité consultatif d'hygiène publique de France avait approuvé, dans sa séance du 11 mai 1885, sur le rapport de l'inspecteur général Proust, un projet de règlement concernant les médecins embarqués, leurs attributions et leurs devoirs. *Recueil des travaux du Comité consultatif d'Hygiène de France*, vol. XV, p. 6. — Ce règlement est demeuré à l'état de projet.

leurs fonctions à l'exclusion des praticiens qui ne justifient pas du titre exigé. Le décret de 1896 a donc relevé notablement la situation morale et même matérielle des médecins de la marine du commerce, en obligeant les compagnies de navigation à les recruter dans des conditions très supérieures aux anciennes, et par conséquent à les rémunérer davantage.

Cependant cette réglementation, qui a soulevé au début les protestations de l'armement, n'a pas donné satisfaction aux médecins sanitaires maritimes.

Beaucoup se plaignent, non sans raison, que leur situation demeure précaire ; que la dépendance dans laquelle ils se trouvent à l'égard des compagnies qui rétribuent leurs services ne leur permet pas de remplir avec la liberté voulue leurs fonctions sanitaires ; que l'administration aurait dû, comme contre-partie des obligations qu'elle leur impose, se les attacher d'une façon plus complète et faire des médecins sanitaires maritimes ses délégués permanents à bord des navires.

Cette opinion avait été exprimée dans un rapport adressé à M. le ministre du Commerce par l'inspecteur général Proust, le 14 janvier 1885, c'est-à-dire antérieurement au règlement actuel. « Il me paraîtrait préférable, écrivait-il, que les médecins, au lieu d'être commissionnés, fussent des fonctionnaires relevant directement de l'administration et nommés par elle après examen. Ces médecins deviendraient des organes du service sanitaire ; ils n'auraient d'autre intérêt que celui de ce service, tandis qu'aujourd'hui, commissionnés ou non, ils sont sous la dépendance absolue de la compagnie qui les paye, les maintient ou les révoque à son gré. Nous ne devons pas les exposer à ce que leur conscience et leur intérêt puissent se trouver en opposition. D'un autre côté, cependant, il y aurait une aggravation budgétaire pour le département du Commerce s'il devait prendre à sa charge le traitement de ce nouvel ordre de médecins sanitaires. Pour cette raison, il y aurait lieu d'établir une convention avec les compagnies de navigation, stipulant que toute nomination de médecin sanitaire à bord d'un bâtiment entraînerait le versement entre les mains de l'État de la somme affectée au traitement du médecin. »

Ce projet, plusieurs fois repris par les intéressés, n'est pas sans soulever de sérieuses objections. Il ne convient pas de les examiner ici, car le cadre restreint de ce travail ne nous permet pas de donner à cette question le développement qu'elle comporte. Elle présente cependant trop d'importance pour que nous n'exprimions pas le vœu de voir intervenir, à l'occasion du règlement prochain, une solution qui, tout en impliquant l'augmentation dans une juste mesure de l'indépendance des médecins sanitaires, serait satisfaisante pour les divers intérêts en cause.

Cette solution pourra être facilitée par l'exemple de ce qui se fait dans quelques pays étrangers : En Italie, le gouvernement embarque sur les navires d'émigrants (1) et même sur les paquebots ordinaires de commerce, lorsque les compagnies de navigation le demandent (2), des médecins officiels dont le rôle (un peu différent dans l'un et l'autre cas) consiste essentiellement à représenter à bord l'autorité sanitaire.

D'autre part, la République Argentine, le Brésil, le Paraguay et l'Uruguay se sont mis d'accord par la Convention de Rio du 12 juin 1904 (3) pour créer un corps d'inspecteurs sanitaires maritimes ayant des fonctions internationales (4).

Enfin l'entente conclue le 10 décembre 1906 entre les administrations sanitaires française et italienne pour reconnaître comme réciproquement valables les mesures de désinfection prises dans les ports des deux pays à l'égard des navires provenant de régions contaminées, suppose également le concours de médecins sanitaires français investis

---

(1) Les convois d'émigrants italiens sont, aux termes de la loi du 31 janvier 1901, accompagnés d'un médecin de la marine royale, qui prend à bord la direction du service de santé et auquel il doit être rendu compte de tous les faits intéressant l'état sanitaire du navire.

(2) Elles peuvent le demander conformément à l'ordonnance suivante du ministre de l'Intérieur en date du 1er mars 1900 : « En vue d'accorder à la navigation et au commerce toutes les facilités compatibles avec les exigences du service sanitaire, et principalement dans l'intention d'éviter les retards à l'admission à la libre pratique des bateaux qui, bien qu'étant indemnes, devront subir la visite médicale et la désinfection par le seul fait de leur provenance de localités infectées de peste bubonique ; vu la loi du 22 décembre 1888 sur la protection de l'hygiène et de la santé publique ;

Décrète :

ARTICLE PREMIER. — Sur les bateaux provenant de localités infectées de peste et se dirigeant sur des escales italiennes, sera embarqué un médecin désigné à tour de rôle pa ce ministère, lorsque les armateurs respectifs ou les capitaines en auront fait la demande formelle.

ART. 2. — Ledit médecin sera chargé de la surveillance générale à bord pendant la traversée ; dans les vingt-quatre heures qui précéderont l'arrivée du bateau dans un port italien, il devra s'assurer que la désinfection des objets sales à l'usage de l'équipage ou des passagers est pratiquée, et il procédera à la visite médicale de toutes les personnes embarquées.

ART. 3. — Il sera en outre tenu, à l'arrivée du bateau, de présenter à l'autorité du port une déclaration écrite indiquant les conditions d'hygiène et de santé à bord et le traitement dont il se sera servi. Lorsque tout se sera passé dans les conditions susdites, le bateau sera immédiatement admis à la libre pratique. Lorsque, au contraire, quelque chose d'anormal sera signalé à bord, le bateau sera soumis aux mesures qui, suivant les divers cas, sont prescrites par les ordonnances de santé maritime en vigueur.

ART. 4. — Le médecin aura droit au transport et à la nourriture en première classe à bord, et ses honoraires, fixés suivant le cas d'accord avec le ministère, seront à la charge de la compagnie ou des armateurs du navire. »

. . . .

(3) Voy. p. 15.

(4) ART. 21. — Les Hautes Parties Contractantes se mettent d'accord pour la création d'un corps d'inspecteurs sanitaires maritimes ayant des fonctions internationales.

1° Chaque pays se réserve la faculté de fixer, d'accord avec les exigences de la

d'attributions spéciales. « Lorsque chacune des deux administrations, dit à ce sujet l'article 6, aura respectivement décidé par son règlement sanitaire intérieur de dispenser de la visite médicale et d'autres mesures les navires indemnes ayant à bord des médecins spécialement qualifiés par lui à cet effet, cette dispense sera acquise audit navire dans l'ensemble des ports desdits pays visés à l'article 2. »

Nous reviendrons plus loin (p. 112) sur cet accord. Rappelons seulement qu'il est en partie basé sur l'article 29, paragraphe 3, de la convention de Paris 1903 ainsi libellé : « Les autorités sanitaires des États auxquels il conviendrait de s'entendre sur ce point pourront dispenser de la visite médicale et d'autres mesures les navires indemnes qui auraient à bord un médecin spécialement commissionné par leur pays. »

Obtention du titre de médecin sanitaire maritime. — Les médecins sanitaires maritimes sont choisis sur un tableau dressé par le ministre de l'Intérieur, après examen passé devant un jury qui est désigné par le ministre.

L'examen porte sur l'épidémiologie, la prophylaxie et la réglementation sanitaires et leurs applications pratiques. Les conditions et les époques de l'examen sont arrêtées par le ministre de l'Intérieur... Il est délivré aux candidats agréés par le ministre un certificat d'aptitude aux fonctions de médecin sanitaire maritime (art. 16).

En exécution de cet article, un arrêté ministériel du 8 décembre 1896 institua des jurys d'examen à Paris, Marseille, Bordeaux, Saint-Nazaire et Le Havre (ils ont cessé de fonctionner dans ces deux

navigation, le nombre des inspecteurs, sauf le cas où il ne pourrait concourir à ce service par suite de circonstances spéciales ;

2° Peuvent seuls emplir les fonctions d'inspecteurs sanitaires maritimes les médecins diplômés des Facultés officielles des pays respectifs ;

3° La nomination de ces fonctionnaires sera faite au concours ou après examen spécial, conformément au programme établi par l'autorité sanitaire de chaque pays ;

4° La nomination de chaque inspecteur sera communiquée aux autorités sanitaires des autres pays. On devra énoncer le nom, les titres scientifiques, la date du concours ou de l'examen de la personne désignée ;

5° Les inspecteurs sanitaires maritimes devront présenter à l'autorité sanitaire des ports d'escales et de destination un rapport détaillé des événements qui se seront produits en cours de route et indiquer quelles mesures auront été prises au port de départ et pendant la traversée ;

6° Les déclarations des inspecteurs, quelle que soit leur nationalité, feront foi devant l'autorité sanitaire des Hautes Parties Contractantes, et elles seront prises en considération pour l'application du traitement définitif.

Art. 22. — S'il est démontré que l'inspecteur sanitaire maritime a apporté quelque négligence dans l'accomplissement de sa mission, il sera suspendu de ses fonctions pour une période de un à trois mois. Si ses déclarations à l'autorité sanitaire sont reconnues fausses, il encourra la destitution.

Art. 23. — Le navire de passagers qui n'aura pas d'inspecteur sanitaire maritime embarqué sera soumis au traitement prévu pour les navires que vise l'article 19, lettre B, et l'autorité sanitaire se réservera dans le cas de compléter ces mesures par d'autres qui lui offriront plus de garanties.

dernières villes) et fixa comme suit le programme, qui comprend deux parties, une épreuve écrite et une épreuve orale :

L'épreuve écrite comporte : 1° une composition sur la pathologie des maladies infectieuses et contagieuses (*maladies pestilentielles exotiques, maladies épidémiques et endémiques*) ; 2° une composition sur la législation sanitaire (*loi du 3 mars 1822, règlement du 4 janvier 1896, conférences internationales de Venise, de Dresde et de Paris*). — L'épreuve orale porte : 1° sur la pathologie des maladies infectieuses et contagieuses et sur la législation sanitaire; 2° sur la bactériologie (*coloration et diagnostic des principaux microbes pathogènes*); 3° sur la pratique de la désinfection (*préparation et usage des liquides antiseptiques ordinairement employés, stérilisation avec les appareils usités dans les laboratoires et sur les navires*).

Deux catégories de médecins sont dispensés de cette épreuve (1) : ce sont les médecins de la marine et des colonies ayant exercé leurs fonctions pendant cinq ans au moins (arrêté du 14 octobre 1897), et les docteurs en médecine français qui ont obtenu le diplôme des instituts de médecine coloniale de Paris, Bordeaux ou Marseille, sous condition de justifier qu'ils ont subi d'une manière satisfaisante une interrogation complémentaire portant spécialement sur les lois et règlements applicables à la police sanitaire maritime (arrêté du 24 décembre 1902).

Au cas où le nombre des médecins sanitaires maritimes portés sur la liste serait insuffisant, le ministre de l'Intérieur pourvoit... aux nécessités du service médical (art. 17).

Établissement du tableau des médecins sanitaires maritimes. — Il est procédé chaque année, dans le courant du mois de janvier, à la revision du tableau institué par l'article 16 du décret du 4 janvier 1896.

Sont portés en tête de ce tableau, pour former une catégorie distincte, les médecins qui ont fait à bord des navires un séjour représentant une moyenne d'au moins un mois de navigation par an depuis leur inscription. Cette liste est publiée et affichée d'une manière permanente au siège de chaque circonscription sanitaire maritime.

Le titre de médecin sanitaire maritime est essentiellement lié à l'exercice des fonctions sanitaires sur les navires et ne peut être porté par les inscrits qu'autant qu'ils remplissent effectivement ces fonctions ou qu'ils figurent sur la liste spécifiée ci-dessus.

En vue de l'établissement du tableau annuel, il est tenu, au siège de

(1) Par mesure transitoire, les médecins commissionnés antérieurement au décret du 4 janvier 1896 avaient été inscrits sur leur demande au tableau des médecins sanitaires maritimes (art. 18 du règlement) et les médecins français, docteurs en médecine ou officiers de santé, pouvant justifier qu'ils avaient rempli, au cours des cinq années qui avaient précédé le décret, les fonctions de médecin sanitaire à bord des navires pendant une durée d'au moins six mois, consécutifs ou non, avaient été admis à rembarquer en la même qualité, sans pouvoir toutefois porter le titre de médecins sanitaires maritimes (arrêté du 15 mai 1896).

chacune des circonscriptions sanitaires maritimes, un registre spécial indiquant les noms et prénoms des médecins, la date exacte de leur embarquement, les noms des navires et la nature des voyages effectués.

Les médecins sanitaires maritimes doivent se présenter, tant au départ qu'à l'arrivée, aux directeurs des circonscriptions sanitaires maritimes et apposer leur signature sur le registre ci-dessus prescrit, en regard des renseignements concernant leur voyage (décret du 13 décembre 1901, art. 1 et 2).

Attributions des médecins sanitaires maritimes. — Les médecins sanitaires maritimes remplissent à bord un double rôle de médecins traitants et d'agents sanitaires, dont les attributions respectives sont déterminées par les articles suivants du règlement de 1896 :

Le médecin sanitaire maritime a pour devoir d'user de tous les moyens que la science et l'expérience mettent à sa disposition :

a. Pour préserver le navire des maladies pestilentielles exotiques (choléra, fièvre jaune, peste) et des autres maladies contagieuses graves ;

b. Pour empêcher ces maladies, lorsqu'elles viennent à faire apparition à bord, de se propager parmi le personnel confié à ses soins et dans les populations des divers ports touchés par les navires (art. 19).

Le médecin sanitaire maritime s'oppose à l'introduction sur le navire des personnes ou des objets susceptibles de provoquer à bord une maladie contagieuse (art. 20).

Le médecin sanitaire maritime fait observer à bord les règles de l'hygiène. Il veille à la santé du personnel, passagers et équipage, et leur donne ses soins en cas de maladie (art. 21).

Le médecin sanitaire maritime se concerte avec le capitaine pour l'application des dispositions contenues dans les trois articles qui précèdent.

En cas d'invasion à bord d'une maladie pestilentielle ou suspecte, il prévient immédiatement le capitaine et assure, d'accord avec lui, les mesures de préservation nécessaires (art. 22).

Il serait bon que ces dispositions fussent complétées par un article relatif aux attributions respectives des médecins sanitaires maritimes et des médecins de la marine ou des colonies qui accompagnent parfois des passagers militaires. Ces derniers font exclusivement office de médecins traitants ; mais il n'est pas sans intérêt que les constatations qu'ils peuvent être amenés à faire en cette qualité concernant l'hygiène et l'état sanitaire du bord soient portées à la connaissance de celui qui en a la responsabilité.

Il serait bon également qu'une disposition fût consacrée au personnel auxiliaire, infirmiers et infirmières, dont le rôle est important non seulement au point de vue médical, mais aussi au point de vue sanitaire.

Tenue du registre de bord et déclarations à l'autorité sanitaire. — Le médecin sanitaire maritime inscrit jour par jour, sur un registre (1), toutes les circonstances de nature à intéresser la santé du bord.

Il mentionne les dates d'invasion, de guérison ou de terminaison par la mort, de tous les cas de maladies contagieuses, avec indication des détails essentiels que comporte la nature de chaque cas.

A chaque escale ou relâche, il consigne, sur son registre, la date de l'arrivée et celle du départ, ainsi que les renseignements qu'il a pu recueillir sur l'état de la santé publique dans le port et ses environs.

Il inscrit sur le même registre les mesures prises pour l'isolement des malades, la désinfection des déjections, la destruction ou la purification des hardes, du linge et des objets de literie, la désinfection des logements ; il indique la nature, les doses, le mode d'emploi des substances désinfectantes et la date de chaque opération (art. 23).

Le médecin sanitaire maritime est tenu, à l'arrivée dans un port français, de communiquer son registre à l'autorité sanitaire, qui ne statue qu'après en avoir pris connaissance. Il répond à l'interrogatoire de celle-ci et lui fournit de vive voix, ou par écrit (2) si elle l'exige, tous les renseignements qu'elle demande (art. 24).

Les déclarations du médecin sanitaire maritime sont faites sous la foi du serment. Le délit de fausse déclaration est poursuivi conformément aux lois (art. 25).

Rapports adressés au ministre de l'Intérieur. — Le médecin sanitaire maritime fait parvenir au moins chaque année au ministre de l'Intérieur un rapport relatant les observations de toute nature qu'il a pu recueillir au cours de ses voyages sur les questions intéressant le service sanitaire, l'étiologie et la prophylaxie des épidémies. Ces rapports peuvent donner lieu à l'attribution de récompenses honorifiques décernées par le ministre de l'Intérieur et publiées au *Journal officiel de la République Française* (art. 26).

En fait, des médecins en nombre limité envoient des rapports, et c'est pourquoi il eût été préférable de ne pas formuler comme une obligation une disposition dans laquelle il ne faut voir qu'un utile conseil donné à ceux qui sont désireux de se signaler par la manière intelligente et consciencieuse dont ils accomplissent leurs fonctions.

Infractions commises par les médecins sanitaires maritimes. — En cas d'infraction aux règlements sanitaires ou de non-exécution des devoirs résultant de ses fonctions, une décision ministérielle, prise sur l'avis du Comité de direction des services de l'hygiène, l'intéressé entendu, peut rayer un

(1) Ce registre, établi d'après un modèle déterminé, est fourni par l'administration sanitaire et non par l'armement.

(2) D'après un usage établi dans quelques ports, notamment à Marseille, le médecin sanitaire maritime remet à l'arrivée, sous pli cacheté adressé au directeur de la santé, une note concernant le voyage et l'état sanitaire du navire. Cette communication personnelle a pour objet de permettre au médecin de faire connaître avec plus d'indépendance les observations ou les faits qu'il croirait devoir signaler à l'autorité sanitaire.

médecin sanitaire, à titre temporaire ou définitif, du tableau dressé en vertu de l'article 16 (art. 27).

Cette disposition, modifiée en fait par suite de la suppression du Comité de direction des services de l'hygiène, a été complétée par l'article 4 du décret du 13 décembre 1901 (dont nous avons cité plus haut deux autres articles), aux termes duquel « le jury institué par le décret du 9 novembre 1901 pour l'examen des candidatures aux fonctions médicales du service sanitaire maritime, est également appelé à formuler son avis dans les cas où un médecin sanitaire maritime serait susceptible d'être rayé du tableau à titre temporaire ou définitif ».

Navires sans médecins sanitaires maritimes. — Le capitaine d'un navire ne pouvant justifier de la présence à bord d'un médecin sanitaire régulièrement embarqué ou d'un motif d'empêchement légitime, est passible, à son arrivée dans un port français, des pénalités édictées par l'article 14 de la loi du 3 mars 1822, sans préjudice des mesures sanitaires exceptionnelles auxquelles le navire peut être assujetti pour ce motif et des poursuites qui pourraient être exercées en cas de fraude (art. 28).

Sur les navires qui n'ont pas de médecin sanitaire, les renseignements relatifs à l'état sanitaire et aux communications en mer sont recueillis par le capitaine et inscrits par lui sur son livre de bord (art. 29).

D. *Mesures sanitaires au port de départ.* — Le règlement de 1896 s'est proposé de substituer le plus possible les mesures prises au départ et en cours de route à celles qui sont prises à l'arrivée, et à cet effet il donne à l'autorité sanitaire des pouvoirs permanents, différant en cela du règlement de 1876, qui ne prévoyait dans ses articles 22 et 23 des mesures à prendre au départ qu'en « temps d'épidémie ». A cet égard, le règlement de 1876 marquait un recul sur celui de 1853, dans lequel lesdites mesures étaient l'objet de dispositions précises et détaillées, plus détaillées encore que dans le décret de 1896. L'article 19 du règlement international prévoyait même que le non-accomplissement desdites dispositions pouvait entraîner le refus de la patente de santé ; mais cette sanction ne fut pas admise par l'administration sanitaire française (1), pas plus qu'elle ne l'est actuellement (2).

Si le règlement de 1876 avait cessé d'attribuer au service sanitaire maritime un contrôle sur l'hygiène du bord, contrôle que lui avait confié le règlement de 1853, c'est sans doute parce que le ministère

---

(1) « Dans aucun cas la patente de santé ne pourra être refusée » (Instructions sur l'exécution du décret du 4 juin 1853. *Recueil des travaux du Comité consultatif d'Hygiène de France*, vol. I, p. 33).

(2) La patente « est délivrée gratuitement par l'autorité sanitaire à tout capitaine qui en fait la demande » (Règlement, art. 6).

de l'Agriculture et du Commerce, auquel était alors rattaché ce service, n'avait pas cru devoir empiéter sur les attributions du département de la Marine et avait entendu se limiter plus étroitement aux attributions résultant de la loi du 3 mars 1822. D'ailleurs, même en 1853, l'administration supérieure prenait soin d'indiquer dans les instructions sur l'exécution du décret du 4 juin que, si les autorités sanitaires doivent veiller à l'hygiène des navires, c'est que des mauvaises conditions où se trouvent dans quelques cas les bâtiments « résultent quelquefois des maladies graves, qui, sous certaines influences, peuvent ou prendre le caractère des maladies réputées pestilentielles ou du moins en offrir les apparences ». C'était donc encore la peste, la fièvre jaune et le choléra que visait en ces termes le règlement de 1853.

Actuellement c'est en nous plaçant, non au point de vue un peu étroit de la prophylaxie du choléra, de la fièvre jaune et de la peste, mais à celui de l'hygiène navale même, que nous souhaitons de voir le service sanitaire maritime autorisé à exercer un contrôle plus effectif sur l'état sanitaire des navires au départ.

On nous accordera que cette revendication n'a pas pour but d'augmenter l'importance d'un service au détriment d'un autre ; une telle considération serait indigne de l'objet élevé que nous nous proposons. Nous désirons seulement voir élargir l'horizon trop borné de la police sanitaire et mettre à profit, pour assurer l'application de l'hygiène à bord, une organisation qui paraît ne plus correspondre exclusivement à son objet. Ce vœu, s'il se réalisait, se traduirait par une augmentation des attributions et des pouvoirs du service de la santé sur les points traités dans les articles suivants :

Le capitaine d'un navire français ou étranger se trouvant dans un port de France ou d'Algérie et se disposant à quitter ce port est tenu d'en faire la déclaration à l'autorité sanitaire avant d'opérer son chargement ou d'embarquer ses passagers (art. 30).

Dans le cas où elle le juge nécessaire, l'autorité sanitaire a la faculté de procéder à la visite du navire avant le chargement et d'exiger tous renseignements et justifications utiles concernant la propreté des vêtements de l'équipage, la qualité de l'eau potable embarquée et les moyens de la conserver, la nature des vivres et des boissons, l'état de la pharmacie (1) et, en général, les conditions hygiéniques du personnel et du matériel embarqués.

L'autorité sanitaire peut, dans le même cas, prescrire la désinfection du linge sale soit à terre, soit à bord.

Le cas échéant, ces diverses opérations sont effectuées dans le plus court délai possible, de manière à éviter tout retard au navire (art. 31).

L'autorité sanitaire s'oppose à l'embarquement des personnes ou des objets susceptibles de propager des maladies pestilentielles (art. 32).

(1) Les navires fréquentant les pays contaminés de peste doivent avoir un approvisionnement de sérum antipesteux.

Cette action de l'autorité sanitaire doit se combiner avec celle du médecin sanitaire maritime prévue à l'article 20 et la renforcer lorsqu'il y a lieu.

Les permis nécessaires soit pour opérer le chargement, soit pour prendre la mer, ne sont délivrés par la douane que sur le vu d'une licence remise par l'autorité sanitaire (art. 33).

Les bateaux de pêche et en général les navires qui s'écartent peu du port de départ sont dispensés, à moins de prescription exceptionnelle, de la déclaration prévue à l'article 30 (art. 34).

E. — ***Mesures sanitaires pendant la traversée et dans les ports d'escales contaminés***. — Comme les mesures à prendre au port de départ, les mesures à appliquer pendant la traversée ont été, dans le règlement de 1896 et pour le motif déjà indiqué, l'objet de développements que le règlement de 1876 ne contenait pas. Un seul article en effet, l'article 26, visait ces précautions, et aucune disposition ne concernait celles qu'il convient d'observer dans les ports d'escale contaminés. Le décret du 4 janvier 1896, au contraire, consacre à ce double sujet les treize articles ci-après :

Mesures pendant la traversée. — Le linge de corps des passagers et de l'équipage, sali pendant la traversée, est lavé aussi souvent que possible (art. 35).

L'exécution de cette prescription est peu aisée en raison de l'impossibilité d'utiliser l'eau de mer pour les savonnages et de l'emploi limité qui peut être fait de l'eau douce embarquée ou obtenue par distillation.

Cet article présente cependant l'avantage d'appeler l'attention sur l'intérêt qu'il y a à conserver le moins possible de linge sale à bord.

Les lieux d'aisances sont lavés et désinfectés deux fois par jour. Dans les cabines dont les occupants ne se déplacent pas, il est déposé une certaine quantité de substances désinfectantes, et des instructions sont données pour leur emploi, qui est obligatoire (art. 36).

Dès qu'apparaissent les premiers signes d'une affection pestilentielle, les malades sont isolés, ainsi que les personnes spécialement désignées pour remplir les fonctions d'infirmier (art. 37).

Dans les cabines où se trouvent les malades, s'il y a des lits superposés, ceux du bas sont seuls occupés ; les matelas, couvertures, etc., des lits non occupés sont enlevés de la cabine, dans laquelle on ne laisse que les objets strictement indispensables (art. 38).

Les déjections des malades sont immédiatement désinfectées.

Les vêtements, le linge, les serviettes, draps de lits, couvertures, etc., ayant servi aux malades sont, avant de sortir du local isolé, plongés dans une solution désinfectante.

Les vêtements et le linge des infirmiers sont soumis au même traitement avant d'être lavés.

Les objets infectés ou suspectés, de peu de valeur, sont immédiatement jetés à la mer si le navire est au large. Dans le cas où le navire est dans un port, ils sont brûlés.

Le sol des locaux affectés à l'isolement des malades et des infirmeries est lavé deux fois par jour à l'aide de solutions désinfectantes (art. 39).

Ces locaux ne sont rendus au service courant qu'après lavage complet de toutes leurs parois à l'aide de solutions désinfectantes, réfection des peintures ou blanchiment à la chaux chlorurée et désinfection du mobilier. Ils ne reçoivent de nouveaux passagers en santé qu'après avoir été largement ouverts pendant plusieurs jours après ces désinfections (art. 40).

Nous avons dit combien sont, en général, insuffisants les locaux affectés à bord des navires au traitement et à l'isolement des malades. Il est juste d'ajouter que, même sur les bâtiments les mieux partagés à cet égard, on ne saurait disposer d'installations permettant de répondre à tous les besoins qui peuvent se produire. Aussi la part laissée en pareille circonstance à l'initiative du médecin est-elle des plus larges. C'est ainsi qu'en présence d'un cas unique d'une affection transmissible il préférera parfois isoler le malade dans une cabine que de lui affecter l'hôpital du bord au détriment des non-contagieux et des blessés. Les cabines voisines devront alors, autant que possible, être évacuées ; on en consacrera une à l'infirmier. Il serait à désirer que ces cabines aient un accès indépendant de celles qu'occuperont les passagers ; mais il n'est pas possible de formuler sur tous ces points des règles précises. Si le malade est un homme de l'équipage, le poste dans lequel il se trouvait sera évacué et entièrement désinfecté.

Quel que soit le local utilisé, deux mesures s'imposent : l'isolement rigoureux du malade et de l'infirmier qui lui donne des soins et la désinfection de tous les objets ou vêtements dont il a fait ou continue à faire usage. On ne saurait trop insister sur ces mesures auxquelles le règlement consacre des prescriptions détaillées ; car, si elles sont en toute occasion la base de la prophylaxie des affections transmissibles, elles prennent à bord une importance très particulière, en raison de l'accumulation d'un grand nombre d'individus dans un espace restreint et des difficultés qu'il faut surmonter pour les réaliser. Le devoir du commandant est de donner au médecin le concours le plus complet.

Nous n'avons pas à insister ici sur les précautions personnelles que doit prendre le médecin et qu'il doit imposer à ses aides ; elles sont d'ordre courant, mais leur nécessité apparaît plus grande encore pour les raisons qui viennent d'être indiquées. Aussi la protection permanente des vêtements par un long sarrau de toile, de la tête par une calotte lavable, le nettoyage fréquent des mains, de la figure, de la barbe au moyen de solutions désinfectantes, le rinçage de la bouche, sont-ils recommandés. L'infirmier ne devra jamais prendre ses repas dans la cabine du malade. Si l'affection constatée est la fièvre jaune, les mesures ayant pour but de détruire les moustiques pouvant se trouver à bord et de les empêcher de pénétrer dans la cabine du malade seront les plus urgentes.

L'état hygiénique du navire, qui doit être en tout temps l'objet des préoccupations du médecin, sera, en cas de maladie contagieuse, particulièrement surveillé. Les hardes, vêtements, linges susceptibles de véhiculer des germes pathogènes seront désinfectés ou détruits, dût-on indemniser les propriétaires(1). Toute indisposition, si légère qu'elle soit, sera signalée au médecin afin de permettre l'isolement immédiat d'un nouveau cas. Cependant ces mesures devront être prises avec prudence, de manière à ne pas alarmer inutilement les passagers.

Nous ne ferons pas mention ici des procédés de désinfection dont il sera question dans un chapitre spécial ; nous rappellerons seulement que les grands paquebots français sont presque tous munis d'une étuve, avec le fonctionnement de laquelle il est indispensable que les médecins sanitaires maritimes, les infirmiers et les mécaniciens du bord soient suffisamment familiarisés.

Nous avons parlé à diverses reprises des infirmiers, comme si leur existence à bord était habituelle. Or elle ne l'est pas. Il y a, il est vrai, sur la plupart des bâtiments, pourvus ou non de médecins, un garçon ou un matelot affecté à l'entretien de la pharmacie ou de la caisse à médicaments et chargé de donner quelques soins aux malades : ce n'est généralement pas un infirmier, car il manque le plus souvent de connaissances spéciales et, d'une manière fréquente, il doit en même temps assurer un autre service. Il serait à souhaiter que le règlement nouveau rendît obligatoire sur les grands paquebots la présence de véritables infirmiers, capables de seconder utilement

(1) Aux termes de l'article 5 de la loi du 3 mars 1822, article que nous avons cité page 74, les objets qu'il est impossible de purifier ou de conserver peuvent être détruits sans obligation d'en rembourser la valeur ; la nécessité de la mesure doit être constatée par un procès-verbal. On pourrait objecter que la loi de 1822 vise « les mesures à observer sur les côtes, dans les ports et rades, dans les lazarets et autres lieux réservés », et non en mer ; mais, d'autre part, elle « règle les attributions, la composition et le ressort des autorités et administrations chargées de l'exécution de ces mesures et leur délègue le pouvoir d'appliquer provisoirement, dans les cas d'urgence, le régime sanitaire aux portions du territoire qui seraient inopinément menacées ». Le médecin sanitaire maritime est le délégué de l'administration sanitaire sur la portion de territoire qu'est le navire. En tout cas, la considération très secondaire du dommage ne devrait pas arrêter le médecin, s'il jugeait nécessaire la destruction de certains objets. Qu'il fasse établir un procès-verbal et laisse à l'armement, à l'administration sanitaire et, s'il y a lieu, aux tribunaux, le soin d'apprécier les conséquences d'une mesure commandée par l'intérêt général.

les médecins et qui ne rempliraient pas à bord d'autres fonctions.

Lorsque la mort d'un malade isolé est dûment constatée, le cadavre est jeté à la mer ; les objets de literie à l'usage du malade au moment de son décès sont également jetés à la mer si le navire est au large, ou désinfectés (art. 41).

Mesures dans les ports d'escale contaminés. — En arrivant en rade d'un port contaminé, le capitaine mouille à distance de la ville et des navires. S'il est contraint d'entrer dans le port et de s'amarrer à quai, il doit éviter autant que possible le voisinage des bouches d'égout ou des ruisseaux par lesquels se déverseraient les eaux vannes.

Aucun débarquement n'est autorisé qu'en cas de nécessité absolue. Personne ne doit coucher à terre ni, autant que possible, sur le pont du navire (art. 42).

Les notions acquises depuis 1896 sur l'étiologie de la fièvre jaune et de la peste permettront de compléter utilement ces prescriptions au point de vue de la préservation du navire contre les moustiques et les rats. En ce qui concerne la destruction des rats, on trouvera plus loin un exposé de l'état actuel de la question.

L'eau prise dans un port contaminé est dangereuse ; s'il y a nécessité de renouveler la provision, l'eau est immédiatement bouillie ou stérilisée (art. 34).

Le lavage du pont est interdit si l'eau qui entoure le navire placé près de terre est souillée ou suspecte ; le pont est alors frotté à sec (art. 44).

Le médecin sanitaire maritime, ou, à son défaut, le capitaine, s'oppose à l'embarquement des malades ou des personnes suspectes de maladie pestilentielle, ainsi que des convalescents de même maladie dont la guérison ne remonte pas à quinze jours au moins.

Le linge sale est refusé ou désinfecté (art. 45).

Seuls les compartiments de la cale, dont l'ouverture est indispensable au chargement, au déchargement ou à des opérations d'assainissement, sont ouverts (art. 46).

Si, pendant le séjour dans le port, une affection pestilentielle se montre à bord du navire, les malades chez lesquels les premiers symptômes ont été dûment constatés sont, chaque fois qu'il est possible, dirigés sur le lazaret ou, à son défaut, sur l'hôpital, et tous leurs effets, les objets de literie qui leur ont servi sont détruits ou désinfectés (art. 47).

F. — *Mesures sanitaires à l'arrivée*. — Reconnaissance et arraisonnement. — Tout navire qui arrive dans un port de France et d'Algérie doit, avant toute communication, être *reconnu* par l'autorité sanitaire.

Cette opération obligatoire a pour objet de constater la provenance du navire et les conditions sanitaires dans lesquelles il se présente.

Elle consiste en un interrogatoire dont la formule est arrêtée par le ministre de l'Intérieur (1) et dans la présentation, s'il y a lieu, d'une patente de santé.

Réduite à un examen sommaire pour les navires notoirement exempts de

(1) Cette formule est la suivante :
1. D'où venez-vous ?
2. Avez-vous une patente de santé ?

suspicion, elle constitue la *reconnaissance proprement dite* ; dans les cas qui exigent un examen plus approfondi, elle prend le nom d'*arraisonnement*.

L'arraisonnement peut avoir pour conséquence, lorsque l'autorité sanitaire le juge nécessaire, l'*inspection sanitaire*, comprenant, s'il y a lieu, la *visite médicale* des passagers et de l'équipage (art. 48).

Les résultats soit de la reconnaissance, soit de l'arraisonnement, sont relevés par écrit et consignés simultanément sur le registre médical et le livre de bord et sur un registre spécial tenu par l'autorité sanitaire du port (art. 50).

Les bateaux de la douane, les bateaux des ponts et chaussées affectés au service des ports de commerce, des phares et balises, les bateaux-pilotes, les garde-pêche, les bateaux qui font la petite pêche sur les côtes de France ou d'Algérie ou sur la partie des côtes de Tunisie qui s'étend du cap Nègre à la frontière algérienne, et en général tous ceux qui s'écartent peu du rivage et qui peuvent être reconnus au simple examen sont, à moins de circonstances exceptionnelles dont l'autorité sanitaire est juge, dispensés de la reconnaissance (art. 51).

On peut faire à l'article 48 cette double critique qu'il ne distingue pas suffisamment la *reconnaissance* de l'*arraisonnement* et que, tout en définissant la reconnaissance « un interrogatoire sommaire pour les navires notoirement exempts de suspicion », il suppose par la formule consacrée à cet interrogatoire une opération sanitaire beaucoup plus approfondie qu'il ne l'indique. Il est vrai que, dans la pratique, « cet interrogatoire peut être abrégé pour les navires venant de ports français ou de pays notoirement sains ».

La reconnaisance doit être, comme le nom même le suppose, une opération par laquelle on constate qu'un bateau entrant dans le port

3. Quels sont vos nom, prénoms et qualité?

4. Quel est le nom, le pavillon et le tonnage de votre navire?

5. De quoi se compose votre cargaison?

6. Quel jour êtes-vous parti?

7. Quel était l'état de la santé publique à l'époque de votre départ?

8. Avez-vous le même nombre d'hommes que vous aviez au départ, et sont-ce les mêmes hommes?

9. Avez-vous eu, pendant votre séjour, pendant la traversée, des malades à bord? En avez-vous actuellement?

10. Est-il mort quelqu'un pendant votre séjour, soit à bord, soit à terre, ou pendant votre traversée?

11. Avez-vous relâché quelque part? Où? A quelle époque?

12. Avez-vous eu quelque communication pendant la traversée? N'avez-vous rien recueilli en mer?

Nota. — Dans la pratique, cet interrogatoire peut être abrégé pour les navires venant de ports français ou de pays notoirement sains.

Dans le cas de suspicion, les autorités sanitaires peuvent faire, indépendamment des questions ci-dessus spécifiées, toutes les autres interrogations qu'elles jugent nécessaires pour s'éclairer sur les conditions sanitaires du navire, notamment celles relatives aux cas de maladie ou de mort observés pendant la traversée. Elles peuvent exiger l'exhibition du rôle de l'équipage et des passagers, ainsi que de tous les documents qui permettent de contrôler le nombre des personnes présentes à bord au moment de l'arrivée.

y est connu. C'est bien là la constatation sommaire dont parle le règlement. Dans de telles conditions, l'interrogatoire ne peut pour ainsi dire consister que dans cette question : l'état sanitaire est-il bon à bord et n'avez-vous rien de particulier à signaler ? Les autres indications relatives au nom du navire, à sa provenance, etc., sont de pure forme et destinées seulement à la régularité des écritures. Les navires qui ne sont pas connus doivent au contraire être soumis à l'arraisonnement, pour lequel il faudrait réserver la formule beaucoup plus complète annexée au règlement. Les indications contenues dans les instructions sur l'exécution du décret du 4 juin 1853, et que nous avons reproduites en note (p. 25), nous semblent constituer une définition plus satisfaisante que la définition actuelle.

La manière dont il est procédé à la reconnaissance et à l'arraisonnement varie suivant les ports et la disposition des lieux. Le plus ordinairement le médecin accompagné d'un officier, ou, s'il n'y a pas de médecin, le capitaine lui-même, se rendent au bâtiment de la santé pour y faire les déclarations prescrites. Dans d'autres ports, c'est un officier de la santé qui vient le long du bord pour recevoir ces déclarations, habituellement faites alors par écrit.

Les opérations de reconnaissance et d'arraisonnement sont effectuées sans délai.

Elles sont pratiquées, même de nuit, toutes les fois que les circonstances le permettent. Cependant, s'il y a suspicion sur la provenance ou sur les conditions sanitaires du navire, l'arraisonnement et l'inspection sanitaire ne peuvent avoir lieu que de jour (art. 49).

Inspection sanitaire et visite médicale. — L'inspection sanitaire consiste dans un examen des diverses parties du navire auquel procèdent les agents de la santé en vue des constatations susceptibles de les renseigner sur l'état sanitaire du bord. Cet examen est plus ou moins approfondi, suivant les circonstances.

La visite médicale est l'inspection sanitaire des passagers et de l'équipage. Il a été admis jusqu'ici qu'elle ne devait avoir lieu que de jour. Or cette prescription cause une gêne notable, voire même un préjudice aux bâtiments qui, arrivant par exemple à quatre heures du soir en hiver, ne peuvent être admis à la libre pratique que le lendemain au jour. L'inconvénient est plus grand encore lorsque ce retard entraîne pour les navires la perte d'une marée.

La conférence sanitaire de 1903 a décidé (convention, art. 56) que les navires transitant le canal de Suez pourraient être visités de nuit « s'ils étaient éclairés à la lumière électrique et toutes les fois que l'autorité sanitaire locale aurait l'assurance que les conditions d'éclairage sont suffisantes ».

Pourquoi n'en serait-il pas de même en France, non pendant toute la nuit, mais pendant les heures qui suivent, en hiver surtout, le coucher du soleil ? L'autorité sanitaire demeurerait libre de surseoir à la visite si elle jugeait, dans certaines circonstances, préférable de remettre l'examen médical au jour. Il en serait ainsi toutes les fois qu'un fait suspect appellerait spécialement son attention.

Cette facilité donnée au commerce ne devrait en effet diminuer en rien les garanties résultant d'une mesure dont l'importance est considérable et qui reste la précaution la plus rationnelle et la plus efficace qui puisse être prise pour la protection de la santé publique. Mais, pour comporter ces garanties, la visite médicale ne saurait être, comme elle l'est trop souvent, une simple et rapide formalité. On doit la passer avec soin et y consacrer le temps nécessaire.

Il pourrait en être différemment à bord des navires français où il y a un médecin sanitaire maritime, et des navires étrangers sur lesquels il y a un médecin et qui appartiennent à des pays ayant conclu avec la France l'entente spéciale prévue par l'article 29 de la convention de 1903.

Encore faudrait-il que ce médecin eût procédé lui-même avec grande attention, dans les heures précédant l'arrivée, à l'examen individuel de tous les passagers et hommes d'équipage, de manière à être en mesure d'affirmer que tous sont en bonne santé et à signaler seulement les personnes sur l'état desquelles il pourrait avoir quelques doutes. Cette façon de procéder permettrait de supprimer, dans la plupart des cas, la visite au port d'arrivée et de faire gagner du temps au navire. La question est étroitement liée à celle des médecins sanitaires maritimes dont nous avons parlé : il dépendra en tout cas beaucoup des compagnies et des médecins eux-mêmes que cette amélioration soit réalisée.

Obligations imposées au capitaine et éventuellement à l'équipage et aux passagers. — Tout capitaine arrivant dans un port français est tenu de :

1º Empêcher toute communication, tout déchargement de son navire avant que celui-ci ait été reconnu et admis à la libre pratique ;

2º Produire aux autorités chargées de la police sanitaire tous les papiers du bord ; répondre, après avoir prêté serment de dire la vérité, à l'interrogatoire sanitaire, et déclarer tous les faits, donner tous les renseignements venus à sa connaissance et pouvant intéresser la santé publique ;

3º Se conformer aux règles de la police sanitaire, ainsi qu'aux ordres qui lui sont donnés par lesdites autorités (art. 52).

Les gens de l'équipage et les passagers peuvent, lorsque l'autorité sanitaire le juge nécessaire, être soumis à de semblables interrogatoires et obligés, sous serment, à de semblables déclarations (art. 53).

Navires en patente nette. — Les navires dispensés de produire une patente de santé ou munis d'une patente de santé *nette* sont admis immédiatement à la libre pratique, après la reconnaissance ou l'arraisonnement, sauf dans les cas mentionnés ci-après :

a. Lorsque le navire a eu à bord, pendant la traversée, des accidents certains ou suspects, de choléra, de fièvre jaune ou de peste, ou d'une maladie grave, transmissible et importable ;

b. Lorsque le navire a eu en mer des communications de nature suspecte ;

c. Lorsqu'il présente, à l'arrivée, des conditions hygiéniques dangereuses ;

d. Lorsque l'autorité sanitaire a des motifs légitimes de contester la sincérité de la teneur de la patente de santé ;

e. Lorsque le navire provient d'un port qui entretient des relations libres avec une circonscription voisine contaminée ;

f. Lorsque le navire, provenant d'une circonscription où régnait peu auparavant une maladie pestilentielle, a quitté cette circonscription avant qu'elle ait cessé d'être considérée comme contaminée.

Dans ces différents cas, le navire, bien que muni d'une patente nette, peut être assujetti aux mêmes mesures que s'il avait une patente brute (art. 54).

Navires en patente brute. — Tout navire arrivant avec patente brute est soumis au régime sanitaire déterminé ci-après.

Ce régime diffère selon que le navire est *indemne*, *suspect* ou *infecté* (art. 55).

Est considéré comme *indemne*, bien que venant d'une circonscription contaminée, le navire qui n'a eu ni décès, ni cas de maladie pestilentielle à bord, soit avant le départ, soit pendant la traversée, soit au moment de l'arrivée.

Est considéré comme *suspect* le navire à bord duquel il y a eu un ou plusieurs cas, confirmés ou suspects, au moment du départ ou pendant la traversée) mais aucun cas nouveau de choléra depuis sept jours, de fièvre jaune depuis neuf jours ou de peste depuis douze jours.

Est considéré comme *infecté* le navire qui présente à bord un ou plusieurs cas, confirmés ou suspects, d'une maladie pestilentielle ou qui en a présenté pour le choléra depuis moins de sept jours, pour la fièvre jaune depuis moins de neuf jours et pour la peste depuis moins de douze jours (art. 56 du règlement amendé par le décret du 15 juin 1899).

Cette classification est basée sur le principe admis à Venise en 1892 (1), suivant lequel les navires doivent être traités surtout d'après leur état sanitaire et non pas seulement d'après leur provenance, principe qui consacre la suppression des anciennes quarantaines. Les dénominations d' « indemnes », de « suspects » ou d' « infectés » ne s'appliquent donc qu'à des navires en patente brute ; il n'est prévu aucun qualificatif spécial pour le navire en patente nette.

Le texte ci-dessus de l'article 56 n'est pas entièrement conforme à la rédaction de 1896. Il a été modifié par le décret du 15 juin 1899, qui a fixé à douze jours au lieu de neuf le temps écoulé depuis la

(1) P. 30.

date du dernier cas de peste. Une modification analogue a été apportée aux articles 57, 59 et 60 par ce même décret, dont nous substituerons, en ce qui concerne ces articles, le texte à celui du règlement général.

Navires indemnes. — Le navire *indemne* est soumis au régime suivant :

« 1° Visite médicale des passagers et de l'équipage ;

« 2° Désinfection du linge sale, des effets à usage, des objets de literie ainsi que de tous autres objets ou bagages que l'autorité sanitaire du port considère comme contaminés.

« Si le navire a quitté la circonscription contaminée depuis plus de cinq jours en cas de choléra, depuis plus de sept jours en cas de fièvre jaune et de *dix* jours en cas de peste, les mesures ci-dessus sont immédiatement prises, et le navire est admis à la libre pratique.

« Si le navire a quitté depuis moins de cinq jours une circonscription contaminée de choléra, il est délivré à chaque passager un passeport sanitaire indiquant *la date du jour où le navire a quitté le port contaminé*, le nom du passager et celui de la commune dans laquelle il déclare se rendre. L'autorité sanitaire donne en même temps avis du départ du passager au maire de cette commune et appelle son attention sur la nécessité de surveiller ledit passager au point de vue sanitaire jusqu'à l'expiration des cinq jours à dater du départ du navire (*surveillance sanitaire*).

« L'équipage est soumis à la même surveillance sanitaire.

« Si la circonscription quittée par le navire depuis moins de sept jours était contaminée de fièvre jaune ou depuis moins de *dix* jours était contaminée de peste, les mêmes précautions sont prises, sauf les modifications suivantes :

« 1° Le délai de surveillance est porté à sept jours en cas de fièvre jaune ou à dix jours en cas de peste ;

« 2° Le déchargement des marchandises n'est commencé qu'après le débarquement de tous les passagers ;

« 3° L'autorité sanitaire peut ordonner la désinfection de tout ou partie du navire ; mais cette désinfection n'est faite qu'après le débarquement des passagers :

« Dans tous les cas, l'eau potable du bord est renouvelée, et les eaux de cale sont évacuées après désinfection (art. 57 du règlement amendé par le décret du 15 juin 1899).

Aux termes du troisième alinéa de cet article, le régime applicable aux navires indemnes comporte la « désinfection du linge sale, des effets à usage, des objets de literie, ainsi que de tous autres objets ou bagages que l'autorité sanitaire *considère comme contaminés* ». Ces derniers mots auraient dû être interprétés dans ce sens qu'il faut réserver la désinfection pour les cas où l'autorité a des motifs spéciaux de l'appliquer : bien que le navire soit indemne. Cependant, sous l'empire de la crainte causée par l'actuelle épidémie de peste et de la connaissance incomplète que l'on avait, au début, des conditions dans lesquelles se propage cette maladie, l'usage a prévalu presque jusqu'à ce jour (1) de passer à l'étuve la literie des postes d'équipage, ainsi que le linge sale des matelots et des passagers et de désinfecter sommairement certaines parties du navire. On peut critiquer aujourd'hui le caractère trop général donné à cette mesure, car une désinfection incomplète et par conséquent à peu près inutile présente souvent plus d'inconvénients que d'avantages. Les passagers sollicités par le maître d'hôtel de donner un peu de linge sali pendant la traversée, afin de satisfaire à la demande du service de la santé, remettaient en maugréant un mouchoir ou une paire de chaussettes et tournaient en ridicule les exigences de l'administration sanitaire, alors que celle-ci se voyait dans l'impossibilité matérielle d'aller chercher parmi les innombrables bagages transportés dans les entreponts le linge ou les vêtements portés par ces mêmes passagers avant leur départ des pays contaminés, et dont la désinfection, encore que discutable, eût été plus rationnelle. Celle de la literie de l'équipage n'était pas moins théorique, puisqu'on replaçait, après les avoir passés à l'étuve, les matelas dans leurs cadres, sans avoir fait subir à ceux-ci autre chose qu'une aspersion de sublimé ; de telle sorte que, en supposant que ces matelas eussent été infectés, ils devaient se réinfecter fatalement par leur retour dans ce milieu. On ne saurait, en matière de stérilisation, prétendre à l'absolu : on doit du moins ne rien faire qui ne tende au résultat que l'on peut logiquement souhaiter d'atteindre. C'est en quoi les mesures dont il s'agit étaient inutiles (2).

La convention de Paris a formulé, au sujet de celles qu'il y a lieu de prendre à l'égard des navires indemnes de peste ou de choléra, les dispositions ci-après, différentes dans l'un et l'autre cas et que nous devons rappeler ici parce qu'il en sera tenu compte dans le règlement sanitaire nouveau :

Les navires *indemnes de peste* sont admis à la libre pratique immédiate, quelle que soit la nature de leur patente.

Le seul régime que peut prescrire à leur sujet l'autorité du port d'arrivée consiste dans les mesures suivantes :

1º Visite médicale ;

2º Désinfection du linge sale, des effets à usage et des autres objets de l'équipage et des passagers, *mais seulement dans les cas exceptionnels, lorsque l'autorité sanitaire a des raisons spéciales de croire à leur contamination.*

. . . . (3).

---

(1) Jusqu'au moment où a été appliqué le décret du 4 mai 1906 sur la dératisation. Les directeurs de la santé ont considéré alors très justement que la sulfuration des postes d'équipage, entreponts, etc., représentait et au delà, au point de vue de l'assainissement, l'équivalent des mesures partielles de désinfection prises jusqu'alors.

(2) Elles ont été souvent critiquées, notamment à l'Académie de médecine. Voy. *Bulletin de l'Académie*, séance des 2 et 16 juin 1903, pages 694, 695, 696, 697 et 743.

(3) Cette ligne de points remplace les dispositions relatives à la dératisation, dont il sera question plus loin.

Cette dernière disposition est de beaucoup préférable à celle du règlement de 1896, et elle ne saurait donner lieu à l'interprétation excessive dont nous venons de parler.

L'équipage et les passagers peuvent être soumis à une surveillance qui ne dépassera pas cinq jours à compter de la date où le navire est parti du port contaminé. On peut également, pendant le même temps, empêcher le débarquement de l'équipage, sauf pour raisons de service.

L'autorité compétente du port d'arrivée peut toujours réclamer sous serment un certificat du médecin du bord, ou, à son défaut, du capitaine, attestant qu'il n'y a pas eu de cas de peste sur le navire depuis le départ et qu'une mortalité insolite des rats n'a pas été constatée (convention art. 23).

Les navires *indemnes de choléra* sont admis à la libre pratique immédiate, quelle que soit la nature de leur patente.

Le seul régime que puisse prescrire à leur sujet l'autorité du port d'arrivée consiste dans les mesures prévues aux n°s 1, 4 et 6 de l'article 26 (1).

L'équipage et les passagers peuvent être soumis, au point de vue de leur état de santé, à une surveillance qui ne doit pas dépasser cinq jours à compter de la date où le navire est parti du port contaminé.

Il est recommandé d'empêcher, pendant le même temps, le débarquement de l'équipage, sauf pour raisons de service.

L'autorité compétente du port d'arrivée peut toujours réclamer sous serment un certificat du médecin du bord ou, à son défaut, du capitaine, attestant qu'il n'y a pas eu de cas de choléra sur le navire depuis le départ (convention, art. 28).

Mesures spéciales applicables aux provenances des pays contaminés de peste. — L'apparition de la peste aux Indes et sa propagation ont motivé, en 1897, de la part de l'administration sanitaire française, une disposition aux termes de laquelle aucun navire provenant d'une localité reconnue contaminée de peste ou portant des objets tels que laines brutes, cuirs verts, peaux fraîches, linges de corps, literie, etc., venant directement ou indirectement de toute localité où la peste avait été constatée, ne pouvait pénétrer en France ou en Algérie que par Marseille, Alger, Pauillac, Saint-Nazaire, Le Havre et Dunkerque.

Cette disposition, successivement inscrite dans les décrets du 7 mars et du 15 avril 1897, fut amendée le 15 juin 1899 en faveur du port de Boulogne, autorisé à recevoir des jutes de Calcutta.

Lorsque, en 1900, la peste se montra à Glascow et à Cardiff, l'administration se vit dans la nécessité de modifier la réglementation du 15 juin 1899 sous peine d'apporter une perturbation dans les transactions avec l'Angleterre, et elle provoqua le 23 septembre 1900 un nouveau décret qui, tout en maintenant les dispositions précédentes,

______

(1) Visite médicale; désinfection du linge sale, des effets à usage, etc., considérés comme contaminés; évacuation de l'eau de cale.

donnait au ministre de l'intérieur la faculté de « déterminer les autres ports qui pourraient également être ouverts aux provenances des pays contaminés de peste, par exception ou sous réserve de conditions spéciales résultant de l'état sanitaire des navires à leur arrivée ou de la nature de leur chargement ».

Depuis, est intervenue une nouvelle disposition qui, sans abroger expressément celle du 23 septembre 1900, la modifie en fait : c'est le décret du 4 mai 1906 sur la dératisation des navires provenant de localités considérées comme contaminées de peste ou y ayant fait escale. Ce décret, dont il sera question plus loin, n'autorise l'admission de ces navires dans les ports français qu'autant que ceux-ci sont munis d'appareils de dératisation ; il leur ouvre donc implicitement l'accès de tous les ports où la destruction des rats peut être pratiquée dans les conditions et avec les garanties qu'il prévoit.

Navires suspects. — Le navire *suspect* est soumis au régime suivant :

1º Visite médicale des passagers et de l'équipage ;

2º Désinfection du linge sale, des effets à usage, des objets de literie, ainsi que de tous autres objets ou bagages que l'autorité sanitaire du port considère comme contaminés.

Les passagers sont débarqués aussitôt après l'accomplissement de ces opérations. Il est délivré à chacun d'eux un passeport sanitaire indiquant *la date de l'arrivée du navire*, le nom du passager et celui de la commune dans laquelle il déclare se rendre. L'autorité sanitaire donne en même temps avis du départ du passager au maire de cette commune et appelle son attention sur la nécessité de surveiller ledit passager au point de vue sanitaire jusqu'à l'expiration d'un délai de cinq jours à partir de l'arrivée du navire.

L'équipage est soumis à la même surveillance sanitaire.

L'eau potable du bord est renouvelée, et les eaux de cale sont évacuées après désinfection.

Si la maladie qui s'est manifestée à bord est le choléra et si la désinfection du navire ou de la partie du navire contaminée n'a pas été faite conformément aux prescriptions du titre V, ou si l'autorité sanitaire juge que la désinfection n'a pas été suffisante, il est procédé à cette opération aussitôt après le débarquement des passagers.

Si la maladie qui s'est manifestée à bord est la fièvre jaune ou la peste, le déchargement des marchandises n'est commencé qu'après le débarquement de tous les passagers ; la désinfection du navire est obligatoire et n'a lieu qu'après le débarquement des passagers et le déchargement des marchandises (art. 58).

La convention de 1903 consacre aux navires suspects les deux articles ci-après :

Les navires *suspects de peste* sont soumis aux mesures qui sont indiquées sous les numéros 1º, 4º et 5º de l'article 21 (1).

---

(1) Visite médicale ; désinfection du linge sale, des effets à usage, etc., considérés comme contaminés ; désinfection des parties du navire considérées comme contaminées.

En outre l'équipage et les passagers peuvent être soumis à une surveillance qui ne dépassera pas cinq jours à dater de l'arrivée du navire. On peut, pendant le même temps, empêcher le débarquement de l'équipage, sauf pour raisons de service (art. 22).

. . . .

Les navire *suspects de choléra* sont soumis aux mesures qui sont prescrites sous les numéros 1°, 4° et 6°, de l'article 26 (1).

L'équipage et les passagers peuvent être soumis à une surveillance qui ne doit pas dépasser cinq jours à dater de l'arrivée du navire. Il est recommandé d'empêcher, pendant le même temps, le débarquement de l'équipage, sauf pour raisons de service (art. 27).

Navires infectés. — Le navire *infecté* est soumis au régime suivant :

« 1° Les malades sont immédiatement débarqués et isolés jusqu'à leur guérison ;

« 2° Les autres personnes sont ensuite débarquées aussi rapidement que possible et soumises à une observation dont la durée varie selon l'état sanitaire du navire et selon la date du dernier cas. La durée de cette observation ne pourra dépasser cinq jours pour le choléra, sept jours pour la fièvre jaune et *dix* jours pour la peste après le débarquement ou après le dernier cas survenu parmi les personnes débarquées ; celles-ci sont divisées par groupes aussi peu nombreux que possible, de façon que, si des accidents se montraient dans un groupe, la durée de l'isolement ne fût pas augmentée pour tous les passagers ;

« 3° Le linge sale, les effets à usage, les objets de literie, ainsi que tous les autres objets ou bagages que l'autorité sanitaire du port considère comme contaminés sont désinfectés ;

« 4° L'eau potable du bord est renouvelée. Les eaux de cale sont évacuées après désinfection ;

« 5° Il est procédé à la désinfection du navire ou de la partie du navire contaminée après le débarquement des passagers et, s'il y a lieu, le déchargement des marchandises.

« Si la maladie qui s'est manifestée à bord est la fièvre jaune ou la peste, le déchargement des marchandises n'est commencé qu'après le débarquement de tous les passagers, et la désinfection du navire n'est opérée qu'après le déchargement (art. 59 du règlement amendé par le décret du 15 juin 1899).

Les dispositions de la Convention de 1903 relatives aux navires infectés sont les suivantes :

Les navires *infectés de peste* sont soumis au régime suivant :

1° Visite médicale ;

2° Les malades sont immédiatement débarqués et isolés ;

3° Les autres personnes doivent être également débarquées si possible et soumises, à dater de l'arrivée, soit à une observation qui ne dépassera pas cinq jours et pourra être suivie ou non d'une surveillance de cinq jours au plus, soit simplement à une surveillance qui ne pourra excéder dix jours.

(1) Mesures ci-dessus auxquelles s'ajoute l'évacuation de l'eau de cale après désinfection.

Il appartient à l'autorité sanitaire du port d'appliquer celle de ces mesures qui lui paraît préférable selon la date du dernier cas, l'état du navire et les possibilités locales ;

4º Le linge sale, les effets à usage et les objets de l'équipage (1) et des passagers qui, de l'avis de l'autorité sanitaire, sont considérés comme contaminés seront désinfectés ;

5º Les parties du navire qui ont été habitées par des pesteux, ou qui, de l'avis de l'autorité sanitaire, sont considérées comme contaminées doivent être désinfectées (art. 21).

. . . .

Les navires *infectés* de choléra sont soumis au régime suivant :

1º Visite médicale ;

2º Les malades sont immédiatement débarqués et isolés ;

3º Les autres personnes doivent être également débarquées, si possible, et soumises, à dater de l'arrivée du navire, à une observation ou à une surveillance dont la durée variera, selon l'état sanitaire du navire et selon la date du dernier cas, sans pouvoir dépasser cinq jours ;

4º Le linge sale, les effets à usage et les objets de l'équipage et des passagers, qui, de l'avis de l'autorité sanitaire du port, sont considérés comme contaminés, sont désinfectés ;

5º Les parties du navire qui ont été habitées par les malades atteints de choléra ou qui sont considérées par l'autorité sanitaire comme contaminées sont désinfectées ;

6º L'eau de la cale est évacuée après désinfection.

L'autorité sanitaire peut ordonner la substitution d'une bonne eau potable à celle qui est emmagasinée à bord.

Il peut être interdit de laisser s'écouler ou de jeter dans les eaux du port les déjections humaines, à moins de désinfection préalable (art. 26).

Le règlement de 1896 impose aux passagers et à l'équipage du navire infecté l'*observation*, c'est-à-dire le maintien à bord ou l'internement dans un lazaret. La convention de 1903 s'est montrée plus libérale en prévoyant que le régime appliqué à ces personnes pourrait être, soit l'*observation*, soit l'*observation suivie de surveillance*, soit la *surveillance* seulement. C'est, bien entendu, à ce dernier moyen que le futur règlement donnera la préférence, au moins dans la grande majorité des cas. On ne saurait cependant en faire une règle absolue, car, vis-à-vis de certains individus qui se seraient trouvés particulièrement en contact avec les malades et à l'égard desquels la surveillance sanitaire pourrait être difficile à exercer, il faudra pouvoir employer encore l'observation. Nous indiquerons plus loin (2) les conditions dans lesquelles est appliquée cette mesure.

---

(1) Le mot « équipage » s'applique aux personnes qui font ou ont fait partie de l'équipage ou du personnel de service du bord, y compris les maîtres d'hôtels, garçons d'hôtel, femmes de chambres, *cafedji*, etc.

(2) Voy. p. 114.

La Convention de 1903 comporte, d'autre part, la disposition ci-après :

Les passagers arrivés par un navire infecté ont la faculté de réclamer de l'autorité sanitaire du port un certificat indiquant la date de leur arrivée et les mesures auxquelles ils ont été soumis, ainsi que leurs bagages (art. 33).

Revenons au règlement de 1896 :

Dans tous les cas, les personnes qui ont été chargées de la désinfection totale ou partielle du navire, qui ont procédé, avant ou pendant la désinfection du navire, au déchargement et à la désinfection des marchandises, ou qui sont restées à bord pendant l'accomplissement de ces opérations, sont isolées pendant un délai que fixe l'autorité sanitaire et qui ne peut dépasser, à partir de la fin desdites opérations, cinq jours pour les navires en patente brute de choléra, sept jours pour les navires en patente brute de fièvre jaune, ou *dix* jours pour les navires en patente brute de peste.

Le navire est soumis à l'isolement jusqu'à ce que les opérations de déchargement et de désinfection pratiquées à bord soient terminées (art. 60 du règlement amendé par le décret du 15 juin 1899).

Mesures applicables aux provenances des pays contaminés de fièvre jaune. — En France, du 1er novembre au 20 février, si le navire provient d'une circonscripton contaminée de fièvre jaune, qu'il soit indemne, suspect ou infecté, on se contentera de la visite médicale des passagers, de la désinfection du linge sale, des effets à usage, objets de literie et autres objets ou bagages suspects et de la désinfection du navire ou de la partie du navire que l'autorité sanitaire jugerait contaminée.

S'il y a à bord des malades atteints de fièvre jaune, ils sont immédiatement débarqués et isolés jusqu'à leur guérison ; les autres passagers et l'équipage sont soumis à la *surveillance sanitaire* (prévue par l'article 57) pendant sept jours (règlement, art. 61).

Cet article devra être modifié conformément à l'état actuel de nos connaissances touchant l'étiologie de la fièvre jaune. Aux mesures de désinfection seront substituées celles qui auront pour objet la destruction des moustiques susceptibles de se trouver dans le navire. Pendant la saison chaude, les malades devront être placés dans des chambres garnies de fines toiles métalliques. Des installations de cette nature existent dans les lazarets du Frioul, de Pauillac et du Mindin.

Dispositions diverses. — Accord sanitaire franco-italien. — Les mesures concernant les navires soit indemnes, soit suspects, soit infectés, peuvent être atténuées par l'autorité sanitaire du port s'il y a à bord un médecin sanitaire maritime et une étuve à désinfection remplissant les conditions de sécurité et d'efficacité prescrites par le Comité consultatif d'hygiène publique de France, et si le médecin certifie que les mesures de désinfection et d'assainissement ont été convenablement pratiquées pendant la traversée (art. 62).

Les mesures prescrites par l'autorité sanitaire du port sont notifiées sans retard et par écrit au capitaine, sous réserve des modifications que des circonstances ultérieures pourraient rendre nécessaires (art. 63).

Tout navire soumis à l'isolement est tenu à l'écart dans un poste déterminé et surveillé par un nombre suffisant de gardes de santé (art. 64).

Un navire infecté qui ne fait qu'une simple escale sans prendre pratique ou qui ne veut pas se soumettre aux obligations imposées par l'autorité du port est libre de reprendre la mer. Dans ce cas, la patente de santé lui est rendue avec un *visa* mentionnant les conditions dans lesquelles il part. Il peut être autorisé à débarquer ses marchandises, après que les précautions nécessaires ont été prises.

Il peut également être autorisé à débarquer les passagers qui en feraient la demande, à la condition que ceux-ci se soumettent aux mesures prescrites pour les navires infectés (art. 65).

Lorsqu'un navire infecté se présente dans un port sans lazaret, il est envoyé au lazaret le plus voisin.

Toutefois, si le port possède une station sanitaire, ce navire peut y débarquer ses malades et ses suspects et y recevoir les secours dont il aurait besoin.

Il peut même être dispensé exceptionnellement de se rendre dans un lazaret si la station sanitaire dispose de moyens suffisants pour assurer l'isolement et la désinfection prescrits en pareille circonstance. Dans ce cas, l'autorité sanitaire avise immédiatement soit le ministre de l'Intérieur, soit le gouverneur général de l'Algérie, de la décision qu'elle a prise (art. 66).

Nous parlerons plus loin de la question des lazarets et des stations sanitaires. Disons seulement ici combien il est désirable que tous les ports principaux soient en mesure de recevoir un navire infecté. Sans cela on verrait se renouveler le fait observé à Dunkerque en 1902 et qui montre combien est parfois difficile l'application du premier paragraphe de l'article 66. Le vapeur anglais *City of Perth*, parti de Calcutta le 1er mai, arriva le 10 juin à Dunkerque avec deux malades de peste; le début de l'affection, nettement propagée par les rats, remontait au 6. Les deux malades moururent, et un troisième cas se déclara qui fut également mortel. Le port de Dunkerque ne disposant que d'une station sanitaire insuffisante, il ne fut pas possible d'admettre le navire, à bord duquel un médecin s'embarqua et que l'autorité sanitaire invita, conformément à la disposition ci-dessus, « à se rendre au lazaret le plus voisin ». Or le lazaret le plus voisin était celui de Saint-Nazaire, situé à trois jours de mer et qui ne dispose pas, en dehors des bâtiments affectés aux malades, de ressources plus grandes que la station sanitaire de Dunkerque. Pendant six jours, le *City of Perth* resta en rade, attendant la décision des armateurs, qui finirent par l'envoyer à Londres, où il fut sulfuré au moyen de l'appareil Clayton. De pareils incidents ne doivent pas se reproduire. On les évitera par les atténuations qui seront apportées au règlement, autant que par l'amélioration des moyens d'isolement et de désinfection.

Il faut, d'autre part, rappeler que la conférence de 1903, reprenant en la complétant une disposition inscrite dans les conventions antérieures, a adopté l'article suivant :

Sans préjudice du droit qu'ont les gouvernements de se mettre d'accord pour organiser des stations sanitaires communes, chaque pays doit pourvoir au moins un des ports du littoral de chacune de ses mers d'une organisation et d'un outillage suffisants pour recevoir un navire, quel que soit son état sanitaire (convention, art. 35, § 1).

Un autre article de la convention doit être cité ici :

Les navires d'une provenance contaminée qui ont été désinfectés et ont été l'objet de mesures sanitaires appliquées d'une façon suffisante ne subiront pas une seconde fois ces mesures à leur arrivée dans un port nouveau, à la condition qu'il ne se soit produit aucun cas depuis que la désinfection a été pratiquée, et qu'ils n'aient pas fait escale dans un port contaminé.

Quand un navire débarque seulement des passagers et leurs bagages ou la malle postale, sans avoir été en communication avec la terre ferme, il n'est pas considéré comme ayant touché le port (art. 32).

C'est sur le premier paragraphe de cet article et sur le paragraphe 3 de l'article 29 cité à propos des médecins sanitaires maritimes qu'est basé l'accord conclu le 10 décembre 1906 entre les administrations sanitaires française et italienne et dont il a été question page 89.

Aux termes de cet accord, chacune des deux administrations doit indiquer à l'autre les ports de son pays dotés des moyens d'action nécessaires pour assurer l'application des mesures sanitaires et les régions que, d'après les informations recueillies, elle a résolu de considérer comme étant devenues ou comme ayant cessé d'être contaminées (art. 2 et 3). Sur tous les points où les règlements sanitaires intérieurs des deux pays formuleront à l'égard des navires de provenance contaminée les mêmes prescriptions, chaque administration s'engage à ne pas imposer des mesures de désinfection ou autres mesures sanitaires à tout navire qui, ayant touché antérieurement un port de l'autre pays visé à l'article 2, y aura été soumis à ces mêmes mesures, sous la réserve que, dans la traversée de l'un à l'autre port, aucun incident sanitaire nouveau ne se sera produit (art. 4). Les deux administrations s'engagent à tenir compte, pour l'application de leurs mesures sanitaires, de la présence à bord des navires d'un médecin, d'appareils de désinfection et, en ce qui concerne la peste, d'appareils de dératisation, sous la réserve que les appareils de l'une et de l'autre catégorie auront au préalable été reconnus efficaces dans les conditions déterminées (art. 6).

Revenons au règlement général de police sanitaire :

Un navire étranger, à destination étrangère, qui se présente en état de patente brute dans un port à lazaret pour y être soumis à l'isolement, peut, s'il doit en résulter un danger pour les autres personnes déjà isolées, ne pas être admis à débarquer ses passagers au lazaret et être invité à continuer sa route pour sa plus prochaine destination, après avoir reçu tous les secours nécessaires.

S'il y a des cas de maladie pestilentielle à bord, les malades sont, autant que possible, débarqués à l'infirmerie du lazaret (art. 67).

Cet article, qui paraît rigoureux, a besoin d'être expliqué, et cette explication se trouve dans le commentaire du professeur Proust au règlement de 1896. « Les dispositions de l'article 67, dit-il, ont été inspirées par les faits qui se sont passés au Havre et surtout à Marseille en 1873, alors que le choléra régnait dans le nord de l'Europe et en Italie. Des paquebots chargés d'émigrants italiens pour La Plata, et ayant le choléra à bord, vinrent faire escale à Marseille pour y purger leur quarantaine. Il s'ensuivit un encombrement et une épidémie cholérique au lazaret. La ville fut gravement menacée, et le conseil sanitaire demanda que les navires chargés d'émigrants, qui n'avaient pas Marseille pour destination, ne fussent pas admis à y faire quarantaine. Cette mesure, que l'ancien règlement n'avait pas prévue mais que la loi de 1822 autorise formellement, fut sanctionnée. L'article 67 consacre le droit de ne pas admettre à l'isolement certains navires qui n'ont pas la France pour destination, tout en leur procurant les secours que l'humanité commande. Par là on évite un abus dangereux qui tendait à se généraliser et à faire de Marseille le rendez-vous des navires étrangers en état de patente brute, lesquels trouvent plus favorable à leurs intérêts de venir dans son lazaret que de se rendre à leur destination, où des mesures beaucoup plus sévères leur sont appliquées. »

Les navires chargés d'émigrants, de pèlerins, de corps de troupe et en général tous les navires jugés dangereux par une agglomération d'hommes dans de mauvaises conditions, peuvent, en tout temps, être l'objet de précautions spéciales que détermine l'autorité sanitaire du port d'arrivée, après avis du conseil sanitaire, s'il en existe, sauf à en référer sans délai soit au ministre de l'Intérieur, soit au gouverneur général de l'Algérie (art. 68).

Cette disposition est des plus utiles, car elle permet de prendre à l'égard de certains navires ou tout au moins de certaines catégories de passagers qui se trouvent dans des conditions spéciales, des mesures spéciales aussi. C'est le cas notamment des navires transportant des émigrants.

La question des émigrants ne saurait être envisagée dans cette étude ; mais nous devons dire un mot ici des émigrants étrangers arrivant en France par mer et relevant à ce titre de la police sanitaire maritime. Ce sont principalement des Syriens débarquant à Marseille au nombre de 25 000 environ par an. D'après les instructions ministérielles, les bâtiments qui les y amènent doivent avoir à bord un médecin sanitaire maritime, être munis d'une étuve à désinfection et de sérum antipesteux. Pour éviter l'encombrement, on a limité le chiffre des émigrants que chaque navire peut transporter à la moitié de celui qui est indiqué sur le permis d'embarquement. Au moment où ils montent à bord, les émigrants doivent être, de la part du médecin, l'objet d'une visite individuelle, et il est recommandé de passer leurs effets à l'étuve pendant la traversée. Cette opération est renouvelée au lazaret du Frioul, où les émigrants prennent un bain-douche et sont, avant leur admission en ville, l'objet d'un nouvel examen médical. Les mêmes mesures sont applicables aux émigrants qui passent par Alger.

Ces mesures ne concernent, ainsi que nous venons de le dire, qu'une catégorie d'émigrants ; les considérations exposées dans la partie de cet ouvrage consacrée à l'émigration montreront l'utilité qu'il y aurait à introduire dans les règlements sanitaires des dispositions relatives à la surveillance de ces voyageurs.

Outre les diverses mesures spécifiées dans les articles qui précèdent, l'autorité sanitaire d'un port a le devoir, en présence d'un danger imminent, et en dehors de toute prévision, de prescrire provisoirement telles mesures qu'elle juge indispensables pour garantir la santé publique, sauf à en référer dans le plus bref délai soit au ministre de l'Intérieur, soit au gouverneur général de l'Algérie (art. 69).

Surveillance sanitaire. Passeports sanitaires. — Nous avons vu que les articles 57 et 58 du règlement de 1896 et les articles 21, 22, 23, 26, 27 et 28 de la convention de 1903 prévoient, dans certaines circonstances, la surveillance sanitaire des personnes débarquées (1).

Il n'est pas contestable que les améliorations apportées chaque jour dans l'organisation sanitaire et administrative de notre pays ainsi que la multiplication des moyens d'information rapide permettent de remplacer d'une manière générale en France (il n'en est pas de même dans tous les pays) l'observation par la surveillance, laquelle laisse aux personnes qui en sont l'objet la faculté de se rendre à leur lieu de destination et d'y vaquer à leurs occupations habituelles. Mais, pour que cette mesure donne les garanties que l'on est en droit d'en attendre, il faut qu'elle ne soit appliquée qu'à bon

____

(1) L'article 24 de la convention, dont il sera question à propos de la dératisation, prévoit également cette mesure.

escient et de la façon la plus sérieuse. Si l'autorité sanitaire se contente de recevoir des passagers, comme cela est arrivé trop souvent,
des déclarations vagues et des adresses fantaisistes, si elle leur distribue d'une manière en quelque sorte automatique des passeports
sanitaires dont ils se gardent de faire usage, la surveillance ne peut
être exercée et les formalités auxquelles elle donne lieu ne sont
qu'une illusion. Il faut, en ce qui concerne cette mesure comme
toute autre, que l'administration de la santé se borne à demander ce
qui est strictement nécessaire, mais qu'elle tienne la main à l'exécution rigoureuse des précautions qu'elle aura cru devoir exiger. C'est
pourquoi elle a pris récemment des dispositions renforçant celles qui
étaient précédemment en usage et dont l'application laissait grandement à désirer.

Ces dispositions s'inspirent des trois règles essentielles ci-après :

1° Présenter la surveillance sanitaire instituée par le passeport
comme le remplacement et l'équivalent d'une observation subie soit
à bord du navire, soit au lazaret ;

2° Exiger pour l'établissement valable de passeports et cartes
d'avis, non seulement une adresse précise de domicile ou de passage,
mais encore *une justification suffisamment probante* pour permettre
de retrouver la trace du passager en cas d'infraction aux obligations
imposées ;

3° Maintenir soit à bord, soit au lazaret, tout passager qui se refuserait à fournir les justifications qui sont la condition même de son
débarquement, ou dont les déclarations laisseraient subsister un
doute sur sa destination véritable et sur les ressources lui permettant
de s'y rendre.

Pour assurer ces dispositions, dit la circulaire ministérielle adressée
le 10 février 1906 aux directeurs de la santé, vous devrez charger de l'établissement des passeports et cartes un ou plusieurs officiers ou agents particulièrement qualifiés par leur honorabilité, leur éducation et leur aptitude.
Ces agents devront relever sur un registre portatif spécial les noms et
adresses exacts des passagers, leurs titres, fonctions ou domicile en France
ou à l'Étranger, le lieu de naissance ou une adresse de correspondant, dans
la mesure où ces indications seront *strictement utiles* pour établir, d'après
une justification aussi précise que possible, l'identité éventuelle du passager
qui aurait cherché à se soustraire à ses déclarations. Des dites indications
il ne sera retenu, bien entendu, sur les passeports et cartes d'avis qui seront
ultérieurement dressés d'après le registre, que les renseignements essentiels
que comportent les formules.

Les références ci-dessus seront d'autant plus nécessaires lorsque les passagers ne pourront préciser l'endroit où ils comptent s'arrêter ou séjourner,
pour corroborer leur engagement de faire à l'autorité locale, dès leur arrivée,
la déclaration prescrite. Dans le cas où les voyageurs ne feraient que traverser
la France, sans s'y arrêter, ils auraient à indiquer dans les mêmes conditions
l'itinéraire qu'ils comptent suivre et la gare frontière où ils devraient faire

MODÈLE DES PASSEPORTS SANITAIRES REMIS AUX PASSAGERS

RÉPUBLIQUE FRANÇAISE — MINISTÈRE DE L'INTÉRIEUR

DIRECTION DE L'HYGIÈNE PUBLIQUE

PORT OU POSTE SANITAIRE

PASSEPORT SANITAIRE

d ....

M ...., *venant d* ....,

a déclaré se rendre à ...., *département d* ....,

rue .... , *n*° ...., *où il devra faire l'objet, pendant*

une durée de .... *jours à compter de la présente date, de la surveillance sanitaire*

prescrite dans les conditions ci-après.

Date : ....

LE CHEF DU SERVICE SANITAIRE,

Il est enjoint aux personnes munies du présent passeport, *sous peine d'encourir les pénalités de la loi du 3 mars 1822 rappelées ci-contre,* de se soumettre aux visites de contrôle sanitaire que la municipalité de leur résidence habituelle ou passagère a le devoir de faire pratiquer dès leur arrivée ou leur passage.

Si le lieu de destination ne peut être précisé au moment du passage à la frontière ou si, par imprévu, celui qui a été indiqué sur le passeport vient à être modifié en cours de route pour une ou plusieurs des personnes qu'il comprend, *il est enjoint sous les mêmes peines* à tout voyageur se trouvant dans ce cas de déclarer son adresse exacte à la mairie *dès son arrivée* (pour Paris, à la préfecture de police, bureau de l'hygiène, quai du Marché-Neuf, n° 2).

La surveillance spéciale que comportent ces prescriptions a exclusivement pour objet de sauvegarder la santé publique, en empêchant qu'un cas de maladie pestilentielle puisse se propager faute d'avoir été connu et combattu dès son apparition. En raison de l'intérêt général et éminemment humanitaire qu'elle présente, aucune exception ne doit être faite.

Il est recommandé aux autorités d'apporter à leur mission la plus grande courtoisie et le souci de ne causer aux intéressés que la moindre gêne possible.

Par contre, les mesures les plus sévères seront prises pour rechercher et punir tous ceux qui tenteraient, notamment par des déclarations fausses ou inexactes, de se soustraire aux prescriptions ci-dessus et qui, dès lors, dûment avertis, seraient sans excuse.

MODÈLE DES AVIS SANITAIRES ENVOYÉS AUX MAIRES

RÉPUBLIQUE FRANÇAISE — MINISTÈRE DE L'INTÉRIEUR

DIRECTION DE L'HYGIÈNE PUBLIQUE

PORT OU POSTE SANITAIRE   **AVIS SANITAIRE**

d ....

    N° ....

Monsieur le Maire de la commune d... est informé
que M .... , venant d...
et muni d'un passeport sanitaire, a déclaré se rendre dans cette commune,
rue .... , n°............. et devra y faire l'objet, dès son
arrivée et à compter de la présente date pendant une durée de .... jours, de
la surveillance sanitaire indiquée ci-après.

                        Date : ....

                          Le Chef du service sanitaire,

En conformité des règlements applicables aux personnes provenant de pays étrangers où règnent des maladies pestilentielles, il est enjoint à l'autorité municipale du lieu où se rendent ces personnes, à titre définitif ou passager, de faire exercer à leur égard une surveillance sanitaire spéciale consistant à s'assurer que, pendant le délai fixé, elles ne sont atteintes d'aucune affection suspecte, et à provoquer, le cas échéant, toutes mesures d'isolement et de prophylaxie nécessaires.

Le présent avis a pour objet de mettre l'autorité à même d'appliquer immédiatement cette surveillance et de viser le passeport sanitaire délivré aux intéressés qui y sont soumis, *le tout sous les peines portées à l'article 14 de la loi du 3 mars 1822* sur la police sanitaire.

En cas de symptôme suspect de peste, M. le maire devrait demander télégraphiquement à l'Institut Pasteur à Paris, rue Dutot, n° 25, du sérum antipesteux destiné à être mis à la disposition des médecins.

viser leur passeport. On procédera d'ailleurs de la façon à la fois la plus rapide et la plus équitable, en commençant par les personnes qui fourniraient immédiatement les justifications requises. Il importe qu'il puisse être donné satisfaction à celles-ci dans la mesure où, elles se montreront disposées à faciliter, dans leur propre intérêt comme dans l'intérêt général, l'application des règlements. Les autres feront l'objet d'un examen attentif, et, en cas de doute, il vous en sera référé. Il appartiendra à l'armement de prendre de son côté toutes les dispositions nécessaires pour prévenir à l'avance les intéressés et leur faciliter la production des justifications nécessaires, avec le concours des interprètes, s'il s'agit d'étrangers.

Des notices explicatives en plusieurs langues seront en outre préparées par mes soins et devront être distribuées par l'entremise du bord et des officiers de la santé dès que la délivrance des passeports aura été décidée (1).

. . . .

Vous auriez à signaler le cas échéant soit à la police locale, soit à MM. les commissaires spéciaux, les individus dont l'attitude ou l'insuffisance de déclarations feraient naître une suspicion au point de vue sanitaire, tant sur l'itinéraire suivi que sur la destination définitive. Lorsqu'il s'agira, comme il est dit ci-dessus, de voyageurs traversant la France, la carte d'avis sera remise au commissaire spécial avec les indications complémentaires qu'elle comporterait pour assurer le contrôle.

A cette circulaire, que nous avons cru devoir insérer en grande partie, en raison de son importance, étaient joints des passeports sanitaires et cartes d'avis aux maires d'un modèle nouveau, que nous reproduisons également (p. 116 et 117).

G. *Dératisation*. — Bien que l'idée d'une relation entre la peste et les rats soit fort ancienne, le rôle que jouent ces animaux dans la propagation de la maladie n'a été vraiment mis en lumière et n'est devenu de notion courante que depuis l'épidémie actuelle. Dès le début, Yersin avait signalé le fait ; cependant ce n'est que lorsque la peste, après avoir atteint Bombay à la fin de 1896, eût pris des proportions inquiétantes, que l'on commença à se préoccuper des rats.

Dispositions successivement prises en France pour la destruction des rats. — Ceci explique que ce soit seulement le 4 août 1899 que l'administration française adressa aux directeurs de la santé des « instructions relatives à la suppression des rats et souris dans les lazarets et sur les navires ». De nouvelles instructions, en date du 1er octobre 1900, instituèrent le déchargement sous surveillance de tous les bâtiments provenant de pays contaminés de peste, surveillance ayant pour principal objet la découverte à bord des rats malades ou morts et, dans le cas où ces animaux auraient été

____

(1) Ces notices sont en français, en anglais, en allemand et en italien.

atteints de peste, la mise à exécution des mesures propres à empêcher la propagation de la maladie. Ces instructions du 1er octobre 1900,
dont il sera de nouveau question à propos des marchandises, sont
toujours en vigueur.

Le 26 septembre 1901, la sulfuration des cales après déchargement
fut rendue obligatoire, et, le 12 avril 1902, l'administration prescrivit
d'opérer la sulfuration avant déchargement, « sous réserve des
contre-indications plus ou moins justifiées dont l'autorité sanitaire
locale restait juge ».

Au même moment, l'Académie de médecine, à la suite d'un rapport
du Dr Vallin sur « les services sanitaires et le lazaret du Frioul »,
adoptait dans sa séance du 18 avril 1902 (1) le vœu suivant : « A tout
navire qui a des contacts avec un port ou un navire infecté ou suspect de peste, on devra imposer la destruction des rats avant tout
déchargement des marchandises, même en l'absence de malades ou
de cas suspects à bord ; le navire ne pourra être remis en service en
vue d'une nouvelle traversée que lorsqu'une inspection minutieuse
aura démontré que ces rongeurs ont été détruits ». Le Comité consultatif d'hygiène publique de France se prononça également en
diverses circonstances et de la façon la plus formelle pour la dératisation avant déchargement.

Jusqu'en 1901, l'administration n'avait eu à sa disposition
pour détruire les rats à bord que le procédé assez primitif consistant à faire brûler du soufre à l'air libre, procédé qui, en outre
des risques d'incendie, obligeait à enlever une partie des marchandises pour placer les récipients destinés à recevoir le soufre.
Cette opération n'empêchait pas suffisamment l'exode des rats,
dont un grand nombre échappaient encore à la mort par le fait de
la pénétration très incomplète des vapeurs sulfureuses au sein de la
cargaison.

A la fin de 1901, l'attention du service sanitaire fut appelée sur un
appareil utilisé depuis quelques années déjà à la Nouvelle-Orléans,
qui produisait de l'acide sulfureux dans des conditions écartant tout
danger d'incendie et le propulsait au moyen d'un ventilateur dans les
parties profondes des navires, en utilisant pour cela les manches à
air. Cet appareil, dont nous parlerons plus loin avec détails, fut expé-
rimenté à Dunkerque, de septembre 1902 à mars 1903 : les résultats
furent bons. Au même moment, des essais intéressants étaient faits à
Marseille au moyen de l'acide carbonique, et l'administration sanitaire
avait connaissance des recherches poursuivies à Hambourg par
le Dr Nocht pour l'utilisation d'un « mélange d'oxyde de carbone
et d'acide carbonique ».

De ces procédés, le plus pratique lui parut le premier, qui était,

____

(1) Voy. *Bulletin de l'Académie*, séances des 11 et 18 mars et 15 avril 1902.

d'autre part, le seul dont l'usage fût alors réalisable en France (1), et, pour donner satisfaction aux vœux de l'Académie et du Comité consultatif d'hygiène, elle invita, par une circulaire en date du 20 juillet 1903, les directeurs de la santé à faire procéder à la sulfuration avant déchargement des navires provenant de pays contaminés de peste. Le 21 septembre, cette obligation était confirmée par un décret dont des motifs divers firent suspendre, peu de temps après, l'application.

Dispositions arrêtées par la Conférence sanitaire internationale de 1903. — La question de la dératisation était portée, en octobre 1903, devant la conférence sanitaire internationale réunie à Paris. Après une longue discussion, la Commission technique exprima l'avis « qu'il fallait faire beaucoup d'expériences avant de recommander un moyen tout à fait satisfaisant ; que la question resterait toujours ouverte, les procédés allant en se perfectionnant ; que, par conséquent, il convenait de laisser chaque pays libre de choisir parmi ceux qui auraient été reconnus comme ayant donné des résultats, mais qu'il était évident que seules les substances à l'état de gaz pourraient diffuser dans toutes les parties des cales pour y atteindre les rongeurs ».

Nous citerons textuellement, en raison de l'intérêt qu'elles présentent, les dispositions consacrées à la dératisation dans la convention de 1903.

. . . .

Les procédés à employer pour assurer la destruction des rats sont fixés par l'autorité du pays de destination. Ces opérations doivent être faites de manière à ne détériorer les objets que le moins possible.

Il appartient à chaque État de régler la question relative au paiement éventuel de dommages-intérêts résultant de la désinfection ou de la destruction des rats.

Si, à l'occasion des mesures prises pour assurer la destruction des rats à bord des navires, des taxes sont perçues par l'autorité sanitaire, soit directement, soit par l'intermédiaire d'une société ou d'un particulier, le taux de ces taxes doit être fixé par un tarif publié d'avance et établi de façon à ce qu'il ne puisse résulter de l'ensemble de son application une source de bénéfice pour l'État ou pour l'administration sanitaire (art. 15).

La destruction des rats d'un navire infecté de peste doit être effectuée avant ou après le déchargement de la cargaison, le plus rapidement possible et, en tout cas, dans un délai maximum de quarante-huit heures, en évitant de détériorer les marchandises, les tôles et les machines.

Pour les navires sur lest, cette opération doit se faire le plus tôt possible avant le chargement (art. 21).

____

(1) Le procédé à l'acide carbonique n'a pas reçu jusqu'à ce jour d'application.

Il est recommandé de détruire les rats d'un navire suspect de peste. Cette destruction est effectuée, avant ou après le déchargement de la cargaison, le plus rapidemeut possible et, en tout cas, dans un délai maximum de quarante-huit heures, en évitant de détériorer les marchandises, les tôles et les machines.

Pour les navires sur lest, cette opération se fera, s'il y a lieu, le plus tôt possible et, en tout cas, avant le chargement (art. 22).

Sans que la mesure puisse être érigée en règle générale, l'autorité sanitaire peut soumettre les navires indemnes venant d'un port contaminé de peste à une opération destinée à détruire les rats à bord, avant ou après le déchargement de la cargaison. Cette opération doit être faite aussitôt que possible et, en tout cas, ne doit pas durer plus de vingt-quatre heures en évitant de détériorer les marchandises, les tôles et les machines et d'entraver la circulation des passagers et de l'équipage entre le navire et la terre ferme. Pour les navires sur lest, il sera procédé, s'il y a lieu, à cette opération le plus tôt possible et en tout cas avant le chargement.

Lorsqu'un navire venant d'un port contaminé a été soumis à la destruction des rats, celle-ci ne peut être renouvelée que si le navire a fait relâche dans un port contaminé en s'y amarrant à quai, ou si la présence de rats morts ou malades est constatée à bord (art. 23).

Lorsque, sur un navire *indemne*, des rats ont été reconnus pesteux après examen bactériologique, ou bien que l'on constate parmi ces rongeurs une mortalité insolite, il y a lieu de faire application des mesures suivantes :

I. Navires avec rats pesteux :

a. Visite médicale ;

b. Les rats doivent être détruits avant ou après le déchargement de la cargaison, le plus rapidement possible et, en tout cas, dans un délai maximum de quarante-huit heures, en évitant de détériorer les marchandises, les tôles et les machines. Les navires sur lest subissent cette opération le plus tôt possible et, en tout cas, avant le chargement ;

c. Les parties du navire et les objets que l'autorité sanitaire locale juge être contaminés sont désinfectés ;

d. Les passagers et l'équipage peuvent être soumis à une surveillance dont la durée ne doit pas dépasser cinq jours comptés à partir de la date d'arrivée, sauf des cas exceptionnels où l'autorité sanitaire peut prolonger la surveillance jusqu'à un maximum de dix jours.

II. Navires où est constatée une mortalité insolite des rats :

a. Visite médicale ;

b. L'examen des rats au point de vue de la peste sera fait autant et aussi vite que possible ;

c. Si la destruction des rats est jugée nécessaire, elle aura lieu dans les conditions indiquée ci-dessus relativement aux navires avec rats pesteux ;

d. Jusqu'à ce que tout soupçon soit écarté, les passagers et l'équipage peuvent être soumis à une surveillance dont la durée ne dépassera pas cinq jours comptés à partir de la date d'arrivée, sauf dans des cas exceptionnels où l'autorité sanitaire peut prolonger la surveillance jusqu'à un maximum de dix jours (art. 24).

L'autorité sanitaire du port délivre au capitaine, à l'armateur ou à son agent, toutes les fois que la demande en est faite, un certificat constatant que les mesures de destruction des rats ont été effectuées et indiquant les raisons pour lesquelles ces mesures ont été appliquées (art. 25).

L'autorité compétente tiendra compte, pour l'application des mesures indiquées dans les articles 21 à 28, de la présence d'un médecin et d'appareils de désinfection (étuves) à bord des navires des trois catégories susmentionnées.

En ce qui concerne la peste, elle aura égard également à l'installation à bord d'appareils de destruction des rats..... (art. 29).

Dispositions actuellement applicables en France. — Nous avons vu que l'exécution du décret du 21 septembre 1903, relatif à la dératisation, avait été suspendue. Un second décret, pris le 4 mai 1906, abrogeant le précédent, a rendu de nouveau la destruction des rats obligatoire dans les conditions ci-après :

ARTICLE PREMIER. — La destruction des rats ou « dératisation », exclusivement pratiquée au moyen d'appareils dont l'efficacité a été reconnue par le Conseil supérieur d'hygiène publique de France, est obligatoire pour l'admission dans les ports français :

1º De tout navire provenant d'un port considéré comme contaminé de peste ou y ayant fait escale ;

2º De tout navire ayant pris en transbordement, c'est-à-dire de bord à bord, plus de 50 tonnes de marchandises provenant directement d'un pays considéré comme contaminé de peste.

Ces dispositions sont applicables aux navires ayant déjà déchargé partie de leur cargaison dans un ou plusieurs ports étrangers.

ART. 2. — Peuvent être dispensés de la dératisation :

1º Les navires qui se bornent à déposer des passagers dans le port français sans accoster et n'y font qu'un séjour de quelques heures.

2º Les navires y faisant une escale de moins de douze heures et laissant moins de 500 tonnes de marchandises, sous condition que la surveillance du déchargement sera opérée exclusivement de jour, le navire étant maintenu en éloignement des quais et ses amarres garnies ;

3º Les navires à vapeur qui n'auraient touché aucun port considéré comme contaminé de peste pendant soixante jours depuis leur départ du dernier port contaminé et à bord desquels n'aurait été observé aucun fait sanitaire de nature suspect ;

4º Les navires qui, ayant fait escale dans un port considéré comme contaminé, justifieraient qu'ils n'y ont ni accosté à quai ou aux appontements, ni embarqué de marchandises ;

5º Les navires qui auraient subi la dératisation dans un port étranger depuis leur départ du dernier port considéré comme contaminé. Il devra être justifié, dans ce cas, qu'aucun fait sanitaire suspect ne s'est produit à bord pendant la traversée et que la dératisation a été effectuée avec les mêmes appareils et les mêmes garanties qu'en France. Le capitaine du navire remet à cet effet à l'autorité sanitaire un certificat mentionnant l'appareil employé, les conditions de l'opération, les constatations faites, etc., certificat visé par l'autorité consulaire française ;

6° Les navires se trouvant dans les conditions indiquées au paragraphe 2 de l'article 1er, si les marchandises ont été transbordées d'un navire qui aurait été dératisé dans les conditions prescrites au paragraphe précédent et si elles sont accompagnées du certificat de dératisation prévu audit paragraphe.

Art. 3. — Sont réputées marchandises pour l'application du présent décret tous produits embarqués, figurant ou non au manifeste, à la seule exception du charbon embarqué pour les besoins du service sans accostage à quai.

Art. 4. — La dératisation peut être effectuée en cours de route (1) pour tout navire français ayant un médecin sanitaire maritime et pourvu de l'un des appareils prévus à l'article premier.

L'autorité sanitaire du port d'arrivée apprécie, d'après les justifications présentées, les conditions dans lesquelles l'opération a été effectuée et les garanties fournies ; elle peut en exiger le renouvellement partiel ou total.

Les mêmes dispositions sont applicables aux navires étrangers, à titre de réciprocité et sous la double condition que, d'une part, les médecins sanitaires offriront les mêmes titres que les médecins sanitaires français et que, d'autre part, les appareils utilisés seront les mêmes que ceux visés à l'article premier.

Art. 5. — Dans les ports, la dératisation est effectuée avant le déchargement du navire.

L'opération porte sur les cales, les soutes, les cambuses, les postes d'équipage, les postes d'émigrants ou des passagers de troisième et de quatrième classe, et en général tous les compartiments intérieurs du navire. Les cabines des officiers et des passagers de première et de deuxième classe, ainsi que les salles à manger, les salons qui leur sont affectés, ne sont soumis à la dératisation que dans la mesure où l'autorité sanitaire le juge utile, notamment lorsque le navire est suspect ou infecté de peste ou que l'on a constaté chez les rats du bord l'existence de cette maladie ou une mortalité insolite.

Art. 6. — Les appareils destinés à la dératisation en vertu de l'article premier sont mis à la disposition de l'armement suivant les conditions agréées par l'autorité sanitaire.

Les ports munis d'un de ces appareils sont seuls ouverts aux provenances des pays considérés comme contaminés de peste.

Les opérations sont effectuées sous le contrôle permanent de l'autorité sanitaire et dans le moindre délai.

Art. 7. — Les frais résultant de la dératisation sont à la charge de l'armement, conformément aux dispositions de l'article 94 (dernier alinéa) du décret

(1) Il n'a pas été jusqu'à ce jour fait application de cette disposition qu'il ne semble pas y avoir intérêt à maintenir dans le règlement nouveau, car elle est d'une exécution difficile et peu propre à donner les garanties qu'elle suppose.

du 4 janvier 1896. Aucune taxe sanitaire n'est due, en conséquence, du fait de cette opération.

Art. 8. — Les frais visés à l'article 7 sont calculés sur la jauge brute du navire si la dératisation s'applique à son ensemble, sur la capacité cubique des locaux dératisés si l'opération n'est que partielle. La capacité cubique est établie d'après les plans de chargement du navire, sans défalcation du volume occupé par la marchandise.

Art. 9. — Un certificat relatant les conditions dans lesquelles a été pratiquée l'opération est délivré au capitaine ou aux armateurs par les soins du service sanitaire.

Art. 10. — Les navires qui ne se trouveraient pas dans les conditions prescrites pour être soumis à la dératisation peuvent être admis sur leur demande à subir cette opération au départ comme à l'arrivée, soit en cales pleines, soit en cales vides, et obtenir en conséquence la délivrance du certificat prévu à l'article 9. Toutes facilités devront leur être données à cet effet.

Art. 11. — Les infractions aux dispositions du présent décret sont passibles des pénalités édictées par l'article 14 de la loi du 3 mars 1822, sans préjudice des mesures d'isolement ou autres auxquelles les navires peuvent être assujettis en raison de leur provenance ou de l'état sanitaire du bord à l'arrivée.

. . . .

Ces dispositions ont été complétées le 6 août 1906 par un décret comportant le seul article suivant :

Les navires soumis à l'obligation de la dératisation peuvent être autorisés à ne procéder à cette opération qu'après que les passagers auront été débarqués sans accoster ou après le déchargement d'un maximum de 500 tonnes de marchandises, sous condition que ce déchargement sera effectué dans les formes prévues au 2° de l'article 2 du décret précité.

Sauf circonstances exceptionnelles, dont l'appréciation est réservée à l'autorité sanitaire, cette autorisation ainsi que la dispense définie au 2° de l'article 2 du décret du 4 mai 1906 ne seront accordées qu'au cas où les marchandises à décharger proviendront d'une même cale.

Appareils de dératisation. — Trois appareils réalisent actuellement en France les conditions exigées par l'article 1er du décret du 4 mai 1906 : l'appareil Clayton, l'appareil Marot et l'appareil Gauthier et Deglos (1).

(1) Parmi les travaux auxquels ces appareils ont donné lieu et auxquels on pourrait utilement se reporter pour une étude plus complète de la question, nous citerons, dans l'ordre chronologique : 1° Rapport sur différents procédés de destruction des rats et de désinfection des navires, par MM. le professeur Proust et le Dr Faivre, 15 novembre 1902 (ce rapport reproduit les expériences de M. le professeur Calmette, de MM. le Dr Duriau et David et de MM. les Drs Catelan et Jacques). — 2° Rapport sur la sulfuration des navires par le procédé Clayton, par M. le Dr Wurtz, 11 mai 1903. (*Recueil des travaux du Comité consultatif d'Hygiène publique*, vol. XXXIII, p. 335 et 476. — 3° Rapport au Local Government

Appareil Clayton. — *L'appareil Clayton*, dont il a déjà été question plus haut, se compose essentiellement :

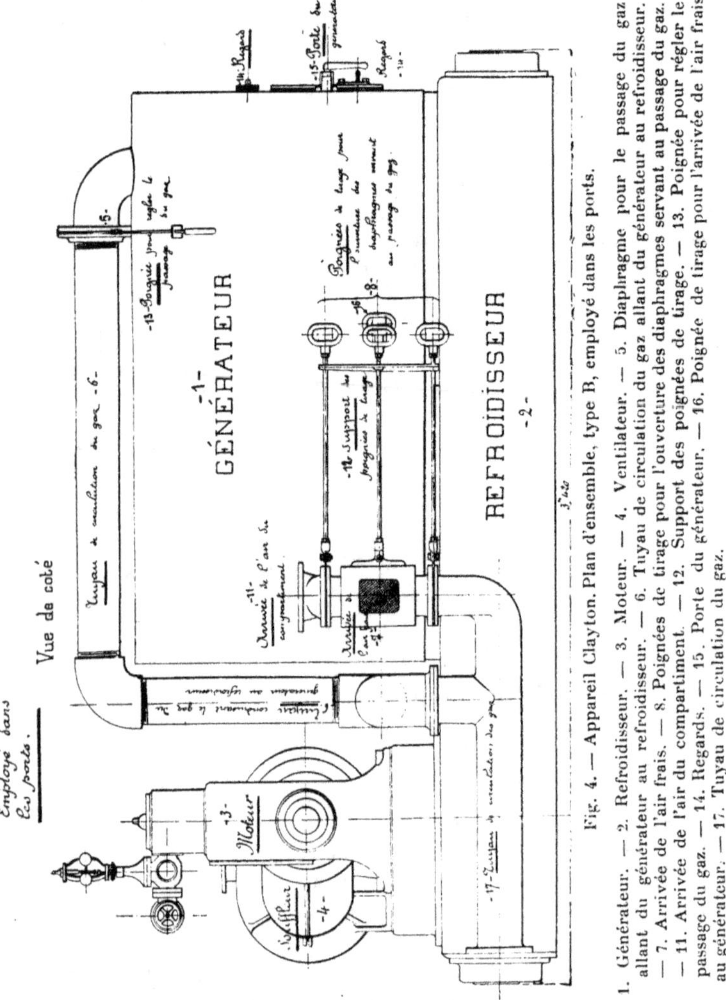

Fig. 4. — Appareil Clayton. Plan d'ensemble, type B, employé dans les ports.

1. Générateur. — 2. Refroidisseur. — 3. Moteur. — 4. Ventilateur. — 5. Diaphragme pour le passage du gaz allant du générateur au refroidisseur. — 6. Tuyau de circulation du gaz allant du générateur au refroidisseur. — 7. Arrivée de l'air frais. — 8. Poignées de tirage pour l'ouverture des diaphragmes servant au passage du gaz. — 11. Arrivée de l'air du compartiment. — 12. Support des poignées de tirage. — 13. Poignée pour régler le passage du gaz. — 14. Regards. — 15. Porte du générateur. — 16. Poignée de tirage pour l'arrivée de l'air frais au générateur. — 17. Tuyau de circulation du gaz.

a. D'un four demi-cylindrique (1, fig. 4), dont les dimensions varient suivant le modèle de l'appareil et dans lequel se produit

Board sur la destruction des rats et la désinfection à bord des navires, par M. le Dr HALDANE et M. WADE, 10 novembre 1904, traduction française dans le *Bulletin quarantenaire*, publié par le Conseil sanitaire d'Alexandrie, nos du 12 janvier

la combustion du soufre. Au-dessous de ce générateur de gaz sulfureux, dans lequel la température atteint une élévation considérable (6 à 700° C.), se trouve un refroidisseur (2) à circulation d'eau, enfermé dans une caisse métallique qui isole le four et le supporte;

b. D'un ventilateur (4) actionné par un moteur à vapeur ou à pétrole (3). Lorsque l'appareil est placé sur un navire, la vapeur est fournie par les machines mêmes du bâtiment. Dans les appareils du type A (le plus petit), le ventilateur est placé latéralement au four demi cylindrique; dans les appareils du type B (le plus grand), le ventilateur est placé en avant.

Le gaz sulfureux sortant du four à une haute température subit l'action du refroidisseur et passe ensuite dans le ventilateur, d'où il est envoyé par un conduit flexible en caoutchouc armé dans le local où on désire l'introduire. Il y arrive sous une forte pression, qu'il est d'ailleurs facile d'augmenter ou de diminuer suivant la vitesse donnée au ventilateur. Un autre conduit, de dimensions égales, ramène dans le four l'air du local qui est ainsi utilisé pour la combustion du soufre. Ce dispositif permet donc d'élever plus rapidement la proportion du gaz sulfureux dans ledit local, puisque, en même temps qu'on l'y introduit, on retire en partie l'air auquel il vient se substituer. Cependant, à partir du moment où l'air qui sort du conduit d'aspiration est chargé de gaz sulfureux en quantité appréciable, il faut supprimer ce conduit, qui n'amènerait plus dans le générateur qu'un mélange impropre à la combustion du soufre. L'oxygène nécessaire à cet effet est alors emprunté à l'atmosphère extérieure.

L'appareil peut être installé à demeure sur le navire (où il est utilisé également comme extincteur d'incendie), ou placé soit sur une chaloupe ou un chaland, soit sur un vagonnet se déplaçant le long du quai où est amarré le bâtiment.

Pour faire fonctionner l'appareil, on charge le générateur avec du soufre en canons dans la proportion de 50 kilos lorsqu'on emploie l'appareil modèle A, de 100 kilos lorsqu'on emploie l'appareil modèle B.

« Au commencement de l'opération, écrit M. Wade, lorsque le soufre

1905 et suivants. — 4° Rapport sur les expériences de destruction des rats à bord des navires au moyen de l'anhydride sulfureux liquide, par M. le professeur CHANTEMESSE, 20 mars 1905. — 5° Rapports sur la destruction des rats au moyen de l'appareil Marot, 1er rapport par M. le Dr WURTZ, 2e rapport par MM. WURTZ et BONJEAN, juin 1905. *Recueil des travaux du Comité consultatif d'Hygiène publique de France*, vol. XXXV. — 6° Rapport relatif aux expériences instituées en vue de la destruction des rats et de la désinfection des navires par l'acide sulfureux, par M. WADE, 7 mai 1906, publié par le *Local Government Board* (traduction française et résumé par M. le professeur Calmette). — 7° Rapport sur l'appareil Gauthier et Deglos pour la destruction des rats à bord des navires, par MM. WURTZ et BONJEAN, 18 février 1906. *Recueil des travaux du Conseil supérieur d'Hygiène publique de France*, vol. XXXVI. — La désinfection par la vapeur de soufre, par M. le professeur CHANTEMESSE, *Bulletin médical*, 1907, n° 54, p. 625. — Rapport au Conseil supérieur d'Hygiène publique de France sur les conditions à réaliser pour la dératisation des navires, par M. le professeur CHANTEMESSE et M. BONJEAN, 3 février 1908.

n'est que partiellement fondu, le gaz est très rare et se compose d'anhydride sulfureux, avec l'oxygène et l'azote de l'air... La température s'élève rapidement par la chaleur de la combustion ; le soufre se liquéfie et bout, et la combustion est transmise aux vapeurs de soufre. Dans ces conditions, une quantité considérable d'anhydride sulfurique est formée et demeure en suspension dans le gaz en menues particules qui le rendent blanc et opaque. Ces particules se

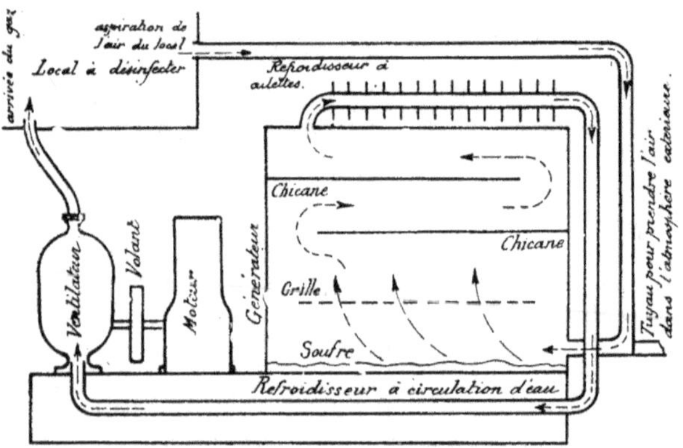

Fig. 5. — Schéma du fonctionnement de l'appareil Clayton.

déposent rapidement lorsque le gaz est au repos et, s'unissant à l'humidité, couvrent toutes les surfaces horizontales d'une très mince couche d'acide sulfurique. »

Nous allons résumer sommairement les données acquises au sujet de la pénétration du gaz Clayton dans les cales des navires chargés, de son action sur les rats, les insectes, les marchandises et les microbes. Nous le ferons en nous basant sur les travaux dont nous avons donné la liste et principalement sur ceux de M. Wade, qui a procédé aux expériences les plus nombreuses (1).

(1) Pour la seconde série de ces expériences, on construisit une sorte de cale représentant exactement celle d'un navire, munie de tous les dispositifs permettant de faire dans ses diverses parties des prélèvements de gaz et capable de recevoir des masses suffisantes de marchandises de diverses sortes, en même temps que des animaux et des microbes *témoins*. Cette cale d'expérience avait une capacité de 38m3,218. Le pont, en bois soigneusement calfaté et rendu imperméable, portait des ouvertures pour l'introduction et la sortie du gaz. Les parois, constituées par des murs en ciment, étaient recouvertes de peinture au silicate et traversées par des tubes de métal flexibles permettant d'effectuer les analyses de gaz dans toutes les parties du chargement et à tous les moments. L'étanchéité de tout le système était absolue. Les chargements furent composés et arrimés de manière à représenter aussi exactement que possible ceux que portent les navires provenant des ports de l'Inde... Des espaces appropriés furent ménagés pour des cages à rats au fond de la cale, au milieu des marchandises et à la partie supérieure de celles-ci. » (Traduction et résumé par M. le professeur Calmette.)

La *pénétration du gaz sulfureux* dans les cales d'un navire se produit dans des conditions différentes suivant la nature du chargement. Ainsi « les grains en *vrac* ne se laissent pas pénétrer au delà de quelques centimètres en vingt-quatre heures, même avec une concentration de 8 p. 100 ». Ce seraient, parmi les marchandises habituellement transportées, les seules dans ce cas. « Le degré de pénétration semble jusqu'à un certain point indépendant du volume de gaz introduit; il dépend seulement de la concentration. Plus celle-ci est forte, plus la pénétration est intense ». Il résulte en tout cas de « l'ensemble des analyses affectuées qu'elle est relativement lente : il faut en moyenne deux ou trois heures pour que la concentration maxima parvienne à la cage centrale. Cette pénétration se fait facilement par gravitation : elle est à la fois retardée et aidée par l'absorption du gaz. On a pu calculer que, pour égaliser la teneur en gaz dans toute l'étendue des cales d'un navire de 500 tonnes, il faudrait maintenir le pourcentage initial pendant huit heures. Pour un navire de 1 000 tonnes, on devrait maintenir le même pourcentage initial pendant dix heures (1) ».

« La plupart des marchandises de cargaison absorbent une quantité relativement importante d'anhydride sulfureux, qu'elles rendent ensuite plus ou moins rapidement lorsqu'elles sont exposées à l'air. Une balle de laine absorbe au moins dix-neuf fois son volume de gaz non dilué, et une balle de jute à peu près quatre fois son volume ; mais une balle de coton n'en absorbe peut-être pas du tout. La farine absorbe environ quatre fois et demie son volume de gaz non dilué, dont elle retient une partie d'une façon très tenace (1). »

Les *rats*, les *souris* et les *insectes* qui se trouvent fréquemment à bord, tels que cancrelats, puces, punaises, sont détruits par le gaz sulfureux; mais cette destruction est d'autant plus rapide et complète que ces animaux sont plus directement soumis à son action. C'est ainsi qu'on ne voit jamais de rats ni de cancrelats vivants dans les postes d'équipage, alors qu'on en trouve parfois dans les cales, sous les marchandises qui les ont protégés. Dans ces cas, ce sont surtout les tout jeunes rats, blottis dans la bourre de leur nid, qui échappent à la destruction. Les constatations faites au sujet de la difficulté de pénétration du gaz à travers certains chargements et de son absorption plus ou moins grande par diverses marchandises contribuent à expliquer ces faits, qui reconnaissent également pour cause la durée insuffisante des opérations. Il faut donc, pour obtenir un effet satisfaisant, tenir compte des conditions différentes résultant non seulement du volume variable des espaces à dératiser, mais de la nature de la cargaison. Wade avait montré dans son rapport de 1904 « qu'il suffisait d'une concentration de 0,25 à 0,3 p. 100 de gaz sulfureux dans l'atmosphère pour tuer les rats en moins de deux heures ».

(1) Rapport de Wade, traduit et résumé par le professeur Calmette.

Ses expériences nouvelles ont confirmé ces données et lui permettent de dire « que, si l'on opère à raison de 3 p. 100 de gaz dans les cales et si celles-ci restent fermées pendant huit à douze heures pour assurer la pénétration du gaz dans tous les interstices des marchandises, la destruction des rats est absolument certaine ». Ceci ne semble pas cependant devoir s'appliquer aux grains en vrac.

Les *marchandises*, contrairement à ce que l'on aurait pu supposer, ne subissent pas en général d'altérations du fait de l'acide sulfureux. Les dératisations pratiquées en France sur de nombreux navires, les expériences faites par Duriau et David, celles qui ont été poursuivies en Angleterre par Wade sont démonstratives à cet égard. Toutefois les résultats obtenus par ce dernier sont en général moins favorables. En ce qui concerne les tissus qui « peuvent, dit Wade, être endommagés par l'acide sulfurique à l'état libre », il suffit de les protéger par une enveloppe ou même par une feuille de papier. La même constatation a été faite par Duriau et David, sans parler des cas où aucune protection n'a été nécessaire. Les métaux ne sont pas détériorés, mais seulement « ternis par l'acide sulfurique du gaz Clayton ». Il est bon de les recouvrir d'une couche mince de blanc d'Espagne. En général les grains ne sont pas endommagés. Il est vrai que « l'orge, le froment et le maïs en *vrac* se laissent difficilement pénétrer par le gaz »... Les fruits et les légumes sont susceptibles d'être altérés, surtout lorsque la sulfuration est prolongée.

La *désinfection* peut être, bien que dans une mesure limitée, obtenue avec l'acide sulfureux. En 1902, le professeur Calmette avait soumis à l'action du gaz Clayton des cultures de bacilles pesteux et typhiques et de vibrions cholériques et en avait obtenu la stérilisation. Wade a constaté les mêmes résultats dans une série d'expériences pour lesquelles il avait « disposé, au milieu des marchandises, des tests microbiens contenus dans des tubes enveloppés de papier ou enfermés dans des enveloppes scellées ». Ses recherches ont porté non seulement sur les bactéries ci-dessus, mais sur le *Bacillus coli*, le *B. pyocyaneus*, le *Micrococcus melitensis* (fièvre de Malte), le *Staphylococcus aureus* et *longus*. Cependant, en ce qui concerne ces derniers microbes, les résultats n'ont pas été aussi complètement satisfaisants. Ils ont été obtenus avec un pourcentage de gaz variant de 1,2 à 2,5 et une durée de contact variant de trois à vingt-sept heures. Les spores charbonneuses ne paraissent pas être affectées par l'anhydride sulfureux.

Appareil Marot. — L'*appareil Marot* ne produit pas, comme l'appareil Clayton, du gaz sulfureux par combustion de soufre ; il utilise l'acide sulfureux liquide, qu'il détend et projette dans le local à dératiser au moyen d'un ventilateur.

L'acide sulfureux liquide est contenu dans des récipients métalliques (1, fig. 7), dont la capacité varie de 25 à 100 kilos et dont plusieurs peuvent être simultanément employés. Ils sont mis en communication avec un serpentin qui plonge dans un bain-marie, lequel est chauffé par des becs de Bunsen alimentés au pétrole.

La température de l'anhydride sulfureux s'élève, et il vient se vaporiser dans un tube (6, fig. 7), où le froid intense produit par cette vaporisation est combattu par le gaz chaud d'échappement du moteur. Le gaz se mélange alors dans une certaine proportion à l'air

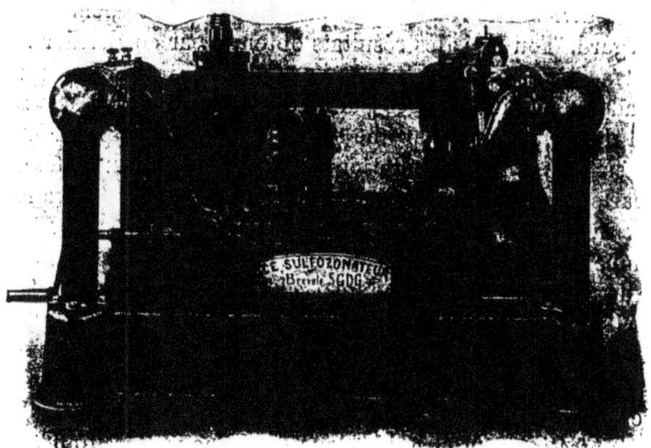

Fig. 6. — Appareil Marot, type n° 2. Vue d'ensemble.

extérieur et passe dans un tube de verre (12, fig. 7), où il subit l'action électrique d'effluves et d'étincelles provoquées sous l'influence d'une petite dynamo. Le mélange gazeux est alors aspiré par le ventilateur et refoulé dans le local à dératiser.

L'inventeur du procédé avait cru pouvoir attribuer à cette action électrique « la formation d'une faible quantité d'anhydride sulfurique et la transformation partielle de l'oxygène de l'air en ozone ». Les recherches de Bonjean et Wurtz ont fait admettre « que les plus fortes concentrations d'ozone produit en marche normale dans l'appareil Marot seraient d'environ 1 milligramme par mètre cube d'air. S'il se produit de l'ozone, ajoutent-ils, c'est donc en si faible quantité que le nom de « sulfozonateur » (nom sous lequel l'appareil avait été présenté au Comité consultatif d'hygiène) n'est pas justifié ». Mais les expérimentateurs ont montré que le gaz Marot subit cependant par le fait de l'action électrique une modification d'autant plus sensible que la quantité de gaz sulfureux employé est moindre (pour un travail électrique constant), modification qui se traduit par une mortalité beaucoup plus rapide des rats. La différence s'atté nue au contraire lorsque la dose d'acide sulfureux s'élève et aussi à mesure que l'air se sature d'humidité. « L'ensemble des faits, concluent-ils, établit qu'il existe une modification du gaz sulfureux sous l'influence de l'électricité vraisemblablement attribuable à la formation d'acide ou d'anhydride sulfurique ; mais celui-ci est en très faible quantité. »

L'appareil Marot diffère sensiblement de l'appareil Clayton, non

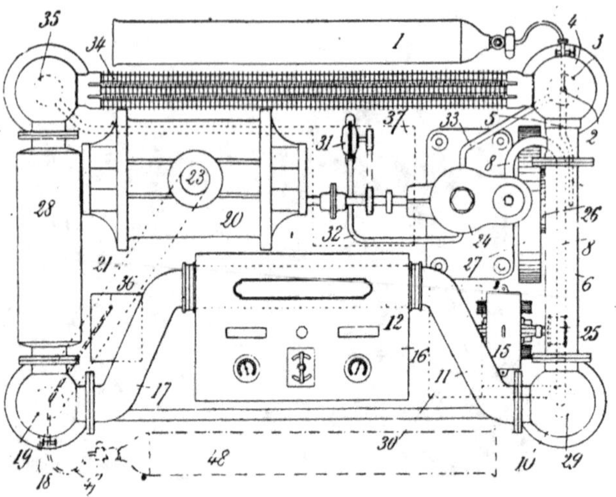

Fig. 7. — Schéma de l'appareil Marot en plan.

Cette énumération ne comprend que les indications principales. — 1. Récipient d'anhydride sulfureux liquide. — 2, Tube d'arrivée de l'anhydride sulfureux liquide. — 3, Colonne dans laquelle monte le tube. — 4, Boule formant le sommet de la colonne postérieure droite. — 6, Conduit horizontal où se vaporise l'anhydride sulfureux. — 10, Boule antérieure droite. — 11, Tuyau coudé par lequel l'anhydride sulfureux vaporisé et mélangé à l'air extérieur pénètre dans le tube 12. — 12, Tube en verre où l'anhydride sulfureux subit l'action électrique. — 17, Tube coudé par lequel le gaz sort du tube de verre. — 18, 19, Boule et colonne antérieures gauches que le gaz traverse ensuite. — 21, Conduit horizontal oblique disposé sous le socle de l'appareil et par lequel le gaz est conduit au ventilateur. — 23, Tubulure par laquelle le ventilateur refoule le gaz dans les conduits qui l'amènent au local à sulfurer. — 24, Moteur à essence. — 28, Réservoir d'essence. — 31, Pompe. — 32, 33, Tuyaux. — 37, Cuve servant à la circulation de l'eau de rafraichissement du moteur à essence.

seulement dans son principe, mais dans son mode d'action. La production du gaz est moins rapide et en quelque sorte plus limitée dans le premier que dans le second, où elle résulte simplement de la détente de l'acide sulfureux liquide. Aussi peut-on, avec l'appareil Marot, envoyer dans le même temps une plus grande quantité de gaz dans le local à dératiser, obtenir une concentration plus élevée et opérer dans un délai plus court. D'autre part, l'existence dans le gaz Clayton d'une notable proportion d'anhydride sulfurique, considérée au début comme une chose favorable, est en réalité de nature à présenter des inconvénients au point de vue de la détérioration de certaines marchandises telles que les étoffes de teintes délicates lorsqu'elles ne sont pas protégées. Par contre, l'appareil Clayton a sur l'appareil Marot l'avantage de pouvoir être plus facilement utilisé partout, puisque l'on trouve partout du soufre en canons, alors qu'il est plus difficile de se procurer de l'acide sulfureux liquide et que le poids des récipients qui le contient en rend le transport plus compliqué.

Appareil Gauthier et Deglos. — L'*appareil Gauthier et Deglos* se compose essentiellement des organes suivants :

1° Un four cylindrique (A, fig. 8 et 9) sur la sole duquel est placé le mélange dont la combustion produit le gaz dératisant.

A la partie supérieure du four se trouve un récipient également cylindrique (J), mais de diamètre moindre, destiné à recevoir un

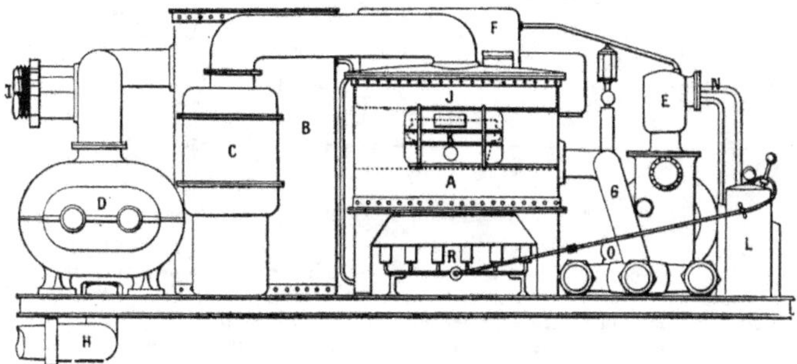

Fig. 8. — Appareil Gauthier et Deglos. Vue de face.

liquide dont on provoque l'évaporation en vue d'obtenir une action désinfectante. Cette évaporation est réalisée par la combustion d'une certaine quantité d'alcool contenu dans un récipient (K) reposant sur la sole du four. Ce dispositif n'a pas d'intérêt en ce qui concerne la dératisation ;

2° Un foyer, placé au-dessous du four et faisant corps avec lui, alimenté par des brûleurs (R), système Primus, à l'essence de pétrole.

3° Un ventilateur (D) actionné par un moteur à essence (F) ;

L'appareil, supporté par une plate-forme et dont le poids total est de 1 200 à 1 500 kilos, peut être placé sur un chariot ou un chaland.

Le produit dont on se sert pour obtenir la destruction des rats est un mélange de 75 p. 100 de fleur de soufre et de 25 p. 100 de charbon de bois pulvérisé, employé dans la proportion de 32 grammes par mètre cube de l'espace à dératiser. Cette proportion doit être soigneusement maintenue, et le mélange doit être homogène. On en-

flamme avec de l'alcool la poudre ainsi obtenue ; la combustion est
entretenue et complétée au moyen des brûleurs Primus.

Le gaz qui s'échappe à la partie supérieure du four est conduit
dans une caisse à filtrer (c), où il traverse plusieurs épaisseurs
d'une toile métallique très fine qui retient les particules solides
entraînées. De là il passe dans le refroidisseur (B), puis dans le ven-

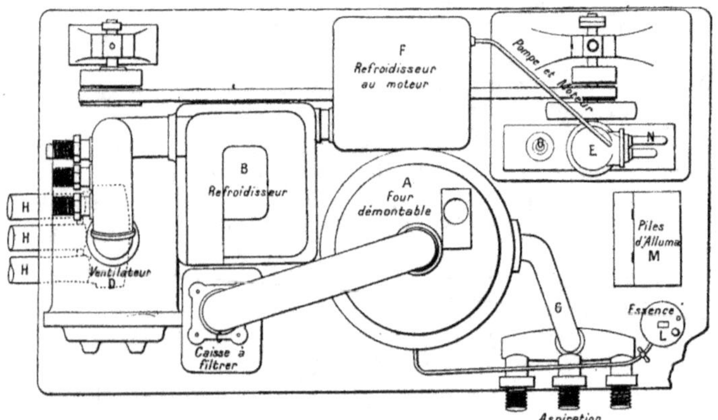

Fig. 9. — Appareil Gauthier et Deglos. Vue en plan.

A, Four et foyer en deux parties cylindriques démontables reposant l'une sur
l'autre à joints étanches. Les matières produisant le gaz désinfectant ou dératisant
sont introduites dans la partie supérieure. Les matières solides sont placées sur
le fond de cette partie supérieure. Les matières liquides sont placées en haut de
cette partie supérieure dans un récipient circulaire mobile J. — B, Cuve métallique garnie d'eau où plonge un serpentin que le gaz produit en A traverse pour
se refroidir. — C, Caisse à filtrer munie de vanne où vient se purger le gaz avant
d'être envoyé par refoulement dans les cales ou locaux à dératiser ou désinfecter·
— D, Ventilateur actionné par le moteur E aspirant et refoulant le gaz produit
en A. — E, Moteur actionnant ventilateur et pompe et pouvant servir aussi à
conduire le chariot. — F, Refroidisseur du moteur. — G, Tuyau d'aspiration de
l'air faisant retour dans le foyer. — H, Tuyau de refoulement du gaz dans les
locaux ou les cales. — I, Tuyau d'aspiration du gaz des cales ou locaux à refouler
au dehors après opération terminée. — J, Cuvette pour recevoir les liquides à produire le gaz. — K, Pot à alcool ou brûleurs placé sur le fond de la partie supérieure
A pour chauffer et évaporer le liquide produisant le gaz. — L, Réservoir à essence.
— M, Piles d'allumage. — N, Tuyau du silencieux du moteur. — O, Pompe à eau.
— R, Dessous du foyer où se placent les brûleurs.

tilateur (D), qui le propulse dans les locaux à dératiser. Comme dans
l'appareil Clayton, dont le procédé Gauthier et Deglos rappelle les
principaux dispositifs, l'air de ces locaux est ramené dans le four et
utilisé pour la production du gaz sulfureux.

Gauthier et Deglos avaient cru pouvoir attribuer à l'emploi
du charbon la formation d'oxyde de carbone qui viendrait ajouter
son action à celle de l'acide sulfureux pour la destruction des rats.

La recherche de l'oxyde de carbone, tant par l'analyse chimique que par l'examen spectroscopique du sang des animaux détruits, a donné des résultats négatifs. Le charbon aurait pour avantage d'empêcher l'encrassement de l'appareil ; mais l'action toxique du gaz obtenu est uniquement due à l'acide sulfureux.

Au point de vue des marchandises, l'effet du gaz produit par le procédé Gauthier et Deglos est d'une manière générale celui des autres gaz sulfureux. Pour agir efficacement, il doit être maintenu

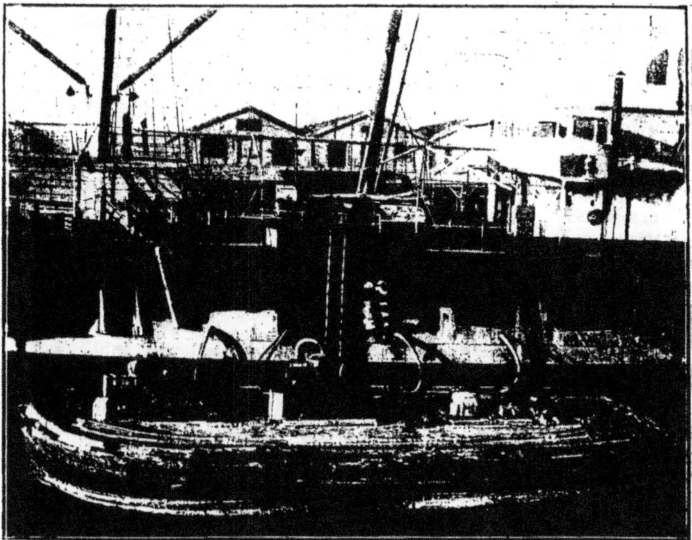

Fig. 10. — Appareil Gauthier et Deglos sur chaland fonctionnant.
(Les appareils Clayton et Marot fonctionnent dans des conditions analogues.)

dans les locaux à dératiser pendant trois heures, à compter du début de la combustion et de la mise en marche des ventilateurs.

Mode opératoire. — Une pratique déjà longue de la dératisation en cales pleines a permis au service sanitaire maritime français de dégager un certain nombre de données dont il importe de s'inspirer pour faire des opérations vraiment efficaces. Ces règles ont été formulées dans les termes suivants par le professeur Chantemesse (1) :

« 1° Avant toute opération, se procurer les plans du navire à dératiser ;

« 2° Étudier les dispositions permettant d'atteindre le plus aisément et le plus profondément possible les compartiments inférieurs du

(1) La désinfection par la vapeur de soufre, déjà citée.

navire : manches à vent, panneaux, tuyautage des collecteurs d'incendie ou des archi-pompes ; noter le cubage exact de chaque compartiment à traiter ;

« 3° Les moyens d'accès une fois reconnus et vérifiés, procéder à la sulfuration en opérant de l'arrière vers l'avant du navire et autant que possible dans l'ordre ci-après :

« *a*. Cales arrière (par les manches à vent, par les collecteurs d'incendie ou les archi-pompes) ;

« *b*. Tunnel de l'arbre de l'hélice par la manche spéciale qui lui est affectée ou, si elle n'existe pas, par l'orifice de communication de ce tunnel avec la machine. Cet orifice devra être tenu fermé pendant l'opération ;

« *c*. Cales avant (atteintes par les moyens multiples préconisés pour les cales arrière) ;

« *d*. Cambuse, soutes aux provisions et puits aux chaînes (par les manches à vent) ;

« *e*. Postes d'équipage, postes des chauffeurs indigènes, soutes à voiles et magasin (par les manches à vent ou les panneaux) ;

« 4° Opérer autant que faire se peut sur le plus grand nombre de compartiments à la fois.

« Avec les appareils officiellement adoptés pour la dératisation des navires, avoir soin d'opérer ainsi qu'il suit :

« 1° Le cubage de chaque compartiment étant connu, fixer la quantité de produit liquide ou pulvérulent nécessaire pour atteindre le pourcentage déterminé (environ 2,5 à 3 p. 100 dans l'atmosphère des cales, 1,5 à 2 p. 100 dans l'atmosphère des locaux où le gaz ne peut être absorbé par les marchandises (soutes aux voiles, magasins, etc.) (1). Peser les produits à l'aide d'une bascule. S'il s'agit de SO^2 liquide, peser les tubes avant et après l'envoi du gaz pour s'assurer de la quantité utilisée ; ne permettre l'enlèvement des tubes d'envoi qu'après cette pesée ;

« 2° Bien s'assurer, avant la mise en marche de l'appareil, que les manches d'envoi du gaz sont disposées dans les meilleures conditions pour atteindre toutes les parties des espaces à sulfurer par les moyens d'accès adoptés ;

« 3° Pendant l'opération, surveiller la régularité du fonctionnement de l'appareil et la façon dont le produit gazeux est envoyé ;

« 4° S'assurer du pourcentage en SO^2 à la sortie de l'appareil et dans un ou plusieurs compartiments, en choisissant les plus vastes et en puisant le gaz aussi loin que possible de son point d'arrivée. Cette recherche doit être faite au moment où l'on termine l'envoi de l'anhydride sulfureux. Dans ce but, quelques flacons d'une contenance

---

(1) Dans leur rapport précité du 3 février 1908, **MM.** Chantemesse et Bonjean estiment à 34^{gr},25 par mètre cube la dose à employer avec les appareils à combustion de soufre et à 68^{gr},50 la dose d'anhydride sulfureux liquide.

d'environ 5 litres sont remplis d'eau ; à l'aide d'un long tube de caoutchouc, d'un diamètre d'environ 5 millimètres, leur embouchure est mise en communication (avant le début de l'opération) avec un local de la profondeur du navire d'où l'on voudra extraire, à un moment donné, un échantillon de l'atmosphère sulfurée pour doser le pourcentage. La partie inférieure des flacons porte un robinet qui permet l'évacuation de l'eau et, par suite, l'appel de l'atmosphère sulfurée. Faire l'appel du gaz en épuisant l'eau du flacon qui devra être vidé une première fois jusqu'au tiers de son contenu, rempli de nouveau et vidé complètement. Doser le gaz au moyen d'une liqueur titrée à base de teinture d'iode.

« Dans les locaux des navires, à partir du moment où la proportion exigée de gaz projeté a été obtenue, combien de temps faut-il laisser agir l'anhydride sulfureux ? La règle est de laisser en contact habituellement trois heures (1) ; non point que les rongeurs ou la vermine résistent à l'inhalation de cette dose de SO^2 pendant si longtemps, mais il faut compter avec la difficulté et la lenteur de la pénétration du gaz dans les recoins et les interstices ménagés par les dispositions locales ou par l'entassement des marchandises. Ce temps écoulé, il importe à la fois aux soucis des armateurs qui désirent éviter les pertes de temps et à la préservation des marchandises que l'acide sulfureux injecté dans les profondeurs du navire disparaisse le plus vite possible et qu'on procède sans tarder au déchargement. Le même ventilateur qui a servi à projeter l'anhydride sulfureux dans les cales pourra sans difficulté injecter de l'air pur pour chasser la vapeur de soufre. »

Le gaz sulfureux dont nous avons rappelé plus haut l'action microbicide ne doit pas être considéré seulement comme un moyen particulièrement efficace de détruire les rats et la vermine, mais aussi comme un agent de désinfection précieux à l'égard notamment des bacilles du choléra et de la peste. Toutefois les conditions de son emploi ne sont pas dans l'un et l'autre cas absolument les mêmes.

« On peut, écrit dans l'article déjà cité le professeur Chantemesse, les résumer en peu de mots. *Pour la désinfection* : agir en milieu humide ; laisser en contact vingt-quatre heures dans une atmosphère de 1,5 p. 100, quinze heures dans une atmosphère de 6 p. 100 de gaz sulfureux. Même à ces doses, SO^2 n'a qu'une puissance de pénétration modérée et ne détruit pas les spores (charbon, tétanos, vibrion septique, etc.). Pour la *destruction des rats*, puces, moustiques, etc., — et ici la valeur de SO^2 devient inappréciable, — il faut se contenter du gaz sec, puisque les animaux possèdent toujours assez de vapeur d'eau dans leurs voies respiratoires ; utiliser

____

(1) Chantemesse et Bonjean abaissent cette durée à deux heures dans le rapport précité.

une proportion plus faible d'acide sulfureux, 2 p. 100, et une durée de contact pas trop longue, à la condition que le gaz pénètre sans obstacle dans tous les recoins à sulfurer; quand l'atmosphère est convenablement chargée de SO², laisser deux ou trois heures en contact ; envoyer l'acide sulfureux en grande masse pour détruire rapidement les animaux, et ne pas laisser aux marchandises le temps d'absorber beaucoup de gaz, qui les altérerait plus tard ; enfin, après l'action massive et peu prolongée de l'anhydride sulfureux, chasser celui-ci par une ventilation énergique d'air pur, afin d'en débarrasser la cargaison.

« Quant à chercher à dératiser et à désinfecter en même temps un navire chargé, à l'aide d'une unique opération de sulfuration, c'est, dans l'état actuel de la science, poursuivre une chimère. La dératisation d'un navire chargé est chose possible et nécessaire : la désinfection des marchandises du même navire *avant* déchargement est, aujourd'hui, pratiquement irréalisable. »

Appareil du Dr Nocht. — Bien que les appareils Clayton, Marot, Gauthier et Deglos soient seuls officiellement adoptés en France, nous ne saurions passer sous silence l'intéressant procédé présenté par le Dr Nocht (1), de Hambourg. Le gaz utilisé se compose d'oxyde de carbone (4,95 p. 100), d'acide carbonique (18 p. 100) et d'azote (77,05 p. 100). Il constitue un mélange non explosible « produit par la combustion du coke dans un générateur sous insufflation simultanée d'air atmosphérique. Une partie de la chaleur engendrée sert à la production de la vapeur nécessaire au fonctionnement d'une pompe à eau et d'un ventilateur. La pompe fournit l'eau pour la purification et le refroidissement du gaz, et le ventilateur donne le tirage d'air voulu pour la combustion du coke. Toute l'installation est disposée de manière à pouvoir non seulement insuffler le gaz dans les compartiments mais aussi l'en retirer » et le remplacer par de l'air pur. L'appareil est installé sur un bateau plat de 22 mètres de long sur 5 de large, divisé en trois compartiments ; il occupe celui du centre. Le compartiment de l'avant est destiné à contenir le coke ; celui de l'arrière, qui peut être chauffé à la vapeur, sert de laboratoire. Partout on a assuré la lumière et la ventilation.

Le gaz employé par le Dr Nocht n'est donc pas l'oxyde de carbone, et il a sur ce dernier le double avantage de ne pouvoir former avec l'air un mélange explosif et aussi d'être plus lourd que l'air.

Il ne saurait causer aucune altération aux marchandises, et il est très toxique pour les rats. Mais il l'est également pour l'homme, et, comme celui-ci n'est pas averti de sa présence par l'odeur, on doit

---

(1) De la destruction des rats à bord des navires, par le Dr Nocht et G. Giemsa, 1903. Traduction française dans le *Bulletin quarantenaire*, publié par le Conseil sanitaire d'Alexandrie, n^{os} du 7 juillet 1904 et suivants.

redouter la production d'accidents mortels, ainsi qu'on en a observé à Hambourg. C'est une question d'un grand intérêt pour l'emploi à bord des navires, dont il est difficile d'explorer tous les recoins avant la dératisation. D'autre part, ce gaz ne tue pas les insectes ; cette considération doit être soulignée, car la destruction de la vermine a une grande importance, non seulement au point de vue de l'assainissement général des bâtiments mais de la prophylaxie même de la peste, puisqu'il est établi que les puces des rats ont une part dans la propagation de la maladie. Quant à la désinfection, si peu aisé qu'il soit de l'obtenir en raison de la difficulté de pénétration des gaz à travers les marchandises et du pouvoir bactéricide limité de ceux qui sont utilisés à ce jour, il ne paraît pas douteux que les appareils permettant de la réaliser, bien que dans une mesure souvent incomplète, n'aient une supériorité sur le procédé de Hambourg et ne soient appelés à rendre de grands services pour le traitement des navires infectés. Ce sont les motifs qui, en France, ont fait donner la préférence à l'acide sulfureux.

Surveillance de l'état sanitaire des rats. — Cette surveillance a un rapport étroit avec la dératisation ; elle est exercée à Marseille par un des médecins de la santé particulièrement compétent au point de vue bactériologique et qui dispose d'un laboratoire bien installé. On y examine régulièrement non seulement les rats tués à bord des navires, mais aussi des rats capturés dans les docks et autres bâtiments du port et qui sont envoyés chaque semaine à la Santé.

Dans les autres ports qui ne disposent pas des mêmes ressources que Marseille (quelques laboratoires y sont cependant en voie d'organisation), il n'y a pas eu jusqu'en ces derniers temps, comme dans cette ville, une surveillance continue. Mais, à la date du 30 novembre 1907, une instruction ministérielle a prescrit aux préfets des départements du littoral « de rechercher, d'accord avec les directeurs de la santé, les ports qui ont pu, directement ou indirectement, se trouver en relations avec des régions contaminées ou suspectes, et d'insister de la façon la plus pressante auprès de la municipalité de chacun d'eux pour la prompte exécution des mesures suivantes :

1° Rechercher avec soin, en s'entourant de témoignages divers, si le nombre des rats a paru à un moment donné diminuer de façon notable, bien qu'aucune mesure spéciale n'ait été prise, observation qui devra faire soupçonner une épidémie sur les rats et constituera un grave avertissement;

2° Faire en divers points de la ville, spécialement dans le quartier du port (égouts, hangars, docks, remises de chiffons, etc.) des prélèvements de rats, dont un pourcentage suffisant, — une trentaine au moins, — sera soumis à une analyse bactériologique dans le laboratoire le plus voisin, apte, en raison de l'outillage et de la compétence scientifique du personnel, à révéler sur ces rongeurs la présence du bacille spécifique de la peste ;

3° Renouveler ces prélèvements et analyses de façon régulière chaque semaine pendant une période que les circonstances extérieures ne permettront qu'ultérieurement de déterminer ;

4° Entreprendre méthodiquement la destruction des rats sur ces mêmes points, même si aucune épidémie pesteuse n'est constatée, et renouveler cette opération dès que les rongeurs réapparaissent ;

5° Adresser très régulièrement au ministère de l'Intérieur les procès-verbaux de ces analyses et tous renseignements utiles sur ce sujet. »

L'administration a d'autre part depuis longtemps prévu le rattachement des diverses directions à des établissements bactériologiques où sont faites les recherches nécessitées par les circonstances. On a rattaché ainsi le service sanitaire :

De Dunkerque, à l'Institut Pasteur de Lille ;

Du Havre, au laboratoire municipal ;

De Rouen, au laboratoire de l'École de médecine ;

De Brest, au laboratoire de l'École de médecine navale ;

De Saint-Nazaire et Nantes, au laboratoire de l'École de médecine de Nantes ;

De Pauillac et Bordeaux, au laboratoire de la Faculté de médecine de Bordeaux ;

De Cette, au laboratoire de la Faculté de médecine de Montpellier ;

D'Alger, au laboratoire de l'École de médecine ;

D'Oran et de Constantine, à des laboratoires dépendant de l'armée ;

De la Goulette, à l'Institut Pasteur de Tunis.

H. *Marchandises*. — On a longtemps attribué aux marchandises, au point de vue de la propagation des maladies dites pestilentielles exotiques, un rôle qui n'est pas en général le leur. En spécifiant dans son article 11 qu' « il n'existe pas de marchandises qui soient par elles-mêmes capables de transmettre la peste ou le choléra et qu'elles ne deviennent dangereuses qu'au cas où elles ont été souillées par des produits pesteux ou cholériques », la convention de Paris de 1903 n'a pas exprimé une idée nouvelle, mais elle a rappelé avec opportunité, en tête du chapitre consacré à cette matière, un principe que l'on avait trop souvent perdu de vue lorsque l'on imposait, d'une manière en quelque sorte empirique, des mesures de prohibition ou de désinfection qui entravaient sans utilité les transactions commerciales et augmentaient les charges de l'armement. Ces mesures sont au contraire logiques si elles sont motivées par les conditions particulières à tel ou tel navire, dans le cas par exemple où a été constatée pendant la traversée une épizootie pesteuse chez les rats. Encore doivent-elles être limitées aux parties de la cargaison qui semblent avoir été directement touchées et dont la manipulation peut en conséquence devenir dangereuse.

Cependant il n'est pas contestable qu'en dehors de ces circonstances particulières il n'y ait avantage à prendre vis-à-vis de certains objets tels que chiffons, tapis, vieux vêtements, linge, literie, sacs de soldats ou de marins décédés aux colonies, etc., des précautions d'un caractère général et permanent pour une épidémie donnée, précautions justifiées par le fait que ces objets, dont on ignore la provenance exacte, ont pu recevoir des germes pathogènes (1). Le constater est peut-être revenir à l'ancienne conception des marchandises susceptibles, mais d'une manière à coup sûr bien limitée. D'ailleurs, en dehors des chiffons et des tapis, les objets dont il s'agit constituent plus souvent des bagages que des marchandises, suivant l'acception habituelle du mot, de sorte que l'on peut dire qu'en ce qui concerne celles-ci les obstacles à la libre admission ont à peu près disparu. Ces principes ont inspiré les dispositions inscrites dans la convention de 1903, que nous reproduirons à la suite des articles du règlement en vigueur. Encore observera-t-on que les prescriptions de ce règlement relatives aux marchandises n'ont pas un caractère impératif et ont surtout pour objet d'armer l'autorité sanitaire en vue des éventualités qui peuvent se produire.

Dispositions relatives aux marchandises édictées depuis 1896. — Sauf les exceptions ci-après, les marchandises et objets de toute sorte arrivant par un navire qui a patente nette et qui n'est dans aucun des cas prévus par l'article 54 sont admis immédiatement à la libre pratique (règlement, art. 70).

Les peaux brutes, fraîches ou sèches, les crins bruts et en général tous les débris d'animaux peuvent, même en cas de patente nette, être l'objet de mesures de désinfection que détermine l'autorité sanitaire.

Lorsqu'il y a à bord des matières organiques susceptibles de transmettre des maladies contagieuses, s'il y a impossibilité de les désinfecter et danger de leur donner libre pratique, l'autorité sanitaire en ordonne la destruction, après avoir constaté par procès-verbal, conformément à l'article 5

(1) L'Académie de médecine a été saisie par le Dr Widal, dans sa séance du 13 novembre 1906, du fait suivant dont on appréciera l'intérêt : deux cas mortels de dysenterie bacillaire ont été observés à six jours de distance chez un enfant de trois ans et chez son père, à la suite de l'acquisition faite par ce dernier de tissus exotiques arrivant du Japon. Or il se produit au Japon des épidémies de dysenterie provoquées par un bacille identique à celui qui fut trouvé dans les selles de l'un des malades et qui présentait les caractères du bacille décrit par Chantemesse et Widal et isolé au Japon par Shiga. Bien que Vaillard ait fait remarquer que la dysenterie est plus fréquente en France qu'on ne le croit, il est fort probable, ainsi qu'il l'a lui-même admis, que la maladie a eu dans ce cas une origine exotique. Faut-il en conclure que la désinfection de tous les tissus usagers de provenance analogue s'impose ? Ce serait une conséquence bien absolue, et les mesures qu'elle entraînerait seraient d'une application extrêmement difficile. Mais le fait n'en est pas moins instructif et constitue pour l'autorité sanitaire un avertissement dont elle doit tenir compte.

de la loi du 3 mars 1822, la nécessité de la mesure et avoir consigné sur ledit procès-verbal les observations du propriétaire ou de son représentant (art. 71).

La désinfection est dans tous les cas obligatoire :

1º Pour les linges de corps, hardes et vêtements portés (effets à usage) et les objets de literie ayant servi, transportés comme marchandises ;

2º Pour les vieux tapis ;

3º Pour les chiffons et les drilles, à moins qu'ils ne rentrent dans les catégories suivantes, qui sont admises en libre pratique :

a. Chiffons comprimés par la force hydraulique, transportés comme marchandises en gros, par ballots cerclés de fer, à moins que l'autorité sanitaire n'ait des raisons légitimes pour les considérer comme contaminés ;

b. Déchets neufs, provenant directement d'ateliers de filature, de tissage, de confection ou de blanchiment ; laines artificielles et rognures de papier neuf (art. 72).

Ces articles ont été complétés (décrets successifs des 19 et 27 janvier, 9 février, 9 mars et 15 avril 1897, 15 juin 1899) par les dispositions suivantes, concernant exclusivement la prophylaxie de la peste :

Est interdite jusqu'à nouvel ordre l'importation en France et en Algérie des drilles, des chiffons, des débris frais d'animaux, des onglons, des sabots venant directement ou indirectement de toute localité où la peste aura été constatée.

Est également interdit le transit à travers la France ou l'Algérie des objets désignés à l'article précédent, toutes les fois que ce transit donne lieu à un débarquement ou à une manipulation quelconque.

Sont admis après désinfection les laines brutes ou manufacturées venant directement de toute localité contaminée de peste, les linges de corps ayant servi ou n'ayant pas servi, les hardes ou vêtements ayant servi ou n'ayant pas servi, les objets de literie ayant servi ou n'ayant pas servi, les cuirs verts et peaux fraîches venant directement ou indirectement de toute localité où la peste aura été constatée.

Les provenances de tous les ports situés entre les bouches du Gange et la mer Rouge, y compris Ceylan et les ports du golfe Persique, ainsi que les provenances des ports de la mer Rouge et de l'Égypte situés sur la Méditerranée, doivent être accompagnées d'un certificat d'origine visé par un agent consulaire français.

L'importation des os a fait en outre l'objet d'instructions en date du 2 décembre 1898, destinées à compléter les dispositions ci-dessus, et aux termes desquelles les os ne doivent pas être mélangés de débris importants de chair musculaire plus ou moins desséchés. Pour constater le degré de siccité réel des os, on chauffe à l'étuve à 120º pendant vingt-quatre heures 200 grammes au moins d'os soigneusement échantillonnés, et on considère comme insuffisamment sec tout lot qui perd dans ces conditions plus de 15 p. 100 d'eau.

Il est infiniment probable que certaines de ces dispositions seront modifiées ou supprimées, notamment celles qui concernent les débris d'animaux visés dans le premier paragraphe de l'article 71.

Les marchandises débarquées de navires munis de patente brute peuvent être considérées comme contaminées, et à ce titre l'autorité sanitaire peut en prescrire la désinfection soit au lazaret, soit sur des allèges (art. 73).

Les marchandises en provenance de pays contaminés sont admises au transit sans désinfection si elles sont pourvues d'une enveloppe prévenant tout danger de transmission (art. 74).

Les lettres et correspondances, imprimés, livres, journaux, papiers d'affaires (non compris les colis postaux) ne sont soumis à aucune restriction ni désinfection (art. 75).

Ce dernier article a été complété dans les termes suivants par une instruction du 7 décembre 1897 : « Les correspondances sont habituellement remises dès l'arrivée du navire dans les ports français. Lorsque le navire est soumis à des mesures sanitaires qui peuvent retarder son admission à la libre pratique, les dépêches sont débarquées *sans communication avec le bord* pour être livrées, sous la surveillance de l'autorité sanitaire, soit aux délégués de l'administration des postes, soit aux agents des compagnies maritimes dûment autorisés à cet effet. En aucun cas l'agent des postes embarqué, pas plus que toute autre personne du bord, n'est admis à débarquer pour accompagner les dépêches avant que la libre pratique n'ait été accordée. En outre et sauf des cas exceptionnels dont l'autorité sanitaire reste juge, la remise de ces dépêches est toujours effectuée de jour. »

Les animaux vivants autres que les bestiaux ou ceux visés par la loi du 21 juillet 1881 sur la police sanitaire des animaux domestiques peuvent être l'objet de mesures de désinfection.

Des certificats d'origine peuvent être exigés pour les animaux embarqués sur un navire provenant d'un port au voisinage duquel règne une épizootie.

Des certificats analogues peuvent être délivrés pour des animaux embarqués en France ou en Algérie.

Lorsque des cuirs verts, des peaux ou des débris frais d'animaux sont expédiés de France ou d'Algérie à l'étranger, ils peuvent, à la demande de l'expéditeur, être l'objet de certificats d'origine délivrés d'après la déclaration d'un vétérinaire assermenté (art. 76).

Dispositions prévues par la convention sanitaire de 1903. — Voici les dispositions qui forment, dans la convention de Paris 1903, la section II du chapitre II relative aux marchandises, indépendamment de l'article 11 déjà cité :

La désinfection ne peut être appliquée qu'aux marchandises et objets que l'autorité sanitaire locale considère comme contaminés.

Toutefois, les marchandises ou objets énumérés ci-après peuvent être soumis à la désinfection ou *même prohibés à l'entrée*, indépendamment de toute constatation qu'ils seraient ou non contaminés ;

1º Les linges de corps, hardes et vêtements portés (effets à usage), les literies ayant servi.

Lorsque ces objets sont transportés comme bagages où à la suite d'un changement de domicile (effets d'installation), ils ne peuvent être prohibés et sont soumis au régime de l'article 19.

Les paquets laissés par les soldats et les matelots, et renvoyés dans leur patrie après décès, sont assimilés aux objets compris dans le premier alinéa du 1º.

2º Les chiffons et drilles, à l'exception, quant au choléra, des chiffons comprimés qui sont transportés comme marchandises en gros par ballots cerclés.

Ne peuvent être interdits les déchets neufs provenant directement d'atelier de filature, de tissage, de confection ou de blanchiment ; les laines artificielles (Kunstwolle, Shoddy) et les rognures de papier neuf (art. 12).

Il n'y a pas lieu d'interdire le transit des marchandises et objets spécifiés aux 1º et 2º de l'article qui précède, s'ils sont emballés de telle sorte qu'ils ne puissent être manipulés en route.

De même, lorsque les marchandises ou objets sont transportés de telle façon qu'en cours de route ils n'aient pu être en contact avec les objets souillés, leur transit à travers une circonscription territoriale contaminée ne doit pas être un obstacle à leur entrée dans le pays de destination (art. 13).

Les marchandises et objets spécifiés aux 1º et 2º de l'article 12 ne tombent pas sous l'application des mesures de prohibition à l'entrée, s'il est démontré à l'autorité du pays de destination qu'ils ont été expédiés cinq jours au moins avant le début de l'épidémie (art. 14).

Le mode et l'endroit de la désinfection.... sont fixés par l'autorité du pays de destination. Ces opérations doivent être faites de manière à ne détériorer les objets que le moins possible.

Il appartient à chaque État de régler la question relative au paiement éventuel de dommages-intérêts résultant de la désinfection.....

Les lettres et correspondances, imprimés, livres, journaux, papiers d'affaires, etc. (non compris les colis postaux) ne sont soumis à aucune restriction ni désinfection (art. 16).

Les marchandises, arrivant par terre ou par mer, ne peuvent être retenues aux frontières ou dans les ports.

Les seules mesures qu'il soit permis de prescrire à leur égard sont spécifiées dans l'article 12 ci-dessus.

Toutefois, si des marchandises, arrivant par mer en vrac ou dans des emballages défectueux, ont été, pendant la traversée, contaminées par des rats reconnus pesteux et si elles ne peuvent être désinfectées, la destruction des germes peut être assurée par leur mise en dépôt pendant une durée maxima de deux semaines.

Il est entendu que l'application de cette dernière mesure ne doit entraîner aucun délai pour le navire ni des frais extraordinaires résultant du défaut d'entrepôts dans les ports (art. 17).

Lorsque des marchandises ont été désinfectées, par application des prescriptions de l'article 12, ou mises en dépôt temporaire, en vertu du troisième alinéa de l'article 17, le propriétaire ou son représentant a le droit de réclamer, de l'autorité sanitaire qui a ordonné la désinfection ou le dépôt, un certificat indiquant les mesures prises (art. 18).

Bagages. — La désinfection du linge sale, des hardes, vêtements et objets qui font partie de bagages ou de mobiliers (effets d'installation) provenant d'une circonscription territoriale déclarée contaminée, n'est effectuée que dans les cas où l'autorité sanitaire les considère comme contaminés (art. 19).

Déchargement des navires sous surveillance sanitaire. — Cette surveillance exercée pendant le déchargement des navires provenant de pays contaminés de peste ou y ayant fait escale a été prescrite par une instruction ministérielle du 1er octobre 1900. Elle avait tout d'abord pour objet la constatation de l'état sanitaire des rats trouvés à bord, afin de permettre de prendre, en cas d'épizootie pesteuse chez ces animaux, les mesures commandées par les circonstances. Depuis le décret du 4 mai 1906, la surveillance ainsi exercée permet en outre de constater les résultats de la dératisation. Il y est procédé, aux termes de l'instruction précitée, de la manière suivante :

Le déchargement n'est commencé qu'après le débarquement de tous les passagers.

Le navire est placé en isolement aussi complet que possible sur un quai spécial et hors du contact immédiat des autres bâtiments. Toutes les mesures sont prises pour empêcher la sortie *nocturne* des rats, en garnissant notamment les amarres de buissons métalliques.

Le personnel du bord est employé autant que possible aux opérations du déchargement ; s'il y a lieu de recourir à un personnel auxiliaire, celui-ci est assimilé, pour la durée des opérations, au personnel du bord ; l'un et l'autre figurent sur un état nominatif remis à l'autorité sanitaire et contrôlé par elle au moyen de visites ou appels journaliers. Ce point est capital : il importe que l'autorité sanitaire soit en mesure d'exercer un contrôle permanent sur le personnel de déchargement et que celui-ci soit composé en conséquence d'hommes choisis parmi les moins irréguliers, ayant en ville un domicile connu.

Si quelque personne autre que celles qui figurent à l'état nominatif se trouve obligée de monter à bord, même momentanément, elle est ajoutée à la liste et astreinte à la même surveillance pendant le délai fixé par l'autorité sanitaire. Les allées et venues entre le quai et le bord doivent ainsi être réduites au strict minimum.

Une carte spéciale équivalant au passeport sanitaire pourrait être remise à toutes les personnes visées par le présent article et leur rappellerait d'une manière précise les obligations auxquelles elles sont soumises.

Le déchargement des marchandises est effectué conformément aux instructions de l'autorité sanitaire et dans l'ordre indiqué par elle.

Les marchandises qui devraient être désinfectées sont mises à part et isolées jusqu'à ce que l'opération soit effectuée. Les agents qui, dans ce cas, doivent procéder à la manipulation et à la désinfection desdites marchandises sont pourvus de vêtements spéciaux et astreints à toutes les mesures de précaution qu'elles comportent.

La surveillance sanitaire du déchargement, telle qu'elle résulte des dispositions qui précèdent, est exercée sans aucune interruption, depuis la mise à quai jusqu'à l'achèvement complet des opérations, par un ou plusieurs agents du service sanitaire responsable. Ces agents sont chargés de tenir la liste nominative du personnel, de s'assurer que le déchargement effectué ne présente rien d'insolite au point de vue sanitaire, de veiller à l'exécution de toutes les mesures ayant pour but d'empêcher la sortie des rats, de signaler au chef de service la présence de cadavres de rats ainsi que les marchandises qui auraient pu être souillées par ces animaux, de faire suspendre, s'il y a lieu, le déchargement jusqu'à la décision du chef de service, de rédiger et de signer de concert avec ce dernier, lorsque toutes les opérations sont terminées, un procès-verbal établi suivant une formule spéciale annexée à la présente instruction.

Toute absence qui se produirait dans le personnel au cours du déchargement devrait être immédiatement signalée et motivée ; si elle était due à une indisposition, même légère, l'homme devrait faire l'objet sans retard d'une visite médicale, être mis en observation et isolé, s'il y avait lieu, dans les mêmes conditions que le serait, le cas échéant, un voyageur muni du passe-port sanitaire.

Si, au cours du déchargement, il était découvert des rats morts ou malades, ils devraient être recueillis et envoyés, *avec toutes les précautions convenables* au directeur du laboratoire bactériologique de la circonscription, qui procéderait d'urgence à leur examen et informerait le service sanitaire du résultat. Toute opération devrait être suspendue dans la partie correspondante du navire jusqu'à la connaissance de ce résultat.

Dans le cas où un homme serait reconnu atteint d'affection suspecte, le personnel du bord serait immédiatement consigné et le navire placé en isolement aussi absolu que possible ; si la maladie était confirmée, le bâtiment serait renvoyé aussitôt, sous pavillon de quarantaine, au lazaret le plus proche. Les mêmes mesures seraient prises s'il était constaté qu'il existe à bord des rats pesteux.

I. *Stations sanitaires et lazarets.* — **Dispositions réglementaires.** — Le service sanitaire comprend des *stations sanitaires* et des *lazarets* répartis dans les ports. . . . suivant décision soit du ministre de l'Intérieur, soit du gouverneur général de l'Algérie (art. 77).

La station sanitaire comporte :

1° Des locaux séparés (tentes ou bâtiments) destinés au traitement des malades et à l'isolement des suspects ;

2° Une étuve à désinfection remplissant les conditions de sécurité et d'efficacité prescrites par le Comité consultatif d'hygiène publique en France.

3° Des appareils reconnus efficaces pour les désinfections qui ne peuvent être faites au moyen de l'étuve, notamment pour les tentes et à leur défaut pour les bâtiments où est pratiqué l'isolement des malades et des suspects.

Le service sanitaire et l'administration hospitalière se concertent pour l'usage commun du personnel de service (art. 78).

Le lazaret est un établissement permanent disposé de manière à permettre l'application de toutes les mesures commandées par le débarquement et l'isolement des passagers, la désinfection des marchandises et celle du navire (art. 79).

La distribution intérieure du lazaret est telle que les personnes et les choses appartenant à des isolements de dates différentes puissent être séparées.

Deux corps de bâtiments, isolés et à distance convenable, sont affectés l'un aux malades, l'autre aux suspects (art. 80).

Des parloirs sont disposés pour les visites avec les précautions nécessaires pour éviter la contamination (art. 81).

Des magasins distincts sont affectés, d'une part, aux marchandises et objets à purifier et, d'autre part, aux marchandises et objets purifiés (art. 82).

Le lazaret possède nécessairement une ou plusieurs étuves à désinfection remplissant les conditions de sécurité et d'efficacité prescrites par le Comité consultatif d'hygiène publique de France et les autres appareils reconnus efficaces pour les désinfections qui ne peuvent être faites au moyen de l'étuve (art. 83).

Le lazaret est pourvu :

1º D'eau saine à l'abri de toute souillure, en quantité suffisante ;

2º D'un système d'évacuation sans stagnation possible des matières usées. Si un tel système est impraticable, les évacuations sont faites au moyen de tinettes mobiles placées dans une fosse étanche. Ces tinettes renferment en tout temps une substance désinfectante. Elles sont vidées au loin le plus souvent possible et en tout cas après l'expiration de chaque période d'isolement (art. 84).

Un médecin est attaché au lazaret : il est chargé notamment de visiter les personnes isolées, de les soigner le cas échéant et de constater leur état de santé à l'expiration de la durée de l'isolement (art. 85).

Les malades reçoivent dans le lazaret les secours religieux et les soins médicaux qu'ils trouveraient dans un établissement hospitalier ordinaire.

Les personnes venues du dehors pour les visiter ou leur donner des soins sont, en cas de compromission, isolées.

Chaque malade a la faculté, sous la même condition, de se faire traiter par un médecin de son choix et de se faire assister par des gardes-malades de l'extérieur (art. 86).

Les soins et les visites du médecin du lazaret sont gratuits (art. 87).

Les frais de traitement et de médicaments sont à la charge des personnes isolées, et le décompte en est fait suivant le tarif qui est approuvé annuellement. . . . soit par le ministre de l'Intérieur, soit par le gouverneur général de l'Algérie (art. 88).

Les frais de nourriture sont à la charge des personnes isolées, et le décompte en est fait suivant un tarif approuvé annuellement par le préfet du département (art. 89).

Pour les émigrants, les pèlerins, qui voyagent en vertu d'un contrat, les frais de traitement et de nourriture au lazaret sont à la charge de l'armement : pour les militaires et les marins, ces frais incombent à l'autorité dont ils relèvent (art. 90).

Les indigents ne rentrant pas dans la catégorie définie à l'article 89 sont traités et nourris gratuitement (art. 91).

Les personnes isolées ont en outre à supporter les droits sanitaires définis au titre X (art. 92).

Les règlements locaux prévus par l'article 132 déterminent les limites de

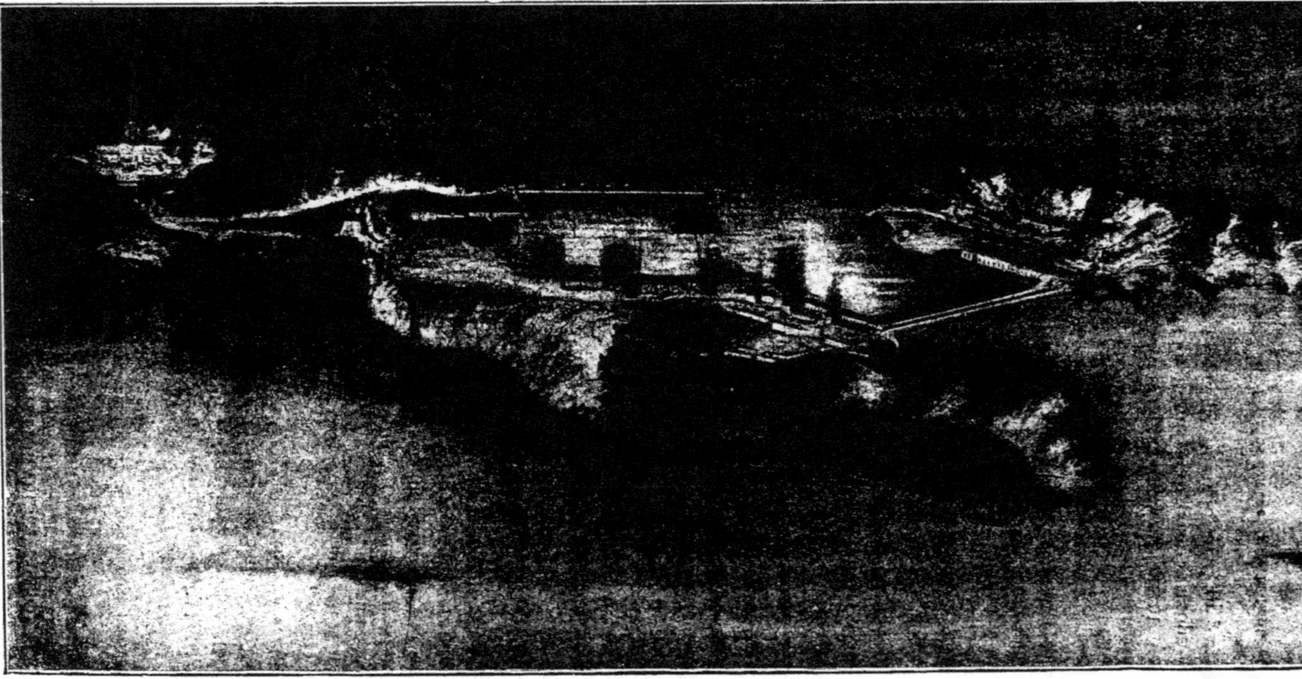

Fig. 11. — Iles du Frioul. Port et lazaret.

la station sanitaire, du lazaret et des autres lieux réservés dont il est fait mention dans les articles 17, 18 et 19 de la loi du 3 mars 1822.

Ils déterminent également la zone affectée à l'isolement des navires (art. 93).

Lazarets. — Il existe actuellement, pour la France et l'Algérie, quatre grands lazarets : dans les îles du *Frioul*, près de Marseille ; à *Trompeloup*, près de Bordeaux ; au *Mindin*, près de Saint-Nazaire, et à *Matifou*, près d'Alger ; et deux petits à *Aspreto*, près d'Ajaccio, et dans l'île de *Trébéron*, près de Brest.

Nous ne comprenons pas dans cette énumération le lazaret de Toulon, qui est en fort mauvais état et qui va être cédé au ministère de la Guerre, comme l'a été en 1889 celui de Villefranche-sur-Mer, non plus que le petit lazaret construit sur la jetée à Cette et récemment abandonné. Il y avait aussi autrefois des lazarets à Bayonne, à Lorient, dans la petite île de Tatihou, près de Saint-Vaast-La Hougue (abandonné en 1867), et au Havre (le lazaret du Hoc, pour lequel un projet d'agrandissement avait été dressé en 1833).

LAZARET DU FRIOUL. — Le *lazaret du Frioul* est situé à 4 kilomètres de Marseille, dans les îles de Pomègue et de Ratoneau (îles du Frioul).

Une digue de 350 mètres, construite de 1822 à 1825, a réuni ces deux îles, formant ainsi un port de 16 hectares de superficie dont la profondeur varie de 8 à 11 mètres. Les îles du Frioul sont également utilisées pour la défense militaire de Marseille ; des forts importants y ont été construits (fig. 11 et 12).

Le lazaret se compose de quatre parties :

1° Le pavillon de l'administration, comprenant le logement du directeur et des médecins de la santé, l'école du Frioul (1), l'infirmerie pour les malades non contagieux, le parloir, le bureau de la poste et du télégraphe, le bureau d'arraisonnement et des locaux divers ;

2° Les bâtiments affectés à l'isolement des passagers, qui sont : le pavillon des « Services généraux », le pavillon « Fauvel », le petit pavillon dit des « Dames », les pavillons « Blache » et « Mélier » et un vaste hangar pouvant recevoir des émigrants ou des passagers indigènes. Près des pavillons Blache et Mélier est la chapelle ;

3° L'hôpital de Ratonneau pour les malades contagieux. Cet hôpital, construit de 1826 à 1828, est très vaste. Deux des pavillons ont été récemment aménagés dans des conditions qui rappellent (autant que l'utilisation de ces vieux bâtiments l'a permis) la disposition adoptée pour l'hôpital Pasteur à Paris. Ces deux pavillons forment un petit

---

(1) Une quinzaine d'enfants, appartenant aux familles des agents de la Santé et de la Guerre, suivent les cours de cette petite école.

hôpital complet, muni d'une étuve à désinfection, qui porte le nom
d' « Hôpital Proust » (fig. 13 et 14) ;

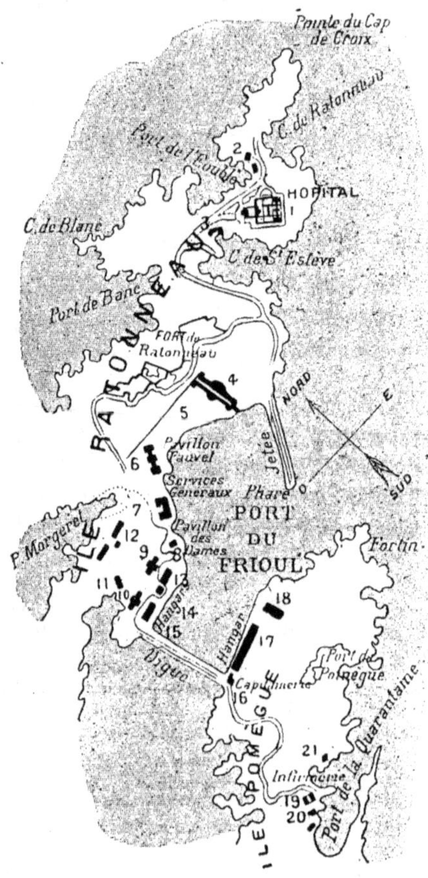

Fig. 12. — Disposition des bâtiments du lazaret du Frioul.

1, Hôpital de Ratonneau. — 2, Cimetière. — 3, Dépositaire. — 4, Bâtiments de
l'entrée et des fonctionnaires. — 5, Mur de clôture du lazaret. — 6, Pavillon Fauvel. — 7, Pavillon des services généraux. — 8, Pavillon des Dames.— 9, Pavillon
Mélier. — 10, Pavillon Blache. — 11, Buanderie. — 12, Logements des employés
et citernes. — 13, Moyen hangar. — 14, Chapelle. — 15, Petit hangar. — 16, Ancienne capitainerie.— 17, Grand hangar. — 18, Hangars jumeaux. — 19, Infirmerie
de Pomègue. — 20, Vieille chapelle et dépôt de câbles. — 21, Poudrière.

4° Les bâtiments de la désinfection. Ils comprennent quatre étuves
de grand modèle, une installation de bains et de bains-douches, des

salles de déshabillage pour les émigrants et de vastes hangars pour les bagages et les marchandises (1).

Ce lazaret, qui occupe une superficie considérable et contient plus de 300 lits, indépendamment d'autres locaux suffisants pour abriter plusieurs centaines de personnes, a les avantages et les inconvénients

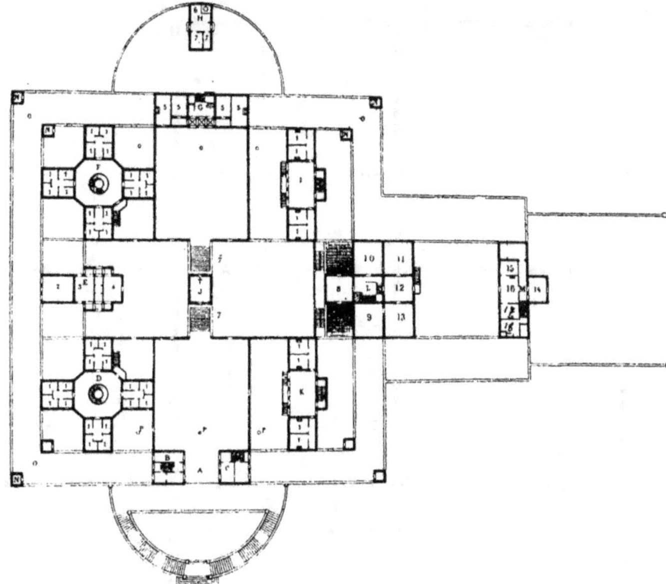

Fig. 13. — Hôpital de Ratonneau. — Plan d'ensemble.

A, Entrée principale au nord. — B, Parloir et conciergerie. — C, Salle d'attente. — D, Pavillon Belzunce. — E, Bains. — F, Pavillon Chevalier Roze. - G, Restaurant. — H, Cuisine. — I, Pavillon Saint-Charles. — J, Chapelle. — K, Pavillon Saint-Roch. — L, Pavillon principal de l'hôpital Proust. — M, Pavillon n° 2 de l'hôpital Proust.— N, Latrines. — O, Chemin de ronde. — P, Citerne. — 1, Chambres. — 2, Buanderie. — 3, Bains. — 4, Salle d'autopsie. — 5, Salle à manger. — 6, Cuisine.— 7, Dépôt sous la chapelle.— 8, Entrée.— 9, Salle à manger.— 10, Médecin. — 11, Cuisine. — 12, Lingerie. — 13, Personnel. — 14, Escalier.— 15, Concierge. — 16, Vestibule. — 17, Salle d'autopsies. — 18, Dépôt mortuaire.

d'un lazaret insulaire, avantages d'isolement absolu, inconvénients d'éloignement et d'accès difficile.

Lazaret de Trompeloup.— Le *lazaret de Trompeloup* est situé à 3 kilomètres de Pauillac, sur la rive gauche de la Gironde, à peu près à égale distance de Bordeaux et de la mer (fig. 15). Il forme

(1) Nous ne saurions nous étendre davantage sur la description du lazaret, au sujet duquel on trouvera des renseignements dans le *Recueil des travaux du Comité consultatif d'Hygiène publique de France*, notamment dans un Rapport de MM. Chantemesse et Faivre du 28 février 1904 (vol. XXXIV, p. 347).

un vaste rectangle séparé en deux parties inégales par une cour
centrale plantée de beaux arbres. Le plus grand des emplacements
ainsi délimités est divisé en trois enclos comprenant des pavillons
pour les passagers et des magasins. Ces enclos sont complètement
isolés les uns des autres. La même division existe dans l'empla-

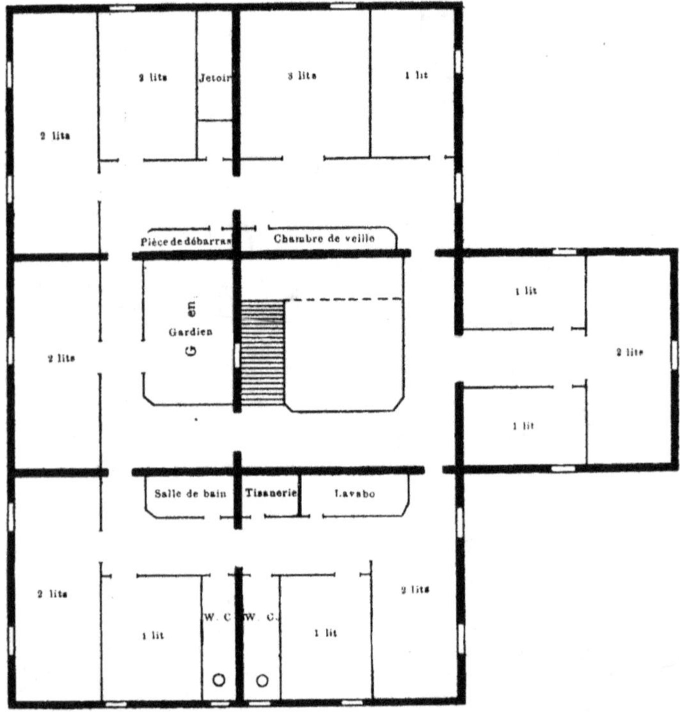

Fig. 14. — Chambres d'isolement du pavillon principal de l'hôpital Proust.

cement plus petit situé de l'autre côté de la cour centrale; mais
la disposition des bâtiments n'est pas la même : ceux du troisième
enclos sont affectés à des magasins et à l'habitation d'un garde.
Les autres gardes sont logés près du pavillon de l'administration, qui se trouve à l'entrée du lazaret. Le nombre des lits est
d'environ 300.

En dehors du lazaret proprement dit, entre celui-ci et la Gironde,
se trouvent une grande buanderie et, plus près encore du fleuve,
l'infirmerie destinée aux contagieux, le bâtiment de la désinfection
avec étuves, bains-douches et grand magasin pour les bagages.
Toutes ces constructions, ainsi que le lazaret, sont reliées par une

voie Decauville à l'appontement par lequel le débarquement a lieu. Le plan de la figure 14 ne comprend ni le bâtiment de la désinfection, ni celui de l'étuve.

Lazaret de Mindin. — Le *lazaret de Mindin* est placé à l'embouchure de la Loire, sur le côté gauche de l'estuaire du fleuve, en face

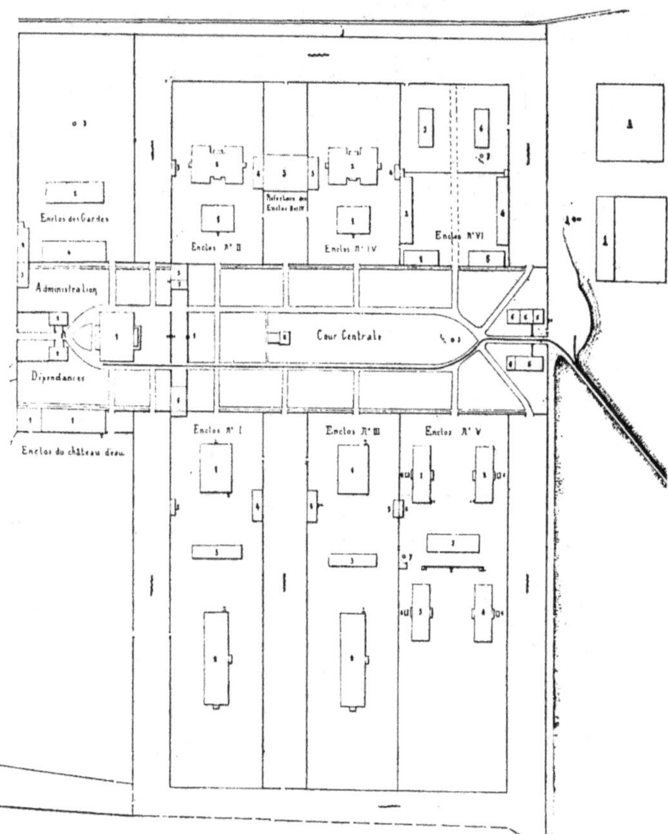

Fig. 15. — Lazaret de Trompeloup, près de Bordeaux.

de Saint-Nazaire (fig. 16). Il se compose de trois parties : les pavillons d'isolement, l'infirmerie, les bâtiments de la désinfection.

Les pavillons d'isolement, au nombre de cinq, occupent l'un des côtés d'une vaste cour rectangulaire, sur le côté opposé de laquelle se trouvent le réfectoire et la cuisine, le bâtiment de l'administration, la buanderie et les bains. Les pavillons d'isolement, situés dans des enclos séparés, comprennent 76 lits ; mais ce nombre pour-

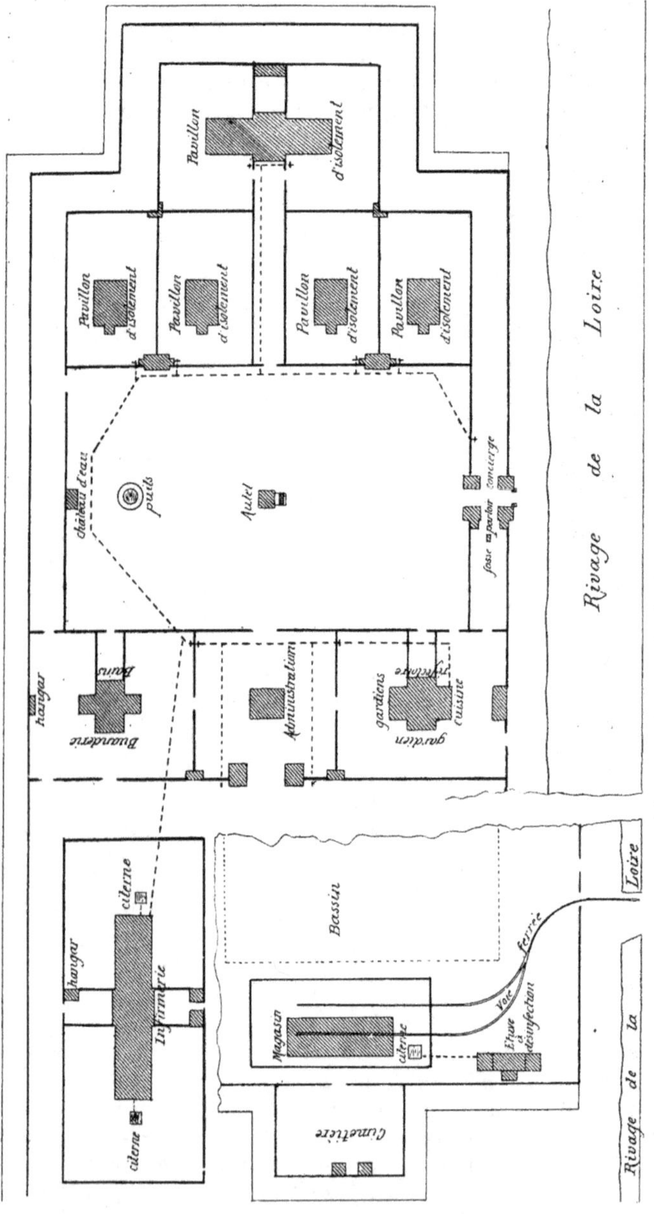

Fig. 16. — Lazaret de Mindin, près de Saint-Nazaire.

rait être aisément doublé. L'infirmerie, plus récemment construite, comprend 35 lits. Elle est vaste et bien distribuée ; mais il s'y produit de fâcheux tassements. L'étuve à désinfection et les magasins étaient reliés à l'estacade par une voie Decauville ; cette estacade, complètement ensablée, étant devenue inutilisable, vient d'être démolie.

LAZARET DE MATIFOU. — Le *lazaret de Matifou* est installé à l'extrémité du cap de ce nom, à 15 kilomètres en ligne droite d'Alger (fig. 17). Il comprend huit pavillons à l'usage des quarantenaires et diverses constructions pour l'administration, la restauration, la poste, les magasins, la buanderie, etc., ainsi qu'une infirmerie d'isolement. Un système d'égout bien organisé évacue à la mer les matières usées. Les services de balnéation et de désinfection sont installés dans un bâtiment spécial et de telle manière que les vêtements et les bagages des passagers peuvent être désinfectés à l'étuve pendant que ceux-ci passent à la douche. Une seconde étuve, plus spécialement réservée à certaines marchandises, existe en dehors de l'enceinte du lazaret, près du débarcadère. Les pavillons sont destinés en général aux Européens. Les pèlerins musulmans, à leur retour de La Mecque, sont logés sous des tentes ; ils sont installés dans trois campements entourés de grillages de 2 mètres de haut où se trouvent des cuisines indigènes, des fontaines et des water-closets d'un modèle spécial pour les Arabes, avec de l'eau pour les ablutions et un réservoir de chasse automatique. Grâce à de nombreuses plantations, le lazaret a des ombrages, et son aspect est agréable.

La rade de Matifou n'est pas sûre quand le mauvais temps vient du nord ou de l'ouest ; aussi le débarquement ne peut-il pas toujours être opéré. Le lazaret n'est donc utilisé que dans le cas de navires infectés et pour l'observation des pèlerins de La Mecque. La plus grande partie des opérations sanitaires concernant les navires se fait à Alger dans une section du port destinée à l'isolement ; cette station sanitaire du port d'Alger est munie de deux étuves et d'un appareil Clayton (1).

LAZARETS D'ASPRETO ET DE TRÉBÉRON. — Les *lazarets d'Aspreto et de Trébéron* n'ont pas l'importance des précédents. Nous ne les décrirons pas ; nous signalerons seulement que le dernier appartient au ministère de la Marine et que le service sanitaire en prend la direction dans le cas où il y envoie un navire auquel il y a lieu d'imposer des mesures spéciales.

Stations sanitaires. — Les stations sanitaires sont au nombre de deux seulement : ce sont celles de Dunkerque et du Havre. Elles comprennent, en dehors des étuves à désinfection, des locaux affectés

(1) Ces renseignements et le plan ci-contre du lazaret de Matifou sont dus à l'obligeance de M. le Dr Raynaud, directeur de la Santé d'Alger, qui a apporté à cet établissement de notables améliorations.

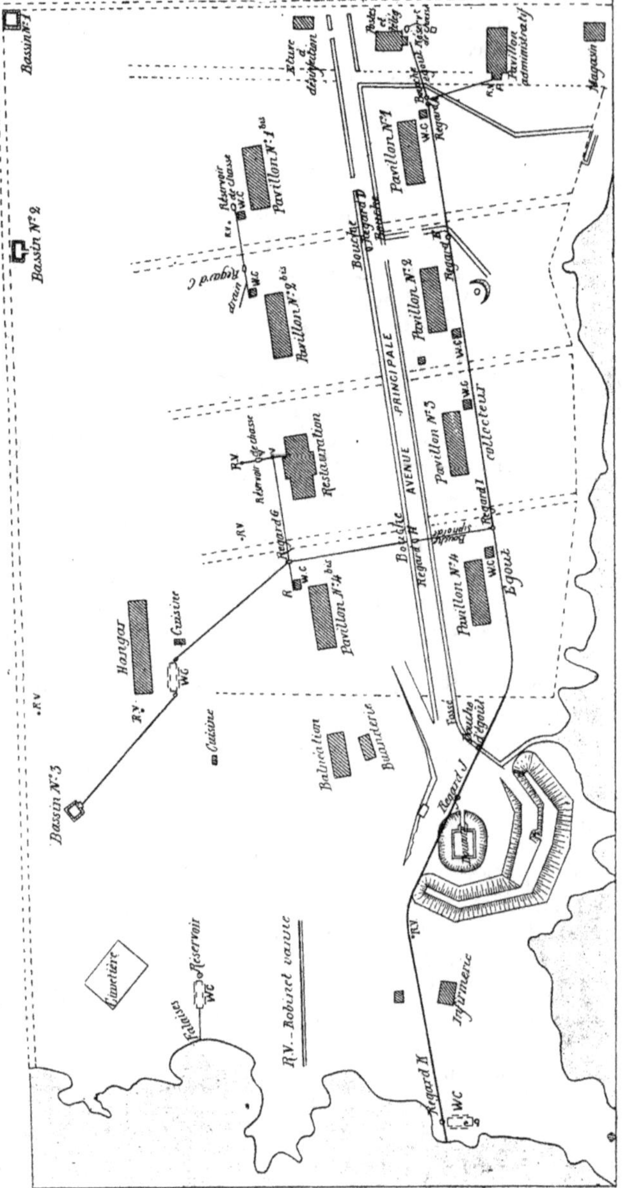

Fig. 17. — Lazaret de Matifou, près d'Alger.

à l'isolement et au traitement de quelques malades. Il y avait autrefois, en outre, au Havre un chaland portant une étuve ; il a été supprimé en 1904. A La Pallice et à Cette, il existe des étuves à désinfection placées dans des bâtiments spéciaux, à proximité des bassins.

Une station sanitaire a été récemment construite à Mers-el-Kébir, près d'Oran.

Utilité des lazarets et des stations sanitaires. — L'histoire des lazarets est celle de la police sanitaire elle-même. Aussi longtemps que sont demeurées ignorées les conditions de transmission des maladies pestilentielles exotiques, la quarantaine a été imposée aux navires, et le lazaret, lieu d'isolement et d'observation, est resté l'instrument par excellence de la prophylaxie maritime. A mesure que ces conditions ont été mieux connues, la quarantaine s'est faite moins rigoureuse, et la désinfection a permis d'en abréger la durée. On a vu alors diminuer successivement le nombre des lazarets et apparaître, avec le règlement de 1896, les stations sanitaires.

Cette évolution a-t-elle atteint aujourd'hui son terme, ou bien les lazarets doivent-ils céder la place à une organisation nouvelle ?

Les lazarets qui ont constitué autrefois un progrès et rendu de grands services, qui sont la forme première des hôpitaux d'isolement dont l'hygiène préconise aujourd'hui l'emploi comme un des moyens de prophylaxie les plus efficaces, répondaient jusqu'à ces dernières années à quatre objets principaux :

1° Le traitement des marchandises ;

2° Le traitement des navires ;

3° Le traitement des personnes non malades se trouvant à bord des bâtiments considérés comme infectés ;

4° Le traitement des malades débarqués de ces mêmes bâtiments.

1° TRAITEMENT DES MARCHANDISES. — Nous avons vu que beaucoup de marchandises étaient anciennement soumises à des mesures d'aération et de purification qui nécessitaient leur débarquement dans les lazarets. Depuis 1896, le déchargement des navires considérés comme infectés a été seul pratiqué, dans le double but de permettre la désinfection d'une partie de la cargaison et celle du bâtiment. Cette opération est d'une exécution difficile. Au Frioul, elle s'est faite, jusqu'à ces derniers temps, dans le port du lazaret ; les marchandises étaient déchargées sur des mahonnes et recevaient à ce moment une pulvérisation d'un liquide antiseptique. Il fallait, pour les ramener à Marseille, les replacer sur de petits bâtiments ou remorquer les mahonnes dont la traversée n'était pas sans risques.

A Trompeloup et au Mindin, la Gironde et la Loire sont tellement ensablées au niveau du lazaret que les navires ne peuvent en approcher et doivent demeurer à une grande distance au milieu du fleuve.

Ils ne peuvent même pas se maintenir dans la Gironde vis-à-vis de Trompeloup, en dehors du moment de la haute mer. Le déchargement devait donc, lorsqu'il était possible, se faire sur mahonnes avec tous les risques que la moindre houle fait courir à ce genre d'embarcations ; il était, comme à Marseille, suivi d'une pulvérisation immédiate sur les marchandises.

Il est superflu d'ajouter que ces opérations sont extrêmement onéreuses ; avec le tonnage de plus en plus élevé des navires, elles deviennent presque impraticables. De sorte que, si l'on considère les difficultés considérables des déchargements ainsi effectués, l'inefficacité absolue des mesures prises dans ces conditions et l'inutilité même de la désinfection à l'égard de la presque totalité des marchandises (nous ne parlons pas des bagages), on constate que le lazaret du Frioul est *à ce point de vue* peu nécessaire et que les deux autres ne servent à rien.

2° TRAITEMENT DES NAVIRES. — Le traitement des navires suspects, voire même infectés, exige-t-il l'envoi dans un lazaret ? Aucunement. Du moment que le bâtiment est isolé dans un bassin ou une rade sûre, l'opération peut s'y faire sans risques. Il est évident qu'à Marseille le port du Frioul se prêtera mieux encore à de telles mesures que celui de la Joliette (1) ; mais, puisqu'à Pauillac et à Saint-Nazaire les lazarets sont inabordables, ils ne sauraient être d'aucune utilité dans le traitement des bâtiments infectés, si ce n'est peut-être pour recevoir temporairement la partie de l'équipage non employée à l'opération, et c'est là une considération de minime intérêt. Quant à la désinfection, elle est aujourd'hui bien simplifiée : elle doit être surtout assurée au moyen des appareils producteurs de gaz sulfureux, gaz dont les propriétés stérilisantes à l'égard des bacilles de la peste et du choléra sont suffisamment établies pour permettre d'obtenir, dans des locaux vides où rien ne fait obstacle à leur dissémination, des résultats satisfaisants. Cette opération, pratiquée une première fois avant le déchargement, serait donc renouvelée après dans les conditions particulières où il faut se placer pour obtenir la destruction des germes pathogènes. Elle serait complétée par le lavage de certaines parties du navire, ponts, faux ponts, cabinets d'aisances, etc., avec des solutions antiseptiques et par la projection de ces mêmes solutions dans les eaux de cale. Tout cela pouvant être fait en isolement au milieu d'un bassin, on doit conclure que le lazaret n'est pas nécessaire pour le traitement des navires infectés.

3° TRAITEMENT DES PERSONNES NON MALADES. — En ce qui con-

(1) Le paquebot *Portugal* des Messageries Maritimes, arrivé à Marseille en décembre 1906 avec un cas de peste, a été dératisé en charge au lazaret, puis admis dans les bassins du port, où il a effectué son déchargement sur mahonnes, étant totalement isolé, aussi bien des quais que de tout autre navire par une distance supérieure à 15 mètres.

cerne l'isolement des passagers de ces mêmes navires, il y a lieu de considérer que la substitution de la « surveillance sanitaire » à l' « observation », qui demain deviendra la règle, supprime la principale raison d'être des lazarets. Tant que la population entière d'un paquebot pouvait être débarquée et maintenue pendant plusieurs jours en observation, il était indispensable d'avoir des bâtiments organisés pour cet usage. Les conditions ne seront plus les mêmes du moment où cette mesure ne devra plus être appliquée qu'à titre exceptionnel à quelques personnes dont l'état sanitaire serait suspect ou qui ne pourraient fournir les justifications permettant de les soumettre à la simple surveillance.

Toutefois, il peut se présenter des circonstances difficiles à prévoir avec quelque précision, mais en présence desquelles l'administration sera heureuse de pouvoir disposer des vastes locaux du Frioul ou de Trompeloup. Supposons qu'à bord d'un navire chargé d'émigrants à destination de Marseille une épidémie éclate. Alors même qu'il ne se sera produit qu'un nombre restreint de cas, laissera-t-on débarquer ces émigrants, simplement munis de passeports sanitaires, risquant de porter la contagion dans les hôtels misérables où ils descendent. La même éventualité peut se présenter avec un navire chargé de soldats revenant des colonies, avec un bâtiment étranger infecté faisant relâche dans un de nos ports pour y chercher du secours. Il faut tenir compte de tout cela.

4° TRAITEMENT DES MALADES. — Le quatrième objet du lazaret est le traitement des malades. Tant que la peste, le choléra, la fièvre jaune ont pu être considérés comme des maladies mystérieuses et très particulièrement redoutables, l'internement dans un « lieu réservé » s'imposait. Il n'en est plus de même aujourd'hui. Les conditions dans lesquelles doit être soigné un pesteux ou un cholérique ne sont pas différentes de celles où doit être placé un varioleux ou un diphtérique, et les mêmes locaux, s'ils ont été désinfectés, peuvent recevoir sans inconvénients d'autres malades. Il est en conséquence inutile de construire des bâtiments spéciaux pour les cholériques ou les pesteux arrivant par mer.

Ainsi, au quadruple point de vue auquel on peut les envisager, les lazarets n'ont plus aujourd'hui l'intérêt qu'ils présentaient autrefois. Comment les remplacer ?

L'organisme nouveau, terme actuel de l'évolution indiquée au début de ces considérations, est la *station sanitaire* ayant pour complément l'*hôpital municipal*.

Par station sanitaire, nous n'entendons pas l'établissement défini à l'article 78 du règlement, tel qu'il existe à Dunkerque et au Havre, mais un établissement suffisamment isolé, en relation aussi directe que possible avec le quai de débarquement, et comprenant un cabinet médical avec salle d'attente, un laboratoire de bactériologie, des bains et bains-douches, une ou plusieurs étuves et des locaux disposés en vue de la désinfection des bagages ou marchandises pouvant être utilement traités au moyen d'un gaz antiseptique, tel que ceux que produisent les appareils Clayton et Marot, la formaldéhyde ou tout autre, dont les propriétés stérilisantes pourraient être mises à profit. Le nombre de ces bagages ou marchandises ne saurait être que fort restreint (1). La station serait, toutes les fois que l'état des lieux le permettrait, annexée aux bureaux de la santé (2).

Quant à l'isolement et au traitement des malades, c'est à l'hôpital de la ville qu'il faudrait avoir recours, sous la condition évidente que l'État, de qui dépend le service sanitaire maritime, rembourserait largement leurs frais de séjour ou mieux subventionnerait les établissements dont il pourrait réclamer, le cas échéant, l'utilisation. Pourquoi n'en serait-il pas en France comme en Angleterre, où il n'y a pas de lazarets, mais des hôpitaux d'isolement dépendant des villes maritimes ? Le traitement des pesteux dans ces conditions ne serait d'ailleurs pas chose nouvelle dans notre pays : deux fois, au cours des dernières années, des malades atteints de peste ont été admis à l'hôpital du Havre (3) et, lors des épidémies de choléra, c'est tout d'abord dans les hôpitaux ordinaires qu'ont été soignées les personnes atteintes sur le territoire français.

Est-il besoin de dire que le transport des malades, du navire à l'hôpital, devrait être assuré au moyen de voitures spéciales, que les locaux qui leur seraient affectés devraient répondre aux exigences de l'hygiène, c'est-à-dire être constitués par des pavillons isolés, en nombre suffisant pour pourvoir à toute éventualité, que les chambres devraient être entièrement désinfectables, le personnel spécialisé, etc. Ces conditions sont d'une réalisation aisée, et les dépenses

(1) On pourrait prévoir, conformément à l'article 17, paragraphe 3, de la convention internationale de 1903 (Voy. p. 143) un local pour l'exposition à l'air des marchandises en vrac contaminées par les rats pesteux. Mais, en pareil cas, la dératisation au moyen de l'acide sulfureux (faite s'il le fallait pour les grains en vrac, par couches successives, à cause de la difficulté de pénétration dans cette marchandise) serait sans doute préférée. Dans le cas où le procédé visé dans l'article 17 serait employé, on pourrait utiliser un hangar des docks, en prenant les précautions voulues.

(2) Le Dr Dupuy, directeur de la IVe circonscription sanitaire maritime, a établi et présenté, en 1905, à l'Académie de médecine, le projet très complet d'une station de désinfection pour le port de Saint-Nazaire ; il insiste particulièrement sur les locaux affectés à la visite médicale des personnes débarquées.

Nous nous étions nous-même, dès 1902, à l'occasion des travaux effectués dans ce port pour la création d'une nouvelle entrée, préoccupé de substituer au lazaret, inutilisable au point de vue de la désinfection, un bâtiment pourvu des installations nécessaires à cet objet.

(3) Le directeur de la IVe circonscription sanitaire a été autorisé par l'administration supérieure à s'entendre avec la municipalité de Saint-Nazaire pour placer à l'hôpital d'isolement de ce port, où il y a cependant un lazaret, les pesteux ou cholériques qui pourraient être débarqués de navires infectés.

résultant de leur exécution seraient de beaucoup inférieures à celles qu'entraînerait la création de lazarets nouveaux, sans omettre cette considération que ce seraient des dépenses d'une utilité assurée et pour ainsi dire continue, puisque les hôpitaux de contagieux sont appelés à admettre des malades en tout temps, alors que les lazarets n'en reçoivent que d'une façon très exceptionnelle.

Si, d'autre part, le cas que nous avons envisagé se présentait de passagers dont l'état sanitaire fût particulièrement suspect ou même d'individus qu'il ne fût pas possible de faire bénéficier de la surveillance, ces personnes seraient les unes isolées, les autres mises en observation à l'hôpital, sous la surveillance d'un agent de la santé, en ce qui concerne ces dernières.

On objectera peut-être que les populations, de tout temps effrayées par le nom seul du choléra ou de la peste, n'admettraient pas facilement la mise en traitement dans les hôpitaux de malades débarqués d'un navire et réclameraient leur internement dans les lazarets. Lorsqu'on aura montré aux commissions hospitalières d'abord, aux populations ensuite, que le transport et l'isolement des malades peuvent être effectués sans inconvénients et que l'on aura pris à cet égard les précautions voulues, la résistance tombera.

Cette organisation nouvelle n'implique pas l'abandon des lazarets existants, qui resterait expressément subordonné à la réalisation de conditions meilleures. Ces conditions peuvent se rencontrer surtout à Saint-Nazaire. Il est peu probable, par contre, que l'on puisse jamais les réaliser assez complètement à Marseille pour donner l'équivalent du Frioul ; ce beau lazaret répond à des besoins dont on ne rencontre pas, au même degré, l'équivalent dans les autres ports de France : Marseille, en relations permanentes avec l'Orient et l'Extrême-Orient, est particulièrement exposé et peut avoir à tout instant à se protéger contre les passagers justiciables des mesures spéciales dont nous avons parlé, émigrants, indigènes amenés en France à des occasions diverses, etc. (1). On ne peut agir vis-à-vis de ces gens comme vis-à-vis de Français et appliquer à des individus réfractaires à toute hygiène le même traitement qu'à des personnes justifiant d'un domicile et dont l'état sanitaire est facile à contrôler après leur débarquement. Les soldats revenant en nombre des colonies exigent aussi des précautions particulières. A cet égard, le lazaret de Trompeloup, devant lequel passent les navires arrivant de la Côte occidentale de l'Afrique, peut également être appelé, bien que dans une moindre proportion, à rendre des services. Quant au lazaret de Matifou, il répond à des conditions si spéciales que la question ne se pose même pas. Gardons donc le Frioul

(1) Le cas s'est produit précisément à propos du paquebot *Portugal*, dont il a été question plus haut. Sur 259 passagers, il y avait à bord 193 émigrants syriens.

et aussi nos autres lazarets jusqu'au jour où on leur aura substitué une organisation meilleure et où se présenterait une occasion de les employer plus utilement et d'une façon permanente pour d'autres usages.

D'ailleurs, ce que nous avons dit de la création des stations sanitaires et de l'utilisation des hôpitaux urbains *s'applique moins encore aux ports pourvus de lazarets qu'à ceux qui n'en ont pas* et dont les ressources actuelles sont radicalement insuffisantes. Nous avons vu (p. 111) combien est illusoire la disposition de l'article 66 du règlement de 1896, aux termes de laquelle « tout navire infecté arrivant dans un port sans lazaret doit être repoussé sur le lazaret le plus voisin ». Nous avons mentionné l'article 35 de la convention de 1903 prescrivant que chaque pays « doit pourvoir au moins un des ports du littoral de chacune de ses mers d'une organisation et d'un outillage suffisants pour recevoir un navire, quel que soit son état sanitaire ».

Cette organisation ne peut être, dans l'état de nos connaissances, que celle que nous avons exposée, car on ne saurait admettre aujourd'hui la création d'un lazaret nouveau pour le littoral de la Manche et de la mer du Nord. Lorsque cette amélioration aura été réalisée, on ne verra plus un navire, renvoyé de Dunkerque à Saint-Nazaire, aller chercher à Londres les facilités que lui refusent nos règlements. Un bâtiment infecté pourra être en tout temps admis dans les principaux ports de France et y trouver des ressources suffisantes. Les navires suspects et *a fortiori* indemnes bénéficieront d'une organisation qui répondra également aux vœux formulés par la convention de 1903 dans la seconde partie de l'article 35 et dans l'article suivant ci-dessous énoncés :

Lorsqu'un navire indemne, venant d'un port contaminé, arrive dans un grand port de navigation maritime, il est recommandé de ne pas le renvoyer à un autre port en vue de l'exécution des mesures sanitaires prescrites.

Dans chaque pays, les ports ouverts aux provenances de ports contaminés de peste ou de choléra doivent être outillés de telle façon que les navires indemnes puissent y subir, dès leur arrivée, les mesures prescrites et ne soient pas envoyés, à cet effet, dans un autre port.

Les gouvernements feront connaître les ports qui sont ouverts chez eux aux provenances de ports contaminés de peste ou de choléra (art. 35, 2e partie).

— Il est recommandé que, dans les grands ports de navigation maritime, il soit établi :

a. Un service médical régulier du port et une surveillance permanente de l'état sanitaire des équipages et de la population du port ;

b. Des locaux appropriés à l'isolement des malades et à l'observation des personnes suspectes ;

c. Les installations nécessaires à une désinfection efficace et des laboratoires bactériologiques ;

d. Un service d'eau potable non suspecte à l'usage du port et l'application d'un système présentant toute la sécurité possible pour l'enlèvement des déchets et ordures (art. 36).

Il est à prévoir que celles de ces dispositions que comporte l'organisation de stations sanitaires seront réalisées dans quelques années à Dunkerque, au Havre, à Saint-Nazaire et à La Pallice. Si des mesures complémentaires peuvent être prises pour l'hospitalisation des malades, la protection de nos ports principaux sera complètement assurée.

J. *Désinfection*. — La désinfection peut être appliquée soit à bord des navires, soit dans les établissements sanitaires, aux personnes, aux objets qui leur ont servi, à leurs bagages, aux locaux qu'elles ont occupés ; elle est applicable également à certaines marchandises et enfin aux navires eux-mêmes.

Malgré l'importance que présente cette question en matière de police sanitaire maritime, nous ne saurions lui consacrer les développements dont elle est susceptible en raison du cadre restreint de cet ouvrage. Nous nous bornerons à rappeler les principales indications résultant des conditions particulières que nous avons à envisager ici.

Désinfection des personnes. — Elle comporte les mesures ayant pour objet d'empêcher la dissémination des germes pathogènes par les personnes saines ou malades.

A l'égard des premières, la précaution à prendre est le bain ou le bain-douche avec lavage au savon, auquel s'ajoute, en ce qui concerne les infirmiers, les désinfecteurs, etc., l'usage de solutions antiseptiques pour le visage et les mains, ainsi que le port de vêtements spéciaux passés ensuite à l'étuve.

La balnéation est indiquée vis-à-vis des passagers et des hommes d'équipage quittant un navire infecté, particulièrement de ceux qui se sont trouvés plus rapprochés du foyer de la maladie. Elle est à recommander, quel que soit l'état sanitaire du bâtiment, pour les pèlerins indigènes, les émigrants et, d'une manière générale, pour tous les gens voyageant par groupes dont les conditions d'hygiène laissent à désirer et qui proviennent de pays contaminés.

A bord des paquebots, le service balnéaire est généralement bien aménagé ; son organisation sur les bateaux de moindre tonnage est un des desiderata de l'hygiène navale. Dans les lazarets ou stations sanitaires, il y a ordinairement (il devrait y avoir toujours) des installations permettant le passage simultané à la douche d'un certain nombre d'individus.

A l'égard des personnes atteintes de peste ou de choléra, les mesures consistent dans le lavage des mains et des parties du corps souillées par les déjections, dans la désinfection des matières fécales, urines, crachats, vomissements, au moyen de solutions de crésylol sodique (4 p. 100), de chlorure de chaux (2 p. 100), de lait de chaux fraîchement préparé (20 p. 100), de sulfate de cuivre (5 p. 100), etc. On sait qu'il ne faut pas employer le sublimé qui coagule les matières albuminoïdes. A la fin de la maladie, un bain savonneux doit être donné.

En cas de décès, que le cadavre soit ou non immergé, il doit être enveloppé avec un drap préalablement plongé dans une solution antiseptique forte de crésylol sodique, de sublimé, etc., puis placé dans un cercueil étanche contenant de la sciure de bois destinée à empêcher la filtration des liquides, ou mieux de la chaux, dont on se servira aussi pour recouvrir le corps.

Désinfection des objets utilisés par les malades. — Pour beaucoup de petits objets, tels que vaisselle, couverts, crachoirs, l'ébullition est le procédé de choix. Le linge du malade, les draps, etc., doivent être immédiatement plongés pendant quelques heures dans une solution de crésylol sodique (1 p. 100), de sublimé (1 p. 1000), d'aldéhyde formique (2 p. 100), de lysol (3 p. 100), etc., ou enfermés dans un sac et portés à l'étuve. Cette dernière précaution sera prise pour les vêtements, la literie, principalement à bord des navires, où les dangers de contamination sont plus grands que dans les lazarets et hôpitaux spéciaux. Les objets non susceptibles d'être désinfectés seront détruits. Nous renvoyons à ce sujet aux considérations exposées page 98.

Les étuves employées sur les navires sont, comme celles des lazarets, à vapeur sous pression, mais de dimensions plus restreintes. Elles sont le plus habituellement placées sur le pont, ce qui rend leur utilisation difficile en cas de mauvais temps.

Désinfection des locaux occupés par les malades. — Qu'il s'agisse d'une cabine de navire ou d'une chambre d'hôpital, on lavera avec une solution antiseptique forte de crésylol sodique, de sublimé ou d'aldéhyde formique, les planchers et les parois, ou on pulvérisera cette solution sur leur surface de manière à ce que l'agent stérilisant agisse partout. Pour les planchers, le lavage à la brosse, accompagné même parfois de raclage, est toujours préférable à la pulvérisation.

Depuis quelque temps, et surtout à la suite de la promulgation de la loi sur la santé publique, on a construit un certain nombre d'appareils fort ingénieux basés sur l'emploi de la formaldéhyde et permettant d'opérer la désinfection, soit en profondeur, soit seulement en surface. Il n'est pas douteux que l'emploi de ces appareils ne soit appelé à rendre de grands services à bord des navires.

Désinfection des bagages. — Cette opération ne saurait s'appliquer qu'aux bagages des malades ou des personnes dont l'état sanitaire est suspect. Encore faut-il que l'administration de la santé ait des motifs de considérer ces bagages comme contaminés. Le linge, les vêtements sont passés à l'étuve; les chaussures, coiffures, etc., sont soumises à l'action d'un gaz désinfectant (formaldéhyde, acide sulfureux dans certaines conditions), ainsi que les malles et valises vides. A défaut de gaz désinfectant, on passe sur ces objets un linge imbibé d'une solution de crésylol sodique ou d'aldéhyde formique.

Désinfection des marchandises. — La plupart des marchandises, ne servant pas de véhicules à des germes pathogènes, ne sont susceptibles d'aucune mesure de désinfection. Cependant, si elles ont été en contact avec des cadavres de rats pesteux par exemple, il y a lieu d'assurer la destruction de ces germes. On a recours pour cela à une exposition prolongée à l'air et à la lumière, ainsi que le prévoit l'article 17 déjà cité (p. 143) de la convention de 1903, en ayant soin de remuer et de retourner à la pelle les céréales en vrac pour lesquelles ce procédé est particulièrement recommandé. On utilise également, suivant la nature des objets, les gaz désinfectants (aldéhyde formique, gaz Clayton, Marot ou Gauthier-Deglos), ou les solutions antiseptiques. L'appareil dit « mélangeur dosimétrique de Laurens », sorte de pulvérisateur au moyen duquel on peut agir rapidement sur une grande quantité de marchandises, telles que cornes, sabots, os concassés, etc., permettra d'obtenir à cet égard de bons résultats.

Les chiffons sont très difficiles à désinfecter; aussi les prohibe-t-on. Peut-être, grâce aux perfectionnements incessamment apportés dans les procédés de stérilisation, serait-il possible un jour de traiter des masses de chiffons sans que les frais soient en disproportion avec la valeur de la marchandise; mais la difficulté consistera toujours en ce qu'il faudra décercler et défaire les ballots confectionnés à la presse hydraulique, afin d'obtenir la pénétration, et les reconstituer ensuite. Aussi la désinfection des chiffons ne semble-t-elle possible que dans les usines mêmes où ils devront être employés. Pour celle des tapis, l'étuve est le meilleur procédé, mais on ne peut l'appliquer à ceux dont les dimensions sont considérables. La pulvérisation, sur les deux faces, des tapis préalablement étendus, avec une solution d'aldéhyde formique ou de sublimé, donne de bons résultats si elle est bien faite et si la pénétration est profonde.

Désinfection des navires. — Nous avons en vue ici la désinfection des navires après déchargement. Elle sera opérée, ainsi qu'il a été dit plus haut (1), par les gaz Clayton, Marot ou Gauthier-Deglos, et par des lavages à l'aide de solutions fortes de crésylol sodique, de sublimé ou d'aldéhyde formique, etc., avec brossage ou grattage du plancher des locaux particulièrement infectés. Les portes d'équipage, les

____

(1) P. 120 et 136.

logements d'émigrants, les cales peuvent être passés au lait de chaux.
Pour les water-closets, on se servira également de lait de chaux ou
de chlorure de chaux. Les parties profondes du navire, celles qui
sont le plus difficilement accessibles, seront l'objet d'une attention
particulière, car il peut rester des cadavres de rats sous les vai-
grages ou dans le tunnel de l'hélice. Les eaux de cales seront évacuées après désinfection au moyen de chlorure de chaux ou de sulfate
de cuivre.

K. *Surveillance sanitaire des navires dans les ports*. —
Nous avons vu que certains articles du règlement de 1896, notamment les articles 2, 54 et 69, prévoient que l'action de l'autorité
sanitaire maritime peut s'exercer à l'égard de maladies autres que
la peste, le choléra ou la fièvre jaune. Nous avons dit, d'autre part,
combien il était à désirer que l'objet de la police sanitaire maritime
fût élargi afin de permettre au service de produire tous ses effets
utiles. Il semble du reste que la loi du 3 mars 1822 autorise cette
extension des attributions premières du service de la santé, puisque
son article 1ᵉʳ conférait au Roi, aujourd'hui au Président de la
République, le pouvoir de déterminer par décrets « les mesures à
observer sur les côtes, dans les ports et rades », etc.

S'inspirant de ces considérations et aussi des obligations nouvelles
résultant de la loi du 15 février 1902 sur la protection de la santé
publique, le ministre de l'Intérieur a soumis le 5 avril 1907 à la
signature du Président de la République un décret ayant pour objet
de préciser les droits et les devoirs de l'autorité sanitaire maritime
lorsque, sur un navire arrivant au port ou y ayant déjà été admis,
survient un cas de l'une des maladies transmissibles visées par
l'article 4 de la loi de 1902 (1).

Ces maladies, à l'exception des trois affections dites pestilentielles
exotiques, intéressent, au point de vue de l'hospitalisation, de l'isolement et de la désinfection, les municipalités des villes maritimes.
Mais ces municipalités ne disposent pas pour les découvrir à bord
des mêmes moyens d'action que l'administration de la santé. Aussi
le décret prévoit-il les conditions dans lesquelles les services sanitaires et municipaux doivent, en se prêtant un mutuel concours,
assurer l'isolement des malades.

Ajoutons que ces dispositions sont un acheminement vers la solution

---

(1) Rappelons que ces maladies sont : la fièvre typhoïde, le typhus exanthéma-
tique, la variole et la varioloïde, la scarlatine, la rougeole, la diphtérie, la suette
miliaire, le choléra et les maladies cholériformes, la peste, la fièvre jaune, la
dysenterie, les infections puerpérales et l'ophtalmie des nouveau-nés, la méningite
cérébro-spinale épidémique. Pour ces maladies, la déclaration et la désinfection
sont obligatoires. La déclaration est facultative pour les suivantes : tuberculose
pulmonaire, coqueluche, grippe, pneumonie et bronchopneumonie, érysipèle,
oreillons, lèpre, teigne, conjonctivite purulente et ophtalmie granuleuse.

que nous avons envisagée à propos des lazarets et des stations sanitaires en vue du traitement dans les hôpitaux des villes maritimes des cholériques, des pesteux et des personnes atteintes de fièvre jaune.

Les dispositions du décret du 5 avril 1907 sont les suivantes :

ARTICLE PREMIER. — Lorsqu'un navire se présente dans un port de France ou d'Algérie, ayant à bord un cas de « maladie fébrile », il est procédé à la visite médicale, et la libre pratique n'est pas accordée avant qu'il n'ait été reconnu que ladite maladie n'est pas une des maladies transmissibles visées à l'article 4 de la loi du 15 février 1902 ou, s'il s'agit d'une de ces maladies, avant que les mesures nécessaires pour en prévenir la propagation aient été prises.

ART. 2. — Si l'examen médical permet de constater un cas certain ou suspect d'une des maladies transmissibles ci-dessus visées, — hors les cas de maladies pestilentielles qui restent soumises au régime déterminé par les dispositions spéciales du règlement de police sanitaire maritime du 4 janvier 1896, — l'autorité sanitaire prend, tant à l'égard des passagers et de l'équipage que du navire même, les mesures commandées par les circonstances en conformité notamment des articles 2, 54 et 69 dudit règlement.

Elle prévient d'autre part la municipalité, à qui il appartient d'assurer le transport et l'isolement du malade, et elle provoque l'application, en dehors du navire, par les services municipaux ou départementaux chargés respectivement de cette mission en vertu de la loi du 15 février 1902, des diverses mesures de prophylaxie prévues soit par ladite loi, soit par les règlements sanitaires locaux.

ART. 3. — Tout navire se trouvant dans un port de France et d'Algérie est soumis de la part du service sanitaire maritime, pendant tout son séjour dans le port, à une surveillance ayant pour objet de connaître les premières manifestations à bord des maladies transmissibles et d'en empêcher la propagation.

A cet effet, le capitaine du navire est tenu de déclarer immédiatement à l'autorité sanitaire du port tout cas de « maladie fébrile » survenant à bord pendant cette période. Dès qu'elle a reçu cette déclaration, ou, à défaut de déclaration, dès qu'elle a été informée de quelque façon que ce soit de la présence à bord d'un cas de telle maladie, l'autorité sanitaire du port agit sans retard dans les conditions prévues aux articles précédents.

ART. 4. — L'armement est tenu de prêter son concours dans les conditions indiquées par l'autorité sanitaire, à l'exécution des mesures prises en vertu du présent décret.

L. *Circonscriptions sanitaires maritimes*. — Le littoral de la France et de l'Algérie est divisé en circonscriptions sanitaires, qui comprennent chacune plusieurs départements et sont subdivisées en agences sanitaires assurant sur nos côtes une surveillance ininterrompue.

Les circonscriptions sont au nombre de sept pour la France et de quatre pour l'Algérie. Leurs sièges sont, pour la France : Dunkerque,

Le Havre, Brest, Saint-Nazaire, Pauillac, Marseille et Ajaccio ; pour l'Algérie : Oran, Alger, Philippeville et Bône.

Chaque département possède une agence principale, dont le siège est le port le plus important ; il n'y a pas d'agence principale dans les départements où se trouvent les directions de la santé. Le nombre et l'étendue des circonscriptions et des agences sont déterminés par décision du ministre de l'Intérieur et, pour l'Algérie, du gouverneur général (art. 102 du règlement).

Voici le tableau des circonscriptions et agences sanitaires :

1re Circonscription. — Direction de la santé de Dunkerque.

Nord : **Dunkerque**, Gravelines.

AGENCE PRINCIPALE DE BOULOGNE.

Pas-de-Calais : Calais, Wissant, Ambleteuse, BOULOGNE, Équihen, Dannes, Étaples, Cucq, Berck.

2e Circonscription. — Direction de la santé du Havre.

AGENCE PRINCIPALE DE SAINT-VALÉRY.

Somme : Bouttriauville, Saint-Quentin, Crotoy, SAINT-VALÉRY-SUR-SOMME, Hourdel, Cayeux.

DIRECTION DU HAVRE.

Seine-Inférieure : Le Tréport, Dieppe, Saint-Valéry-en-Caux, Fécamp, **Le Havre**, Harfleur, Villequier, Duclair, Rouen.

AGENCE PRINCIPALE DE QUILLEBEUF.

Eure : QUILLEBEUF, La Rocque, La Ruelle.

AGENCE PRINCIPALE DE CAEN.

Calvados : Honfleur, Trouville, Dives, CAEN, Ouistreham, Luc, Courseulles, Port-en-Bessin, Isigny.

AGENCE PRINCIPALE DE CHERBOURG.

Manche : Carentan, Saint-Vaast, Barfleur, CHERBOURG, Omonville, Diélette, Carteret, Port-Bail, Saint-Germain-sur-Ay, Régneville, Granville, Pontorson.

3e Circonscription. — Direction de la santé de Brest.

AGENCE PRINCIPALE DE SAINT-SERVAN.

Ille-et-Vilaine : Le Vivier, La Houle, SAINT-SERVAN (Saint-Malo), Dinard, Saint-Briac.

AGENCE PRINCIPALE DE PORTRIEUX.

Côtes-du-Nord : Les Ébihens, La Villenorme, Erquy, Dahouet, Sous-la-Tour, Binic, PORTRIEUX, Paimpol, Porsdon, Bréhat, Loquivy, La Rochejaune, Port-Blanc, Perros-Guirec, Ile-Grande, Guyaudet, Toulenhery.

DIRECTION DE BREST.

Finistère : Dourduff, Locquénolé, Paimpoul, Roscoff, île de Batz, Plouescat, Pontusval, L'Aberwrach, Laber-Benoît, Portsall, Argenton, Melon, Laber-il-Dut, Le Conquet, **Brest**, Passage-de-Plougastel, Landerneau, Port-Launay, Landévennec, Roscanvel, Camaret, Douarnenez, Audierne, Penmarc'h, Guilvinec, île Tudy, Bénodet, Concarneau, Douélan.

4ᵉ Circonscription. — Direction de la santé de Saint-Nazaire.

AGENCE PRINCIPALE DE LORIENT.

Morbihan : Lorient, Port-Louis, Ile de Groix, Étel, Saint-Pierre-Quiberon (port d'Orange), Portaliguen, Belle-Ile : Le Palais, La Trinité, Locmariaquer, Port-Navalo, Pénerf, Tréguier.

DIRECTION DE SAINT-NAZAIRE.

Loire-Inférieure : Kercabeleck, La Turballe, Croisic, Pouliguen, **Saint-Nazaire**, Couëron, Nantes, Écluses du Carnet, Paimbœuf, Pornic.

AGENCE PRINCIPALE DES SABLES-D'OLONNE.

Vendée : La Cahouette, Noirmoutiers, île Dieu, Saint-Gilles, Les Sables-d'Olonne, L'Aiguillon, Portes-du-Chapitre.

5ᵉ Circonscription. — Direction de la santé de Pauillac.

AGENCE PRINCIPALE DE LA PALLICE.

Charente-Inférieure : ile de Ré : Le Fier-d'Ars, Saint-Martin, La Flotte ; Le Brault, La Pallice, La Rochelle, ile d'Aix, Rochefort, Tonnay-Charente, île d'Oléron : Le Château ; Port des barques, La Cayenne de Seudre, Royan, Mortagne.

DIRECTION DE PAUILLAC.

Gironde : Blaye, Libourne, Bordeaux, **Pauillac**, Le Verdon, Les Genets, Arès, La Teste, Cazaux.

AGENCE PRINCIPALE DE CAP-BRETON.

Landes : Biscarrosse, Mimizan, Lit, Vielle, Moliets, Vieux-Boucaud, Seignosse, Cap-Breton, Ondres.

AGENCE PRINCIPALE DE BAYONNE.

Basses-Pyrénées : Boucaud-nord, Bayonne, Boucaud-sud, Chambre-d'Amour, Biarritz, Bidart, Guéthary, Saint-Jean-de-Luz, Socoa, Hendaye.

6ᵉ Circonscription. — Direction de la santé de Marseille.

AGENCE PRINCIPALE DE PORT-VENDRES.

Pyrénées-Orientales : Banyuls-sur-Mer, Port-Vendres, Collioure, Canet, Barcarès.

AGENCE PRINCIPALE DE LA NOUVELLE.

Aude : Leucate, La Nouvelle, Gruissant.

AGENCE PRINCIPALE DE CETTE.

Hérault : Valris, Grau d'Agde, Agde, Le Môle, Quinzième, Cette, Palavas.

AGENCE PRINCIPALE DE GRAU-DU-ROI.

Gard : Grau-du-Roi.

DIRECTION DE MARSEILLE.

Bouches-du-Rhône : Grau-d'Orgon, Saintes-Maries, La Vignolle, Arles, La Tour-Saint-Louis, Bouc, Carro, Carri, **Marseille**, Sormiou, Cassis, La Ciotat.

AGENCE PRINCIPALE DE TOULON.

Var : Les Lecques, Bandol, Saint-Nazaire, île des Ambiers, Gros-Saint-Georges, Saint-Elme, La Seyne, Castigneaux, Toulon, Mourillon, Cap-Brun, Carqueranne, Giens, Les Peschiers, Salins-d'Hyères (port), Salins-d'Hyères (enceinte), Léoubes, île de Porquerolles, île de Port-Cros, Cavalarat, Lavandou, Cavalaire, Cannebiers, Saint-Tropez, Sainte-Maxime, Saint-Raphaël, Agay.

Alpes-Maritimes : Théoules, Cannes, Golfe Juan, Antibes, Cros-de-Cagnes, Nice, Villefranche, Saint-Ospice, Menton.

7ᵉ Circonscription. — Direction de la santé d'Ajaccio.

Corse : Centuri, Pino, Canari, Nouza, Saint-Florent, île Rousse, Calvi, Piana, Cargèse, Sagone, **Ajaccio**, Propriano, Bonifacio, Porto-Vecchio et Saint-Cyprien, Salenzara, Aléria, Prunete, San-Pellegrino, Bastia, Erbalunga, Santa-Severa, Maccinaggio, Barcaggio.

ALGÉRIE (1).

1ʳᵉ Circonscription. — Direction de la santé d'Oran.

Oran : Nemours, Beni-Saff, **Oran** (Mers-el-Kébir), Arzew, Mostaganem.

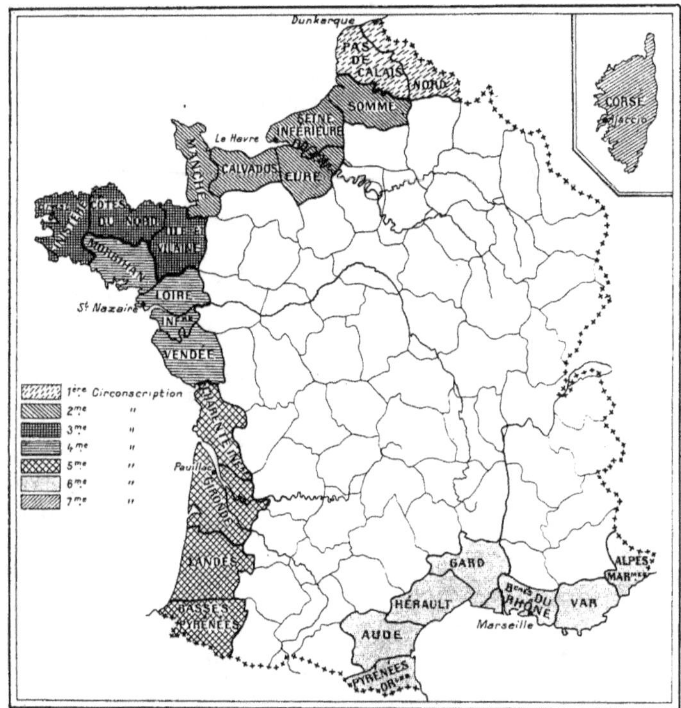

Fig. 18. — Circonscriptions sanitaires maritimes du littoral de la France.

2ᵉ Circonscription. — Direction de la santé d'Alger.

Alger : Tenez, Cherchell, **Alger**, Dellys.

3ᵉ Circonscription. — Direction de la santé de Philippeville.

Constantine : Bougie, Djidjelli, Collo, **Philippeville** (Stora).

(1) Le service sanitaire de l'Algérie a été organisé par décret du 26 janvier 1882. Un arrêté du 1ᵉʳ mars 1897 a créé la circonscription de Philippeville par le dédoublement de celle de Bône.

4ᵉ Circonscription. — Direction de la santé de Bône.

Constantine : Herbillon, **Bône**, La Calle.

M. *Personnel sanitaire*. — Le service sanitaire maritime étant aujourd'hui un service d'État, ses agents relèvent directement du pouvoir central, c'est-à-dire du ministre de l'Intérieur, dans les attributions duquel rentrent l'hygiène et la police sanitaire. Pour l'Algérie, ils relèvent du gouverneur général.

Ces agents sont de deux ordres : les agents exclusivement affectés au service de la santé et les agents appartenant au personnel des douanes, qui, moyennant une indemnité, assurent la surveillance sanitaire en même temps qu'ils s'acquittent de leurs fonctions propres. Les premiers résident dans les grands ports : les seconds, dans les ports moins importants et dans les petits.

A la tête de chaque circonscription est placé un *directeur de la santé*, docteur en médecine, assisté d'un ou plusieurs médecins de la santé, si l'importance du port, siège de la direction, le comporte, et d'un personnel comprenant des officiers de la santé, capitaines et lieutenants, des secrétaires, des gardes et mariniers, des mécaniciens et chauffeurs pour la conduite des appareils de désinfection. Il existe des médecins de la santé à Dunkerque (un), au Havre (un), à Saint-Nazaire (un), à Pauillac (deux), à Marseille (cinq) et à Alger (un).

A la tête du service de chaque département est placé un agent principal, relevant du directeur de la santé de la circonscription.

Parmi les agents principaux, les uns sont des médecins : il en est ainsi à La Pallice, à Cette, à Toulon et à Nice. Les autres sont des capitaines de douane. Il n'y a pas d'agent principal dans les départements où il y a un directeur de la santé.

Dans les ports où il n'y a ni directeur, ni médecin de la santé, ni agent principal médecin, les visites médicales sont effectuées, le cas échéant, par un ou deux médecins de la localité rétribués par vacation. Il en est ainsi notamment à Calais, à Boulogne, à Dieppe, à Rouen, à Cherbourg, à Lorient, à Bayonne et à Port-Vendres. Toutes les fois d'ailleurs que les circonstances l'exigent, le directeur de la santé se rend lui-même sur les lieux, accompagné, s'il le faut, d'officiers et de gardes.

Les directeurs, les agents principaux, les médecins et les capitaines de la santé sont nommés par le ministre de l'Intérieur ou le gouverneur général de l'Algérie ; les lieutenants, les secrétaires, les gardes et mariniers, les mécaniciens et chauffeurs sont nommés par les préfets sur la présentation des directeurs de la santé ; il en est de même pour les agents et sous-agents sanitaires appartenant à l'administration des douanes.

La nomination des directeurs, agents principaux médecins et

médecins de la santé, est entourée de garanties déterminées par le décret du 9 novembre 1901. Aux termes de ce décret, toute vacance est portée à la connaissance des intéressés par un avis publié au *Journal officiel* et affiché dans les principaux ports. Les candidats sont invités à produire, dans le délai de quinze jours, leur demande accompagnée de l'exposé de leurs titres et de toutes les justifications utiles. Un jury, composé de sept membres et présidé par le président du Conseil supérieur d'hygiène publique de France, apprécie les titres des candidats, qui sont exposés dans un rapport. Le jury fait connaître son avis sur chacun d'eux au double point de vue de l'aptitude technique et administrative ainsi que sur les garanties spéciales qu'ils peuvent présenter. Le jury peut également être appelé à donner son opinion sur les fautes professionnelles commises par les médecins en fonctions, sur leur mise en disponibilité ou leur remplacement.

En Algérie, le directeur de la santé d'Alger remplit, en outre de ses fonctions propres, celles de chef du service sanitaire maritime de la colonie. A ce dernier titre, il centralise tous les renseignements concernant la police sanitaire de l'Algérie et les transmet directement aux directeurs des autres circonscriptions. De leur côté, ces derniers lui communiquent les informations qui intéressent leur service. Cette organisation spéciale résulte d'un arrêté du 14 décembre 1905 :

Le directeur de la santé est chargé d'assurer dans sa circonscription l'application des règlements et instructions sur la police sanitaire maritime.

Il délivre ou vise les patentes de santé pour le port de sa résidence (règlement art. 104).

Le directeur de la santé demande et reçoit directement les ordres soit du ministre de l'Intérieur, soit du gouverneur général de l'Algérie pour toutes les questions qui intéressent la santé publique (art. 105).

Le directeur de la santé doit se tenir constamment et exactement renseigné sur l'état sanitaire de sa circonscription et des pays étrangers avec lesquels celle-ci est en relations (art. 106).

En cas de circonstance menaçante et imprévue, le directeur de la santé peut prendre d'urgence telle mesure qu'il juge propre à garantir la santé publique, sous réserve d'en référer immédiatement soit au ministre de l'Intérieur, soit au gouverneur général de l'Algérie (art. 107).

Les directeurs de la santé doivent se communiquer directement toutes les informations sanitaires qui peuvent intéresser leur service (art. 108).

Le directeur de la santé adresse chaque mois au moins, soit au ministre de l'Intérieur, soit au gouverneur général de l'Algérie, un rapport faisant connaître l'état sanitaire des ports de sa circonscription et résumant les diverses informations relatives à la santé publique dans les pays étrangers en relations avec ces ports, ainsi que les mesures sanitaires auxquelles auraient été soumises les provenances desdits pays. Ce rapport est accompagné d'un état des navires ayant motivé l'application de mesures spéciales. Pour les ports de l'Algérie, copies des rapports et états sont adressées au ministre de l'Intérieur par le gouverneur général.

Le directeur de la santé avertit immédiatement soit le ministre, soit le gouverneur général de tout fait grave intéressant la santé publique de sa circonscription ou des pays étrangers en relations avec celle-ci (art. 109).

Les agents principaux et agents ordinaires, chacun pour la partie du littoral dont la surveillance lui est confiée, assurent, suivant les instructions et sous le contrôle des directeurs de la santé, l'application des règlements sanitaires.

A cet effet, ils reconnaissent l'état sanitaire des provenances et leur donnent la libre pratique, s'il y a lieu. Il font exécuter les règlements ou décisions qui déterminent les mesures d'isolement et les précautions particulières auxquelles les navires infectés ou suspects sont soumis. Ils s'opposent, par tous les moyens en leur pouvoir, aux infractions aux règlements sanitaires et constatent les contraventions par procès-verbal. Dans les cas urgents et imprévus, ils pourvoient aux dispositions provisoires qu'exige la santé publique, sauf à en référer immédiatement et directement au directeur de la santé de leur circonscription. Ils délivrent ou visent les patentes de santé pour les ports dans lesquels ils résident (art. 110).

En vertu des articles 12 et 13 de la loi du 3 mars 1822, les directeurs de la santé et les agents principaux et ordinaires ont droit de requérir pour le service qui leur est confié le concours non seulement de la force publique, mais encore, dans les cas d'urgence, des officiers et employés de la marine, des employés des douanes et des contributions indirectes, des officiers et maîtres de ports, des gardes forestiers et au besoin de tout citoyen.

Ces réquisitions ne peuvent d'ailleurs enlever à leurs fonctions habituelles des individus chargés d'un service public, à moins que le danger ne soit assez pressant au point de vue sanitaire pour exiger momentanément le sacrifice de tout autre intérêt (art. 111).

Attributions du personnel sanitaire en matière de police judiciaire et d'état civil. — Les autorités sanitaires qui, en exécution des articles 17 et 18 de la loi du 3 mars 1822, peuvent être appelées à exercer les fonctions d'officier de police judiciaire sont les directeurs de la santé, les agents principaux et ordinaires du service sanitaire, les capitaines de la santé et les capitaines de lazaret (règlement art. 122).

A cet effet, ces divers agents prêtent serment, au moment de leur nomination, devant le tribunal civil du port auquel ils sont attachés (art. 123).

Les mêmes autorités sanitaires exercent les fonctions d'officier de l'état civil conformément à l'article 19 de la loi du 3 mars 1822 (art. 124).

Au cas où il se produirait une infraction pour laquelle l'autorité sanitaire n'est pas exclusivement compétente, celle-ci procède suivant les articles 53 et 54 du Code d'instruction criminelle (art. 125).

N. *Médecins sanitaires de France en Orient*. — Nous avons

dit (1) qu'une ordonnance royale du 18 avril 1847 avait institué « des médecins français dans ceux des ports du Levant où leur présence était reconnue nécessaire pour assurer l'accomplissement des mesures

---

(1) P. 75. Il a été également question des médecins sanitaires en Orient (p. 17), à propos des dispositions prévues par la conférence internationale de 1851 pour la notification des maladies pestilentielles exotiques.

prescrites dans l'intérêt de la santé publique ». Ces médecins devaient
« constater avant le départ de chaque bâtiment l'état sanitaire
du pays ». La patente de santé devait être « délivrée sur leur rapport ».

Six postes furent d'abord créés : à Constantinople, Smyrne, Alexandrie, Le Caire, Beyrouth et Damas. En 1872, trois postes nouveaux
avaient été établis à Suez, à Djeddah et à Téhéran; celui du Caire
avait été supprimé. Actuellement, il existe des « médecins sanitaires
de France en Orient » à Constantinople, Alexandrie, Suez, Beyrouth,
et Smyrne. Le médecin sanitaire de France à Constantinople repré-
sente notre pays au Conseil supérieur de santé; celui d'Alexandrie fait
partie du Conseil sanitaire, maritime et quarantenaire, avec voix consultative et est le conseiller technique du consul, lequel est « délégué de
France ». Le rôle spécial que ces médecins remplissent auprès des deux
assemblées augmente notablement l'importance de leurs fonctions,
qui n'ont plus à d'autres points de vue la même utilité qu'autrefois.
La multiplication des moyens de communication, grâce à laquelle les
incidents sanitaires sont aujourd'hui rapidement connus, a réduit en
effet l'attribution principale des médecins en Orient. Aussi, en dehors
des renseignements qu'ils peuvent encore fournir, restent-ils surtout
des représentants distingués de l'influence française.

La disposition du règlement qui les concerne est la suivante :

Des médecins sanitaires français sont établis en Orient : leur nombre, leur
résidence et leurs émoluments sont fixés par le ministre de l'Intérieur.

Ces médecins sont chargés de renseigner les agents du service consulaire
français, l'administration supérieure et, en cas d'urgence, les directeurs de
la santé sur l'état sanitaire des pays où ils résident (art. 129).

O. **Conseils sanitaires maritimes**. — A mesure que s'est affirmée l'évolution qui a substitué aux anciennes intendances des agents
relevant du pouvoir central, le rôle des « commissions sanitaires »
dénommées ultérieurement « conseils sanitaires » a diminué. Il est nul
aujourd'hui, et on ne saurait ni s'en étonner, ni le regretter. Le service
a, dans les directeurs de la santé, des chefs compétents au point de vue
technique et administratif, qui se tiennent en communication directe
et étroite avec l'administration centrale dont ils reçoivent dans les
circonstances délicates les instructions nécessaires. Cette organisation n'a été jusqu'ici et ne saurait être préjudiciable aux intérêts
régionaux, tant commerciaux que sanitaires; elle les garantit au
contraire en assurant l'application uniforme des règlements sur tous
les points du littoral. Il s'est par contre produit des cas où les
conseils sanitaires, envisageant d'une façon trop exclusive des considérations locales, ont demandé l'application de mesures en désaccord
avec les règlements ou avec la direction générale du service.

Pour prévenir ces inconvénients, le ministre de l'Intérieur a, par une circulaire du 13 septembre 1900, prescrit qu'à moins de circonstances exceptionnelles la convocation des conseils sanitaires ne devrait avoir lieu que dans un but déterminé. Il a invité en conséquence les directeurs de la santé à l'informer, « préalablement à toute convocation, des questions qui devraient être soumises aux délibérations de ces assemblées et des conditions dans lesquelles elles le seraient ». Depuis 1900, les conseils sanitaires maritimes ne se sont plus réunis. sauf en une ou deux circonstances où leurs délibérations ont porté sur des questions oiseuses au point de vue du service ou sur des faits qui leur étaient étrangers.

Les conseils sanitaires maritimes n'ont donc plus l'utilité qu'ils ont pu avoir autrefois, et il n'y pas lieu de les maintenir.

Cette suppression, qui ne ferait que confirmer leur disparition de fait, aurait d'autant moins d'inconvénients que la loi du 15 février 1902 a mis à la disposition des villes maritimes un organisme beaucoup plus utile : nous voulons parler des « commissions sanitaires ». Ces commissions sont qualifiées pour s'occuper de questions qui, sans intéresser d'une manière directe la police sanitaire maritime, ont avec elle des rapports plus ou moins étroits, telles que l'assainissement du port et de ses voies d'accès, ou les mesures prises dans les docks et magasins avoisinant le port, ainsi que dans les égouts en vue de la destruction des rats, etc. Ces commissions, dans lesquelles il est à désirer que le service sanitaire maritime soit représenté, remplacent avec avantage les conseils sanitaires, puisqu'elles ont précisément des attributions que ceux-ci n'ont pas, sans posséder, au point de vue spécial de la prophylaxie maritime, les attributions qui doivent être réservées à l'autorité sanitaire locale et à l'administration supérieure.

Ces considérations ne sauraient nous dispenser de reproduire ici les dispositions du règlement actuel concernant les conseils sanitaires maritimes. Ce sont les suivantes :

Le ministre de l'Intérieur pour la France et le gouverneur général pour l'Algérie déterminent les ports dans lesquels est institué un conseil sanitaire.

Il en existe au moins un par circonscription sanitaire (art. 115).

Cet article a été complété par un arrêté du 16 mai 1896, instituant des conseils dans chacune des circonscriptions sanitaires, auprès des directions de la santé, c'est-à-dire à Dunkerque, au Havre, à Brest, à Saint-Nazaire, à Bordeaux, à Marseille et à Ajaccio, et supprimant ceux qui existaient dans d'autres ports antérieurement au règlement de 1896. L'arrêté déjà cité du 1er mars 1897 a également institué des conseils sanitaires auprès des directions d'Oran, d'Alger, de Philippeville et de Bône.

Le conseil sanitaire est nécessairement consulté par l'administration : sur le règlement local du port où il est institué ; sur l'organisation de la station sanitaire ou du lazaret existant dans ce port ; sur les traités à passer, le cas échéant, avec les administrations hospitalières ; sur les plans et devis des bâtiments à construire.

Il donne son avis sur toutes les questions qui lui sont soumises par l'administration ou sur lesquelles il croit devoir appeler son attention dans l'intérêt du port (art. 116).

Le conseil sanitaire est composé de la manière suivante :

1° Le préfet ou le secrétaire général, le sous-préfet, ou, à leur défaut, un conseiller de préfecture délégué par le préfet ;

2° Le directeur de la santé, l'agent principal ou l'agent ordinaire du service sanitaire en résidence dans le port ;

3° Le maire ;

4° Le professeur d'hygiène soit de la faculté de médecine, soit de l'école de médecine de plein exercice, soit, à leur défaut, de l'école de médecine navale, situées dans le département ;

5° Le médecin des épidémies de l'arrondissement ;

6° Le médecin militaire de grade le plus élevé ou le plus ancien dans le grade le plus élevé, en résidence dans le port ;

7° Dans les ports de commerce, le chef du service de la marine ou, à son défaut, le commissaire de l'inscription maritime et, dans les ports militaires, le préfet maritime ou son délégué et le médecin le plus élevé en grade du service de santé de la marine ;

8° L'agent le plus élevé en grade du service des douanes ;

9° L'ingénieur en chef ou, à son défaut, l'ingénieur ordinaire attaché au service maritime du port ;

10° Un membre du conseil municipal élu par le conseil ;

11° Deux membres de la chambre de commerce élus par la chambre, ou, à défaut de chambre de commerce, deux membres du tribunal de commerce élus par le tribunal, ou, à défaut de chambre de commerce et du tribunal de commerce, deux négociants élus par le conseil municipal ;

12° Un membre du conseil d'hygiène publique et de salubrité de l'arrondissement élu par le conseil.

Le préfet ou le sous-préfet est président du conseil sanitaire.

Le conseil nomme un vice-président qui préside en l'absence du préfet ou du sous-préfet (art. 117).

Les quatre membres élus du conseil sanitaire sont nommés pour trois ans. Ils sont rééligibles (art. 118).

Les préfets et les sous-préfets, présidents des conseils sanitaires, peuvent convoquer aux séances du conseil le consul du pays intéressé aux questions qui y sont mises en délibération.

Dans ce cas, le consul étranger participe aux travaux du conseil avec voix consultative (art. 119).

Le conseil sanitaire se réunit sur la convocation du préfet ou du sous-préfet.

En cas d'urgence, la convocation peut être faite, à défaut du président, par le vice-président (art. 120).

Il est tenu procès-verbal des séances dont le compte rendu est immédiatement et directement adressé, par les soins du président, soit au ministre de l'Intérieur, soit au gouverneur général de l'Algérie, ainsi qu'au directeur de la santé de la circonscription, s'il s'agit d'un port autre que celui où réside ce fonctionnaire (art. 121).

P. **Dispositions générales**. — Le règlement de 1896 renferme sous ce titre quelques dispositions, qui doivent être citées :

Les agents de la France au dehors doivent se tenir exactement informés de l'état sanitaire du pays où ils résident et adresser au département dont ils relèvent, pour être transmis au ministre de l'Intérieur, les renseignements qui importent à la police sanitaire et à la santé publique de la France. S'il y a péril, ils doivent, en même temps, avertir l'autorité française la plus voisine ou la plus à portée des lieux qu'ils jugeraient menacés (art. 130).

Les chambres de commerce, les capitaines ou patrons de navires arrivant de l'étranger, les dépositaires de l'autorité publique, soit au dehors, soit au dedans, et généralement toutes les personnes ayant des renseignements de nature à intéresser la santé publique, sont invités à les communiquer aux autorités sanitaires (art. 131).

Des règlements locaux, approuvés soit par le ministre de l'Intérieur, soit par le gouverneur général de l'Algérie, déterminent pour chaque port, s'il y a lieu, les conditions spéciales de police sanitaire qui lui sont applicables en vue d'assurer l'exécution des règlements généraux (art. 132).

Q. **Droits sanitaires**. — Sous le nom de « droits sanitaires », on désigne une taxe acquittée par l'armement et qui a pour but d'indemniser l'État des frais que comporte le fonctionnement du service sanitaire maritime. Or il se trouve que les droits sanitaires produisent chaque année une somme de beaucoup supérieure à celle qui est employée pour cet objet et se transforment en conséquence en un véritable impôt prélevé sur le commerce français et étranger. Celui-ci ne devrait pourtant supporter que les charges qui sont motivées par les mesures de protection sanitaire et constituent la contre-partie des dangers que la navigation fait courir à la santé publique.

Ce principe a été successivement inscrit dans les conventions sanitaires internationales de 1894 et de 1903, à propos des conseils sanitaires de Constantinople et d'Alexandrie : « Le produit des taxes et des amendes sanitaires, dit l'article 6 de l'annexe IV de la convention de 1894, ne peut en aucun cas être employé à des objets autres que ceux relevant des conseils sanitaires. » Ce même article a été reproduit dans l'acte de 1903 sous le numéro 178 : mais on l'a placé dans les dispositions diverses, afin de lui donner une portée plus générale.

L'état de choses actuellement en vigueur en France ne sera sans doute pas modifié, étant donnée l'organisation de la comptabilité publique dans notre pays. Du moins pourrait-on, ou diminuer les taxes sanitaires, ou mieux encore en employer une notable partie dans l'intérêt exclusif de l'hygiène publique. C'est ainsi que l'État contribuerait utilement à la création dans les ports où ils font défaut, ou à l'amélioration dans ceux où ils existent, de services hospitaliers pour le traitement des contagieux. Nous avons vu (1) combien l'administration sanitaire maritime, qui doit de moins en moins compter sur les lazarets, retirerait d'avantages d'une telle organisation à laquelle le commerce est également intéressé. En ce qui concerne les médecins sanitaires maritimes, rétribués par l'armement, on pourrait aussi, avec le concours financier de l'État, obtenir certaines améliorations tendant à augmenter l'indépendance de ces médecins et à les rattacher plus étroitement au service de la santé.

Les droits sanitaires sont les suivants :

a. Droit de reconnaissance à l'arrivée ;

b. Droit de station, payable par les navires soumis à l'isolement ;

c. Droit de séjour dans les stations sanitaires et lazarets

d. Droit de désinfection pour le linge sale, les effets à usage, les objets de literie du bord et tous autres objets ou bagages considérés comme contaminés, pour les marchandises, pour les chiffons et drilles, pour le navire ou la partie du navire considérée comme contaminée.

Ces droits, dont nous n'avons pas à indiquer ici la quotité, sont déterminés d'après la nature des bâtiments, leur tonnage, leur provenance, le nombre des voyageurs embarqués ou débarqués, ou admis dans les lazarets, etc.

Les droits de désinfection déterminés par les paragraphes ci-dessus peuvent être réduits de moitié pour le navire qui, ayant à bord un médecin sanitaire nommé ou agréé par le gouvernement du pays auquel appartient le navire et une étuve à désinfection dont la sécurité et l'efficacité ont été constatées, justifierait que toutes les mesures d'assainissement et de désinfection ont été régulièrement appliquées au cours de la traversée, conformément aux prescriptions du titre V.

Tous les droits sanitaires sont à la charge de l'armement. Les frais résultant soit des manipulations, main-d'œuvre et transport, soit de l'emploi des désinfectants chimiques, sont également à la charge de l'armement. S'il s'agit de chiffons et de drilles, la dépense est, suivant l'usage, au compte de la marchandise (art. 94, dernier paragraphe).

Les navires naviguant au cabotage français (l'Algérie comprise), dans la même mer, sont exemptés du droit de reconnaissance (art. 95).

Les navires qui, au cours d'une même opération, entrent successivement dans plusieurs ports situés sur la même mer ne payent le droit de reconnaissance qu'une seule fois au port de première arrivée (art. 96).

Les militaires et marins, les enfants au-dessous de sept ans, les indigents

(1) P. 159.

embarqués aux frais du gouvernement ou d'office par les consuls sont dispensés des droits sanitaires (art. 97).

Les droits sanitaires applicables aux émigrants ou aux pèlerins voyageant en vertu d'un contrat sont à la charge de l'armement (art. 98).

Sont exemptés de tous les droits sanitaires déterminés par les articles précédents :

1° Les bâtiments de guerre et les bateaux appartenant aux divers services de l'État ;

2° Les bâtiments en relâche forcée, pourvu qu'ils ne donnent lieu à aucune opération sanitaire et qu'ils ne se livrent dans le port à aucune opération de commerce ;

3° Les bateaux de pêche français ou étrangers, y compris les transports rapportant le poisson dans les ports français, pourvu que ces différents bateaux ne fassent pas d'opérations de commerce dans les ports de relâche ;

4° Les bâtiments allant faire des essais en mer, sans se livrer à des opérations de commerce (art. 99).

La perception des droits sanitaires est confiée au service des douanes (art. 100).

R. *Réglementation applicable aux musulmans algériens prenant part au pèlerinage de La Mecque.* — Nous avons exposé dans ses grandes lignes la réglementation applicable dans la mer Rouge aux pèlerins de La Mecque. Il appartient à chaque État d'instituer les dispositions particulières qui doivent être observées à l'aller et au retour par ses ressortissants musulmans.

En ce qui concerne l'Algérie, ces dispositions ont fait notamment l'objet de deux arrêtés du gouverneur général en date des 10 décembre 1894 et 8 janvier 1902, aux termes desquels tout pèlerin s'embarquant dans un port de la colonie est tenu de justifier : « 1° qu'il dispose de la somme indispensable pour effectuer le voyage aller et retour dans de bonnes conditions et acquitter les frais de séjour au lazaret de Matifou, ainsi que les droits sanitaires perçus à Alger. Cette somme est fixée à 1 000 francs ; 2° que sa famille est à l'abri du besoin et n'aura pas à souffrir de son absence; 3° qu'il a acquitté les impôts et taxes dont il est redevable envers l'État ou la commune ». Les pèlerins sont répartis par groupes de vingt personnes en moyenne, suivant leur pays d'origine, et chaque groupe a un chef désigné par l'autorité administrative; celui-ci est chargé de la réception et de la distribution des vivres.

Le gouverneur nomme, en outre, un chef général choisi parmi les notables, et auquel est confiée la direction de tous les pèlerins pendant leur séjour en Arabie. C'est sous la conduite de ce chef que s'organise d'ordinaire à Djeddah et à Yambo la caravane des Mograbins, c'est-à-dire de tous les gens du nord-ouest de l'Afrique, Algériens, Tunisiens, Marocains, Tripolitains. Sa présence contribue à diminuer le honteux trafic dont sont victimes les pèlerins au Hedjaz et dont nos ressortissants musulmans ont ainsi moins à souffrir (1). Ce chef reçoit une indemnité de 500 francs par mois ; son passage à l'aller et au retour, ainsi que sa nourriture, sont à la charge de l'armement.

Les navires affectés au transport des pèlerins doivent remplir, au point de vue des dispositions générales comme à celui des aménagements intérieurs, des espaces réservés aux pèlerins, de la vitesse (10 nœuds au minimum), etc., des conditions déterminées dont l'exécution est contrôlée par une commission spéciale composée du directeur de la santé, d'un ingénieur des mines et deux officiers de marine.

Les conditions relatives à l'alimentation des pèlerins à bord et à la fourniture de l'eau sont également déterminées. Les denrées sont vendues d'après les prix habituels des magasins d'Alger. Les pèlerins se nourrissent à l'aller ; l'armement les nourrit au retour. Ce retour doit avoir lieu sur le même navire.

A bord de chaque bâtiment est embarqué un médecin sanitaire maritime désigné par la compagnie de navigation et agréé par l'autorité administrative, qui lui remet elle-même le montant de sa solde versée par l'armement. Ce médecin était, antérieurement à 1902, investi des fonctions de commissaire du gouvernement. Elles sont, en vertu de l'article 4 de l'arrêté du 8 janvier de cette même année, exercées par un fonctionnaire, généralement un administrateur de l'Algérie, désigné par le gouverneur général. Ce fonctionnaire, au courant des mœurs indigènes, parlant l'arabe et le kabyle, se fait obéir et respecter mieux que ne pouvait le faire un médecin étranger au pays et qui en ignorait les coutumes et le langage. Par contre, il renforce l'action du médecin auprès du capitaine. Les frais de voyage du commissaire sont à la charge de l'armement.

A leur retour du Hedjaz, les pèlerins sont placés en observation au lazaret de Matifou.

Les pèlerins tunisiens, à l'égard desquels sont prises des mesures analogues à celles qui viennent d'être exposées, sont, depuis 1902, placés en observation, lorsqu'ils reviennent de La Mecque, dans un lazaret installé à titre provisoire à Kelibia, sur la côte du cap Bon.

L'autorisation donnée aux Algériens et aux Tunisiens de prendre part au pèlerinage est subordonnée aux conditions sanitaires générales au sujet desquelles les services techniques du ministère de l'Intérieur sont chaque année appelés à donner leur avis. Il y a lieu de faire observer à ce sujet que l'interdiction du pèlerinage n'empêche pas un certain nombre de musulmans algériens d'y prendre part : ces

---

(1) Ces renseignements nous ont été donnés par M. le Dr Raynaud directeur de la santé d'Alger, qui a beaucoup contribué à l'amélioration des conditions dans lesquelles se fait actuellement le pèlerinage algérien. M. le Dr Raynaud a communiqué, d'autre part, à la conférence de 1903, une note concernant diverses modifications qu'il lui paraîtrait utile d'apporter au règlement international du pèlerinage musulman (Voy. page 683 des procès-verbaux de la conférence).

pèlerins clandestins échappent dès lors à toute surveillance et font courir à la santé publique un danger beaucoup plus grand que celui auquel l'exposeraient des pèlerins voyageant dans les conditions habituelles et avec les garanties que celles-ci comportent. Aussi faut-il des circonstances épidémiques graves pour que le pèlerinage soit interdit, d'autant qu'à ces considérations d'ordre sanitaire s'ajoutent des considérations politiques non négligeables.

S. ***Police sanitaire maritime aux colonies et dans les pays de protectorat***. — Aux colonies, la police sanitaire maritime est régie par le décret du 31 mars 1897, qui a remplacé les décrets particuliers applicables jusque-là dans chacune de nos possessions d'outre-mer. Ce règlement n'est, « en dehors de quelques modifications nécessitées par le voisinage immédiat de certains foyers épidémiques », que la reproduction du décret du 4 janvier 1896. La police sanitaire est placée dans les attributions du chef du service de santé de chaque colonie qui remplit les fonctions et prend le titre de directeur de la santé. Un décret en date du 20 juillet 1899 a apporté au décret précité quelques modifications qui concernent spécialement la prophylaxie de la peste et correspondent à celles dont l'administration sanitaire de la métropole avait pris l'initiative (Voy. p. 104 et 106).

Dans les pays de protectorat, la police sanitaire maritime doit être également assurée dans des conditions conformes à celles que prévoit le règlement applicable en France.

PROTECTION DES FRONTIÈRES DE TERRE.

Mesures exceptionnelles prises en vue de cette protection. — Les frontières terrestres de la France n'étant pas, comme les frontières maritimes, sous la menace continue de l'importation du choléra ou de la peste, il n'existe pas d'organisation permanente destinée à les protéger contre ces maladies. C'est seulement au cas où elles apparaissent, soit dans les pays voisins, soit sur le territoire français, que l'administration sanitaire, se basant encore sur la loi du 3 mars 1822, adopte les mesures qui lui paraissent les plus efficaces. Le principe de cette intervention est inscrit dans l'article 1er :
« Le Roi détermine par des ordonnances... les mesures extraordinaires que l'invasion ou la crainte d'une maladie pestilentielle rendraient nécessaires sur les frontières de terre ou dans l'intérieur. Il règle les attributions, la composition et le ressort des autorités et administrations chargées de l'exécution de ces mesures et leur délègue le pouvoir d'appliquer provisoirement, dans des cas d'urgence, le régime sanitaire aux portions du territoire qui seraient inopinément menacées (1). »

(1) Voy. p. 73.

Ces dispositions applicables aux maladies dites « pestilentielles » ont été complétées par celles de la loi du 15 février 1902, notammont par l'article 8 ci-après, qui les reproduit en partie :

Lorsqu'une épidémie menace tout ou partie du territoire de la République ou s'y développe, et que les moyens de défense locaux sont reconnus insuffisants, un décret du Président de la République détermine, après avis du Comité consultatif d'hygiène publique de France, les mesures propres à empêcher la propagation de cette épidémie. Il règle les attributions, la composition et le ressort des autorités et administrations chargées de l'exécution de ces mesures et leur délègue pour un temps déterminé le pouvoir de les exécuter. Les frais d'exécution de ces mesures en personnel et en matériel sont à la charge de l'État. Les décrets ou actes administratifs qui prescrivent l'application de ces mesures sont exécutoires dans les vingt-quatre heures à partir de leur publication au *Journal Officiel.*

En dehors des circonstances exceptionnelles où l'administration s'appuie sur la loi de 1822 ou sur l'article 8 précité, la protection de la santé publique est assurée dans les départements limitrophes de l'étranger de la même manière que dans les autres. Il convient de signaler seulement : 1° un accord conclu les 30-31 mai 1895 entre la Belgique et la France, aux termes duquel les autorités compétentes de la zone frontière doivent se tenir réciproquement informées de l'apparition de maladies contagieuses sur leurs territoires (l'information doit être donnée pour le choléra et la variole dès les premiers cas); 2° une entente avec l'Italie en vue de l'édification à frais communs dans la gare de Vintimille d'un bâtiment d'isolement muni d'une étuve à désinfection. Ce bâtiment, construit en 1894, n'a pas été utilisé par la France.

En cas de menace épidémique de choléra ou de peste, il appartient donc à l'administration de l'hygiène publique de procéder à une organisation spéciale en rapport avec les besoins. Nous ne saurions mieux indiquer les moyens employés pour la défense des points menacés qu'en rappelant tout d'abord les dispositions prises à l'occasion des plus récentes épidémies cholériques. Citer ces exemples est la meilleure façon d'exposer des mesures essentiellement variables, puisqu'elles s'inspirent avant tout des conditions particulières aux localités qu'il s'agit de secourir ou de protéger.

Épidémie de choléra dans le Finistère (1885-1886) (1). — Le choléra débuta à Concarneau le 20 septembre 1885 et s'étendit successivement

---

(1) Cette manifestation cholérique a été précédée de l'épidémie beaucoup plus grave de 1884, qui a pris naissance à Toulon, d'où elle s'est propagée dans le midi de la France et en Algérie. Nous ne parlerons cependant ici que de la seconde, encore que les mesures adoptées n'aient pas eu pour objet la défense de la frontière terrestre; mais ces dispositions ont été prises en vertu d'un décret spécial basé sur la loi de 1822, c'est-à-dire dans les conditions que nous envisageons ici.

à un certain nombre de communes. Le 29 janvier 1886, un décret « déléguait le Dr Charrin, auditeur au Comité consultatif d'hygiène publique de France, dans le département du Finistère et dans les départements voisins, pour prendre, sous l'autorité du ministère du Commerce et de l'Industrïe (duquel dépendaient alors les services de l'hygiène) toutes les mesures nécessaires en vue d'arrêter la marche de l'épidémie cholérique ». D'accord avec l'autorité préfectorale, le délégué du ministre institua un ensemble de mesures dont l'exécution fut assurée avec fermeté par l'administration : les villages furent autant que possible nettoyés et assainis, les puits suspects fermés, les malades isolés ; leurs effets et leur literie furent désinfectés ou détruits, leurs déjections désinfectées, etc.; des instructions firent connaître aux habitants les précautions à prendre pour se protéger contre le fléau. Le nombre des décès, qui avait été de 199 en décembre et de 107 en janvier, descendit à 33 en février, à 25 en mars et à 7 en avril. Il y a entre ces chiffres et l'arrivée dans la région contaminée du délégué sanitaire la plus évidente corrélation.

Épidémie de choléra en Espagne (1890). — Instruite par l'expérience précédente, l'administration n'attendit pas pour agir que le choléra fût entré en France. Elle organisa la défense de la frontière, défense relativement aisée, puisque deux voies ferrées seulement pénètrent d'Espagne en France et que, dans sa presque totalité, cette frontière est protégée par des obstacles naturels. Un décret du 17 juin 1890 « délégua les Drs Charrin et Netter, auditeurs au Comité consultatif d'hygiène publique de France, dans les départements des Basses-Pyrénées, des Pyrénées-Orientales et les départements voisins, pour prendre, sous l'autorité du ministre de l'Intérieur, toutes les mesures nécessaires en vue de prévenir et de combattre l'épidémie cholérique ».

Sous la direction des deux délégués, des « postes sanitaires » furent organisés sur les voies ferrées à Hendaye et à Cerbère, ainsi que sur les principaux points de pénétration par routes, pour l'examen des voyageurs et la désinfection des objets susceptibles de transmettre la maladie. A chacun de ces postes étaient attachés des médecins, secondés par des étudiants en médecine et des infirmiers.

Les voyageurs malades devaient être isolés et soignés, les suspects retenus en observation ; les voyageurs reconnus sains recevaient un passeport sanitaire, en même temps qu'un avis direct était adressé au maire de la commune où ils disaient se rendre (1). Toute personne, hôtelier, aubergiste ou particulier, logeant des voyageurs venant d'Espagne était tenue d'en faire la déclaration à la mairie et de déclarer également, dès les premiers accidents, tout cas suspect survenu dans sa maison. Ces mesures furent complétées par l'interdic-

(1) Voir, au sujet de cette mesure, les indications et observations exposées page 114.

tion d'importer en France les fruits et légumes venant d'Espagne ainsi que les drilles, chiffons et objets de literie.

Épidémies de choléra en France et en Allemagne (1892). — L'administration sanitaire eut à combattre le choléra dans la Seine, la Seine-inférieure, l'Eure, le Calvados, le Nord, la Somme, etc., en même temps qu'elle avait à protéger les départements du Nord et de l'Est contre l'épidémie qui régnait alors à Hambourg. Nous n'indiquerons que les dispositions prises à l'égard du choléra d'Allemagne. Un décret du 29 août « délégua le professeur Proust, inspecteur général des services sanitaires, ainsi que les Drs Netter et Thoinot, au diteurs au Comité consultatif d'hygiène publique de France, pour assurer l'exécution des mesures prévues par ledit décret », mesures qu'ils avaient préparées et qui furent les suivantes : installation sur les principaux points de la frontière traversés par des voies ferrées, des cours d'eau ou des routes, depuis Dunkerque jusqu'à Delle, de postes sanitaires, classés en postes de premier ou de second ordre. Dans ces postes, les voyageurs étaient examinés, et des passeports sanitaires leur étaient remis ; les malades et les suspects devaient être retenus, les bagages examinés et le linge sale désinfecté. La prescription relative à l'obligation pour les personnes logeant des voyageurs arrivant des régions suspectes de faire une déclaration à la mairie était remise en vigueur, ainsi que celles concernant la déclaration des cas suspects, et l'interdiction d'importer des drilles, chiffons, literie, des fruits et légumes poussant au niveau du sol et provenant de Russie, d'Allemagne ou de Belgique.

Plan actuel de défense sanitaire de la frontière du Nord et de l'Est. — L'apparition du choléra dans le bassin allemand de la Vistule en septembre 1905 a déterminé l'administration à étudier de nouveau l'organisation de la défense sanitaire de la frontière du Nord et de l'Est.

Cette frontière, délimitée le plus souvent par des champs, des chemins ou des ruisseaux, est en quelque sorte virtuelle ; on ne saurait donc y établir contre le choléra ou toute autre maladie contagieuse une barrière au sens absolu du mot. Il est en effet bien évident que, si la maladie sévissait dans un village belge ou allemand limitrophe de notre territoire, elle aurait autant de chances de gagner le village français le plus proche qu'elle en aurait, étant entrée en France, de s'étendre à une agglomération voisine.

Cette considération doit être rappelée parce qu'elle précise le but que s'efforcerait d'atteindre le cas échéant l'administration sanitaire et les moyens qu'elle aurait à employer, à savoir : dépister par la *surveillance* les personnes susceptibles de propager la maladie ; les mettre dans l'impossibilité de nuire par l'*isolement* et la *désinfection*. La surveillance serait exercée par des médecins civils et militaires, par tous ceux qui détiennent une parcelle de l'autorité administrative, commissaires spéciaux de police, gendarmes, douaniers, agents des Ponts et chaussées et même des compagnies de chemins de fer. L'isolement serait assuré au moyen de postes sanitaires placés sous une direction médicale. La désinfection, rendue aussi efficace que possible, serait limitée aux cas confirmés ou suspects, mais strictement appliquée.

C'est à ce point de vue que l'organisation projetée qui comporte le concours de médecins de l'armée, c'est-à-dire de médecins pouvant être exclusivement affectés aux principaux postes sanitaires et disposant d'un matériel approprié, réaliserait sur l'organisation similaire de 1892 une amélioration considérable. *Ces postes constitueraient autant de centres, de points d'appui sanitaires* vers lesquels convergeraient les informations concernant les régions avoisinantes *et qui assureraient des secours immédiats et suffisants, non seulement aux voyageurs malades, mais aux personnes habitant la localité ou des localités voisines.* Car, dans la plupart des agglomérations de la frontière, dans de petites villes même, il n'existe pas d'hôpitaux d'isolement, et l'assistance médicale n'est donnée qu'à domicile.

Ainsi comprise, l'action administrative apparaît plus large, plus rationnelle que celle qui s'exercerait exclusivement à l'égard des personnes circulant en chemin de fer ou arrivant par les cours d'eau, et qui se traduirait surtout par la désinfection presque toujours illusoire du linge sale (illusoire en raison des conditions insuffisantes dans lesquelles elle est effectuée), ou la distribution automatique de passeports sanitaires. Ces pratiques de pure forme occasionnent aux voyageurs des retards, parfois un préjudice matériel, que ne compense pas un profit certain pour la santé publique.

C'est aux points de pénétration principaux par les voies ferrées, les cours d'eau et les routes que les mesures de prophylaxie doivent être surtout assurées. Il y a intérêt à bien déterminer ces points : il n'y en a pas moins à savoir quelles régions plus ou moins éloignées des États voisins ils mettent en rapport avec notre pays, car la connaissance exacte des communications entre la France et les localités contaminées permettrait de régler le fonctionnement du service de telle manière que les postes soient établis et la surveillance exercée dans les endroits seulement qui, de près ou de loin, seraient menacés.

Une des caractéristiques du service doit être la facilité avec laquelle il s'adapterait aux conditions résultant de l'épidémie, conditions qu'il n'est pas possible de prévoir. Il serait fâcheux d'immobiliser à grands frais sur certains points peu ou pas menacés un personnel et un matériel à peu près inutilisés, alors que d'autres ne seraient pas protégés suffisamment. Il importe donc que les dispositions soient prises de telle sorte que les postes puissent être rapidement installés dans les localités prévues, voire même, s'il le fallait, dans d'autres encore, et qu'ils puissent être augmentés ou réduits suivant les besoins.

L'administration supérieure doit exercer à cet égard un contrôle attentif et surveiller d'une manière permanente le fonctionnement de tous les postes. C'est le seul moyen d'obtenir que ce fonctionnement soit sérieux, régulier et homogène.

Examinons maintenant les divers organes du service.

Postes sanitaires. — Nous désignerons sous ce nom toute organisation ayant pour but la surveillance sanitaire des voyageurs, l'isolement des malades et la désinfection de tout objet susceptible de propager une maladie épidémique.

Suivant qu'il permet la réalisation plus ou moins complète de ces desiderata, le poste sanitaire rentre dans l'une des trois catégories suivantes :

Le *poste de premier ordre* comprendrait : 1° pour la partie médicale, deux médecins militaires (dont un seul pourrait, selon les besoins, être appelé au début), assistés ou non de médecins civils ou d'étudiants ; trois infirmiers ; une infirmière ; un mécanicien chargé de la conduite de l'étuve et un chauffeur ; 2° pour la partie administrative, un commissaire spécial de police, et, s'il y avait lieu, des interprètes.

Le matériel se composerait de deux grandes baraques démontables, système Dœcker, ou seulement d'une grande et d'une petite (ce nombre pouvant à la rigueur être augmenté), d'une étuve à désinfection et (sauf emploi désirable d'appareils plus perfectionnés) de pulvérisateurs, ainsi que d'un matériel sommaire de bactériologie.

Le *poste de deuxième ordre* comprendrait : 1° pour la partie médicale : un médecin militaire, assisté ou non de médecins civils, ou des médecins civils assistés ou non d'un étudiant, deux infirmiers militaires ou civils, dont l'un spécialement chargé de la désinfection (1), éventuellement une infirmière ; 2° pour la partie administrative : un commissaire spécial de police ou un agent des douanes, chef du service administratif, un ou plusieurs secrétaires et, s'il y avait lieu, des interprètes.

Le matériel se composerait d'une ou deux baraques Dœcker, si possible d'une étuve à désinfection (sauf emploi désirable d'appareils plus perfectionnés), d'un bac de trempage et de pulvérisateurs.

Le poste de deuxième ordre serait donc caractérisé, comme le précédent, au moins dans le plus grand nombre des cas, par la présence d'un médecin militaire, c'est-à-dire d'un médecin y résidant en permanence, et par l'existence d'un matériel approprié, mais il serait moins important.

Le *poste de troisième ordre* comprendrait un ou plusieurs médecins civils qui se rendraient aux gares ou aux bureaux de douane des

____

(1) Si le poste disposait d'une étuve, un mécanicien-chauffeur y serait attaché.

canaux et des routes à des heures déterminées ou sur convocation du chef administratif du poste. Celui-ci serait soit un commissaire spécial de police, soit le plus souvent un receveur ou un vérificateur des douanes ; il ferait lui-même à l'occasion fonction de secrétaire.

Le poste de troisième ordre, créé surtout en vue d'une action de surveillance, ne disposerait pas en principe de locaux d'isolement ni d'appareils de désinfection. Ce n'est que si les circonstances l'exigeaient que l'on pourrait ou le transformer en poste de second ordre, ou isoler des suspects à l'aide de moyens de fortune, tels que wagons de marchandises placés sur une voie de garage, et désinfecter leurs effets ou bagages.

Médecins. — La présence des médecins militaires apporterait dans le service un élément de stabilité précieux. Retenus par leur clientèle, les médecins civils ne peuvent, malgré leur dévoûment et leur bonne volonté, donner à l'administration qu'un concours parfois peu régulier ; celui qu'elle trouverait chez les médecins militaires serait au contraire permanent. D'autre part, il existe des points (peu nombreux, il est vrai) où le service de surveillance serait relativement chargé et où il n'y a pas de médecin civil. Sur ces points encore où seraient installés des postes de second ordre, la présence d'un médecin militaire serait des plus utiles.

Ce n'est pas à dire qu'il ne faudrait placer dans les postes de premier et de second ordre que des médecins militaires ; le concours des médecins civils devrait être également réclamé. C'est ainsi que, dans les gares importantes, l'aide-major ne pouvant être présent au passage de tous les trains, il partagerait ce service avec les médecins locaux ; toutefois le rôle de chacun serait nettement déterminé.

Quant aux postes de troisième ordre, pour lesquels la présence permanente du médecin ne serait pas nécessaire, le service n'y serait assuré que par les praticiens exerçant dans le voisinage.

Les médecins chefs de postes auraient sous leurs ordres les infirmiers, les infirmières, les mécaniciens-étuvistes et les chauffeurs ; ils assureraient la discipline et la bonne tenue des locaux sanitaires. Ils relèveraient, comme les médecins civils et les commissaires spéciaux, de l'administration supérieure représentée par un ou plusieurs délégués.

Commissaires spéciaux de police. — Les commissaires spéciaux, à qui serait confiée la direction de la partie administrative, seraient plus spécialement chargés de la police des voyageurs, qu'ils obligeraient à se soumettre aux mesures prescrites et de la délivrance des passeports. Ils centraliseraient les renseignements sanitaires fournis par les médecins et les transmettraient au ministère avec ceux qu'ils auraient à établir eux-mêmes. Copie de ces documents serait en même temps adressée au préfet pour information.

Personnel subalterne. — Il n'y a rien à dire des infirmiers militaires. Les infirmiers civils, les secrétaires et les interprètes seraient recrutés autant que possible sur place et, en ce qui concerne ces deux dernières catégories d'auxiliaires, de préférence parmi les agents des douanes en activité ou en retraite.

Les étuves seraient dirigées par des mécaniciens que les compagnies de chemins de fer mettraient à la disposition de l'administration sanitaire. Mais ces mécaniciens n'étant pas au courant de ce service spécial devraient recevoir des notions appropriées. Aussi y aurait-il le plus grand intérêt à ce qu'un agent technique, directement placé sous les ordres du délégué du ministre, fût chargé d'initier les étuvistes improvisés au fonctionnement des appareils et de contrôler les résultats obtenus. Sans cette précaution, il serait à craindre que l'on fît souvent une désinfection illusoire.

Concours divers. — Comme le concours des agents des douanes, des employés de chemins de fer, des maires et des gardes champêtres des communes frontières, serait des plus utiles pour la surveillance à exercer, ces diverses personnes recevraient, par l'intermédiaire des autorités dont elles relèvent, des indications sur la participation à l'œuvre sanitaire qui leur serait demandée.

Emplacement des postes sanitaires. — La désignation de ces emplacements présente certaines difficultés, dont la principale tient à l'incertitude où se trouve l'administration au sujet de l'établissement des postes sanitaires. Elle ne peut donc s'adresser à des particuliers auxquels il faudrait louer ou acheter leurs terrains, et elle doit limiter son choix à ceux qui appartiennent à l'État, aux municipalités ou aux compagnies de chemins de fer. Ces terrains-là, du moins, peuvent être occupés du jour au lendemain, sauf à régler ultérieurement les quelques difficultés susceptibles de se produire, et ils ne sauraient être vendus ou affectés à d'autres usages sans que l'administration en soit prévenue. Mais il devient dès lors difficile de réaliser toutes les conditions désirables au point de vue de la superficie, de l'isolement et des dégagements.

Locaux sanitaires. — La question des locaux sanitaires a été résolue de la façon la plus satisfaisante par la mise à la disposition de l'autorité civile des baraques démontables, système Dœcker, appartenant à l'armée. D'une manière générale, les baraques de petit modèle contenant huit lits semblent se prêter mieux que les grandes au but à atteindre, parce que les quatre catégories de personnes à isoler (suspects ou malades des deux sexes) représentent un nombre important de locaux relativement au chiffre probable de ces personnes. En d'autres termes, comme l'isolement absolu de ces quatre catégories d'individus nécessiterait quatre baraques, il est préférable de choisir celles dont les dimensions sont les plus réduites. D'autre part, les emplacements mis à la disposition de l'administration étant le plus souvent exigus, c'est encore un motif de préférer les petites baraques aux grandes.

S'il convient de ne créer des postes qu'au fur et à mesure des besoins, il ne serait pas moins sage de ne pas leur donner de suite tout le développement qu'ils sont susceptibles d'acquérir. Un des grands avantages du concours prêté par le ministère de la Guerre est précisément que l'on peut se procurer progressivement et rapidement le matériel nécessaire, de même que l'on peut augmenter le personnel. Il serait donc préférable de ne doter tout d'abord les postes sanitaires de premier ordre que de deux baraques et les postes de second ordre d'une seule.

L'administration aurait, en outre, à édifier des constructions légères pour recevoir les étuves.

Les matières fécales seraient désinfectées, non seulement dans les vases où elles seraient reçues, mais dans les tinettes ou seaux hygiéniques de grand modèle dont seraient munis les baraques Dœcker. Dans ces conditions, il n'y aurait pas lieu d'installer des fosses étanches au voisinage des postes. Les matières n'étant plus susceptibles de propager la maladie pourraient être transportées dans les fosses les plus voisines, qui seraient elles-mêmes désinfectées.

Fonctionnement du service sur les chemins de fer. — Cette organisation serait, dans ses grandes lignes, analogue à celle de 1892. A la station frontière, les voyageurs descendraient du train (même s'ils n'y étaient pas tenus pour la visite de la douane qui, de plus en plus, est faite dans les wagons en ce qui concerne les personnes sans bagages) et défileraient individuellement devant le médecin. Il y a deux façons de procéder à ce défilé : le médecin peut se placer à l'entrée de la salle de visite de la douane et y laisser pénétrer un à un les voyageurs. Cette manière de faire a l'inconvénient d'obliger ces voyageurs à stationner par tous les temps sur le quai de la gare et de ne pas permettre à ceux qui n'ont pas de bagages de passer les premiers et de diminuer ainsi l'encombrement. La seconde manière, qui consiste à laisser pénétrer tous les voyageurs dans la salle de visite et à les examiner à la sortie, présente au contraire ce double avantage de les mettre à l'abri du froid et de permettre à ceux que ne retient pas l'ouverture de leurs malles de se présenter d'abord devant le médecin. Quant aux personnes dans les colis desquelles on trouverait du linge, non pas seulement porté mais souillé de matières fécales, elles seraient immédiatement signalées par les agents des douanes au médecin qui prendrait à leur sujet et à l'égard de leurs effets telles mesures qu'il jugerait utiles. En tout cas, c'est pour ces personnes seulement qu'il y aurait lieu de réserver les mesures de désinfection systématiquement appliquées en 1892.

En outre de l'examen médical, tous les agents des compagnies et spécialement les chefs de trains seraient invités à exercer une surveillance attentive et à signaler les voyageurs qui auraient manifesté la moindre indisposition.

Les émigrants et les ouvriers agricoles doivent être l'objet d'une surveillance spéciale (1).

Fonctionnement du service sur les cours d'eau. — Il n'y aurait qu'un seul poste dans les localités traversées à la fois par un cours d'eau navigable et une voie ferrée : ce poste serait installé au point le plus avantageux et le plus accessible pour répondre aux exigences d'un double service. Les baraquements qui constitueraient l'installation matérielle des postes pourraient, en effet, être placés sans inconvénients à une certaine distance, pourvu que cette distance ne dépassât pas 1200 à 1500 mètres, et que le chemin par lequel se feraient les communications entre le lieu d'examen des bateaux et le poste permît le transport des malades dans des conditions suffisantes d'isolement.

C'est en face des bureaux de douane que seraient faites les inspections sanitaires. Les bateaux s'arrêteraient à cet endroit pour subir le contrôle douanier ; ils y seraient retenus en attendant que le médecin ait pu se rendre à bord, et, afin d'éviter de le déranger trop souvent, on ferait stationner tous les bateaux jusqu'à l'heure fixée pour sa visite. Cette visite aurait lieu, suivant l'importance du trafic, une ou plusieurs fois par jour. Elle devrait être particulièrement attentive en raison des conditions d'insalubrité dans lesquelles se trouvent fréquemment les habitations flottantes que constituent les bateaux circulant sur les canaux.

Fonctionnement du service sur les routes. — En dehors des automobilistes, les voyageurs pénétrant en France par les routes viennent, en général, des localités voisines de la frontière, qu'ils arrivent en tramway, en voiture ou à pied. Les chemineaux transportant avec eux leur misérable bagage sont ceux qui viennent de plus loin et sont les plus dangereux. La surveillance de ces voyageurs serait exercée par les agents des douanes, les gendarmes et les gardes champêtres, qui pourraient être invités à conduire soit au poste, soit, à défaut de poste, au maire de la commune, pour être examinés par un médecin, ceux dont l'état de santé paraîtrait suspect. Cette partie de la surveillance sanitaire serait particulièrement difficile et probablement défectueuse.

Passeports sanitaires. — Dans quelle mesure conviendrait-il de

(1) Les émigrants entrent en France par les gares de Petit-Croix et de Delle : le chiffre de ces derniers est de 30 000 environ par an. Il est évident que la première précaution à prendre serait de suspendre l'envoi des émigrants provenant des régions contaminées ; mais cette mesure n'arrêterait pas le passage de ceux qui viennent de pays non suspects et qu'il faudrait cependant surveiller de très près.

Les ouvriers agricoles qui viennent en France au printemps, en été et à l'automne, ne constitueraient un danger que si l'épidémie sévissait dans des localités voisines de la frontière. Ils seraient admis seulement par certains points et soumis à des mesures particulières.

faire usage du passeport sanitaire ? Faudrait-il en généraliser l'emploi à tous les voyageurs ou le limiter à ceux qui proviendraient ou seraient susceptibles de provenir d'une région contaminée, ou inspireraient pour un motif quelconque une certaine suspicion ? Cette seconde manière paraît la plus simple et la plus profitable : la plus simple, en ce qu'elle réduit au minimum les écritures et les difficultés pratiques telles que retards des trains, protestations des voyageurs, sans parler du moindre personnel qu'elle nécessite; la plus profitable, parce qu'elle permet cependant de retirer du passeport les avantages incontestables qu'il présente.

En ce qui concerne les mariniers, qui ne quittent pas leur bateau, le passeport sanitaire devrait être visé à chacun des bureaux de douane devant lesquels ils passent, en attendant leur arrivée (généralement tardive) au point terminus. Des instructions en conséquence seraient données par l'administration des douanes.

Localités où seraient installés des postes sanitaires. — Les postes sanitaires prévus seraient placés sur les points suivants :

	Surveillant :		
Postes de premier ordre.	une gare.	un cours d'eau.	une route.
1. Baisieux (Nord).	id.	»	id.
2. Feignies (Nord).	id.	»	»
3. Jeumont (Nord).	id.	id.	id.
4. Pagny-sur-Moselle (Meurthe-et-Moselle).	id.	id.	id.
5. Igney-Avricourt (Meurthe-et-Moselle).	id.	»	»
6. Petit-Croix (Territoire de Belfort).	id.	id.	id.
7. Delle (Territoire de Belfort).	id.	»	id.
Postes de second ordre.			
1. Bray-Dunes-Ghyvelde (Nord).	id.	id.	id.
2. Deulémont (Nord).	»	id.	id.
3. Halluin (Nord).	id.	id.	id.
4. Tourcoing (Nord).	id.	»	id.
5. Maulde-Mortagne (Nord).	id.	id.	id.
6. Condé (Nord)	»	id.	id.
7. Blanc-Misseron (Nord).	id.	»	id.
8. Givet (Ardennes).	id.	id.	id.
9. Longwy (Meurthe-et-Moselle).	id.	»	id.
10. Xures (Meurthe-et-Moselle).	»	id.	id.
Postes de troisième ordre.			
1. Hondschoote (Nord).	»	id.	id.
2. Godewaersvelde (Nord).	id.	»	id.
3. Armentières (Nord).	id.	id.	id.
4. Comines (Nord).	id.	id.	id.
5. Grimonpont (Nord).	»	id.	»
6. Watrelos (Nord).	id.	»	»
7. Bachy (Nord).	id.	»	id.
8. Vieux-Condé (Nord).	id.	»	»
9. Bavai (Nord).	id.	»	id.
10. Anor (Nord).	id.	»	id.
11. Vireux (Ardennes).	id.	»	»

	Surveillant :		
Postes de troisième ordre.	une gare.	un cours d'eau.	une route.
12. Écouviez (Meuse).	id.	»	id.
13. Audun-le-Roman (Meurthe-et-Moselle).	id	»	id.
14. Batilly (Meurthe-et-Moselle).	id.	»	»
15. Moncel-sur-Seille (Meurthe-et-Moselle).	id.	»	»

Il y aurait donc :

Postes de 1er ordre............................ 7
   — de 2e — 10
   — de 3e — 15

     Au total......................... 32

Les points suivants où passent des routes d'une certaine importance devraient être plus particulièrement signalés à l'attention de l'Administration des douanes :

Oost-Cappel (Nord) ;
Werwicq-Sud (id.) ;
Bettignies (id.) ;
Vieux-Reng (id.) ;
Marcigny (id.) ;
Rocroi (Ardennes) ;
La Chapelle (id.) ;
Gorcy (Meurthe-et-Moselle) ;
Mars-la-Tour (id.) ;
Vittonville (id.) ;
Raucourt (id.) ;

Raon-sur-Plaine (Vosges) :
Lubine (id.) ;
Gemangoutte (id.) ;
Plainfaing (id.) ;
Gerardmer (id.).
Ventron (id.).
Bussang (id.) ;
La Chapelle-sur-Rougemont (Territoire de Belfort).
Foussemagne (id.).

Les dispositions que nous venons d'indiquer concordent avec celles qui sont inscrites dans la convention sanitaire internationale de 1903, pour la défense des frontières de terre et dont il a été fait mention dans un chapitre précédent.

Il résulte de cet exposé que nous possédons, dans les lois de 1822 et de 1902 complétées pour les décrets qu'elles permettent de prendre, un instrument d'une grande souplesse, au moyen duquel il est possible d'exécuter toutes les mesures que comportent les situations exceptionnelles et variables résultant de l'apparition des maladies épidémiques. Il faut toutefois que ces mesures aient été d'avance envisagées par l'administration et que l'organisation sanitaire permanente résultant de la loi de 1902 fonctionne normalement. Les dispositions qui viennent s'y surajouter en vue de besoins temporaires trouvent dès lors une base solide, et la santé publique peut être efficacement et aisément protégée.

Un grand nombre des documents dont il est question dans ce travail se trouvent dans le *Recueil des travaux du Comité consultatif d'Hygiène publique de France et des actes officiels de l'Administration sanitaire*, publié successivement par le ministère du Commerce et le ministère de l'Intérieur. Nous n'avons pu les indiquer tous, mais il est facile de s'y reporter, grâce aux excellentes tables-répertoires pour les période bi-décennales, 1871-1890, et décennales, 1891-1900, qui y ont été annexées par les soins du Bureau de l'hygiène publique.

TABLE DES MATIÈRES

Protection des frontières de terre.

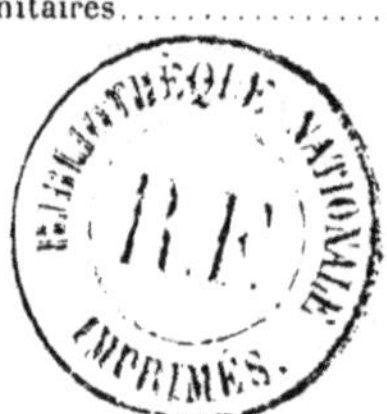

2638-08. — Corbeil. Imprimerie Éd. Crété.